BIBLIOTHÈQUE DES FAMILLES ET DES

ENCYCLOPÉDIE
DE LA SANTÉ

✦

COURS D'HYGIÈNE POPULAIRE

PAR

Le Docteur Jules MASSÉ

✦

TOME II

✦

PARIS
AUX BUREAUX DE L'ENCYCLOPÉDIE
RUE DU REGARD, 1 — HOTEL RÉCAMIER

1855

COURS

D'HYGIÈNE POPULAIRE

ENCYCLOPÉDIE DE LA SANTÉ

Cet ouvrage reste la propriété exclusive de l'auteur. Toute reproduction, même partielle, toute traduction, est interdite; et les contrefaçons seront poursuivies en vertu des lois, décrets et traités internationaux.

Dʳ Jules Massé
1 Rue du Regard

LAGNY. — Imprimerie de VIALAT et Cie.

BIBLIOTHÈQUE DES FAMILLES ET DES PAROISSES

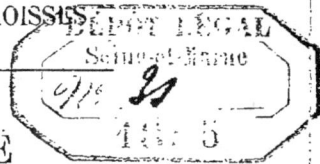

ENCYCLOPÉDIE DE LA SANTÉ

COURS
D'HYGIÈNE POPULAIRE

PAR

LE DOCTEUR JULES MASSÉ

TOME II

PARIS

AUX BUREAUX DE L'ENCYCLOPÉDIE
RUE DU REGARD, 1. — HOTEL RÉCAMIER

1855

COURS

D'HYGIÈNE POPULAIRE

EN 25 LEÇONS

———◆●◆———

DOUZIÈME LEÇON.

—◆◇◆—

HYGIÈNE DENTAIRE.

———

1. — Le charlatan.

C'était au beau milieu de Paris, juste au rond-point de cette promenade si admirable et si admirée que l'on appelle Champs-Élysées; une grosse caisse frappait en cadence, un cornet à piston luttait de fausses notes avec un trombone enrhumé, et cependant la foule accourait et formait autour de cette musique un cercle nombreux et compacte. Poussé moi-même par la curiosité, je m'arrêtai quelques instants, et, me faufilant à travers l'assistance, je parvins à savoir ce dont il s'agissait.

Un homme était là, dans une calèche découverte, traînée par deux chevaux richement caparaçonnés. Cet homme portait un casque sur la tête, une robe de magistrat sur le dos. C'était, comme vous le voyez, l'alliance de la toge et de l'épée; et ce qu'il y avait de plus pittoresque, c'était un immense collier que cet homme avait enroulé autour de son cou et qu'il laissait pendre majestueusement autour de sa poitrine. Ce collier n'était ni de perles, ni d'or, ni de ces faux bijoux que l'on confectionne aujourd'hui à si bon marché. Ce collier était fait avec des dents gâtées, percées d'un trou prévoyant, et toutes attachées au même fil.

Cet étrange personnage était donc un dentiste! Je comprends jusqu'à un certain point les dentistes en plein vent, sur la place publique d'un village ou dans les arrière-carrefours d'une petite cité; mais au centre de la capitale, au milieu des Parisiens gantés de jaune et des Parisiennes habillées de soie, sous les yeux des flâneurs opulents, des promeneurs paresseux, des gardes municipaux et des sergents de ville, j'avoue qu'une pareille bravade me parut dépasser toute supposition logique.

Et cependant cet homme était fort achalandé; non-seulement les acheteurs se pressaient pour lui payer ses boîtes et ses petites bouteilles, mais à chaque instant, de nouveaux patients venaient présenter leur mâchoire et subissaient le supplice de l'extraction dentaire, à la face du soleil, sur cette voiture de saltimbanque et devant tout ce monde assemblé.

J'ai cru devoir commencer mon cours par cette petite narration, parce que, abordant aujourd'hui le tube digestif, et résolu de l'examiner dans toutes ses parties, je consacrerai toute cette leçon à l'examen des dents, et surtout à l'hygiène dentaire.

C'est chose pénible à dire, mais la plupart des médecins et la plupart des hygiénistes croiraient déroger à leur dignité scientifique en s'arrêtant à une si modeste question. On abandonne d'ordinaire un pareil chapitre à des gens qui ont le poignet plus exercé que l'intelligence, à des hommes sans instruction, sans honte et sans vergogne, à des espèces d'acrobates qui ne recherchent que les gros sous, et qui vous disent plaisamment : « Rien de tel que de se faire dentiste pour acquérir de la fortune ; il y a tant de mâchoires dans ce monde, et tant de mauvaises surtout ! »

Croyez-moi bien, Messieurs, les dents ont dans la vie animale une grande, une sérieuse importance ; elles font partie du corps humain d'abord ; et tout ce qui complète ce majestueux édifice, tout ce qui concourt aux merveilles de la vitalité mérite étude et attention.

Et puis les dents ont leur rôle : elles ajoutent à la physionomie un cachet de douceur et de bonne santé ; elles servent à l'articulation de ce langage intelligent que l'on nomme parole ; elles servent surtout à la trituration, à la division, à la mastication de tous les aliments destinés à réparer nos forces.

D'ailleurs, pour abandonner à d'ignares charlatans l'importante question dentaire, il faut n'avoir jamais creusé le vaste champ des causes qui produisent tant et de si déplorables maladies.

N'est-il pas, parmi ceux qui m'écoutent, un bon nombre de personnes qui aient quelquefois souffert des dents ? Quelle souffrance disgracieuse, quelle douleur tenace et incessante, quelle épreuve et quelle torture ! On a nommé tout cela rage de dents ; c'est bien une rage en effet : toute la tête se surexcite et s'enflamme, les idées s'alourdissent, la pensée devient impossible ; plus de sommeil, pas un instant de repos. Au feu d'une pareille maladie, il semble que l'intelligence se consume ; parfois apparaît une fièvre nerveuse et terrible ; parfois surviennent des engorgements de toutes les glandes du cou ; parfois, enfin, on a vu les rages de dents se terminer par deux épouvantables catastrophes : une maladie effroyable, hideuse, spasmodique, ce que les gens du monde appellent le haut mal, ce que les médecins appellent épilepsie; ou bien la raison s'en va, la pensée meurt, et alors survient l'aliénation, la folie!

Oh! dites-le-moi bien franchement, un mal qui peut aboutir à de si sinistres dénoûments n'est-il point un mal dont il faut nous occuper, qu'il faut résolûment étudier, qu'il faut tâcher de prévenir? et un but semblable n'est-il pas digne de tout ce que l'étude a de ferveur, de tout ce que la science a de lumière?

II. — Anatomie des dents.

Les dents sont de petits corps durs, implantés dans les os de la mâchoire, et que les anatomistes n'ont pas toujours envisagés de la même façon. Les uns ont prétendu que ce n'étaient que des os revêtus d'une conformation spéciale; les autres, assimilant les dents à la substance cornée qui termine chacun de nos doigts, ont voulu voir dans les dents de petites cornes de substance particulière. Ni les uns ni les autres n'avaient raison, et c'est l'ouvrage du grand Cuvier à la main que je suis prêt à leur répondre.

Puisque le nom de Cuvier nous vient en ce moment à la bouche, qu'il nous soit permis de l'opposer aux dédaigneux comme une réplique et comme un enseignement. Eh quoi! Messieurs, vous trouvez indigne de vous occuper des dents et de leur hygiène! Eh bien! voici un homme qui, dans la constellation scientifique, brille du plus pur et du plus vif éclat. Voici une illustration européenne, voici l'anatomiste des anatomistes et le professeur le plus distingué que jamais ait produit la grande école de Paris. Voici l'immortel Cuvier, en un mot, qui n'a cru s'abaisser ni descendre en s'occupant de la question dentaire; il a donné sur leur anatomie des détails minutieux et pleins d'attraits. Il est parti de leur conformation pour classer

les individus et les espèces, et la science de Cuvier était
telle, qu'avec une ou deux dents d'un animal dans la
main, le rebâtissant en quelque sorte par l'imagination,
il le retrouvait, il le revoyait tout entier. C'est ainsi qu'il a
pu retrouver des animaux perdus dans le grand cata-
clysme du déluge ; c'est ainsi qu'il a pu décrire des êtres
qu'on a cru n'avoir jamais existé ; bientôt des fouilles, des
trouvailles, des découvertes, ramenant des morceaux considérables de squelettes, retrouvant des restes pétrifiés,
mais parfaitement conservés dans leur forme, ont prouvé
que l'illustre professeur du Jardin des Plantes avait parlé
avec logique, avait su tirer d'importantes conséquences de
toutes ses connaissances, en un mot avait mille fois
raison.

III. — Structure des dents.

Les dents sont-elles des os ? Non ; les os, nous le verrons,
sont composés de mailles et de cellules, d'une substance
corticale et d'une substance médullaire. « Les dents sont
« composées d'une substance intérieure que l'on nomme
« *ivoire*, et d'une substance extérieure que l'on nomme
« *émail*. L'ivoire de la dent est formé par un ensemble de
« couches intimement appliquées les unes sur les autres.
« Quand on coupe la dent selon son axe, son ivoire montre
« des stries d'apparence soyeuse parallèles entre elles, et
« qui se courbent selon le contour extérieur de la dent.
« Ce sont les coupes des lames dont l'ivoire se compose.
  « L'émail montre des fibres en forme contraire de l'i-
« voire, c'est-à-dire que leur direction est perpendiculaire
« à la surface de la dent. Il se compose, en effet, de fila-
« ments qui, s'ils avaient moins de continuité, revêti-
« raient la dent d'une sorte de velours. Les racines ne
« sont point garnies d'émail ; on remarque seulement à

« leur surface une pellicule mince, jaunâtre et demi-
« transparente, qui a l'air de se continuer sur le fût et la
« couronne, entre l'émail et l'ivoire. L'émail est beaucoup
« plus dur que l'ivoire, et ne jaunit pas comme lui par
« l'action de l'acide nitrique ; il s'y dissout sans laisser de
« réseau gélatineux ; on en a vu d'assez dur pour faire feu
« avec le briquet ; il ne brûle point si vite au feu, mais y
« éclate, et se sépare ainsi de l'ivoire, qui, exposé à la
« chaleur, noircit et brûle comme les os, avec la même
« odeur ; dans les plus anciens cadavres d'hommes et d'a-
« nimaux, lorsque les os et l'ivoire des dents tombent en
« poussière, l'émail conserve encore sa consistance. »

CUVIER.

J'ai cru devoir reproduire tous ces détails anatomiques,
quelque minutieux, quelque scientifiques qu'ils soient, car
ils serviront à faire comprendre les préceptes hygiéniques
que nous tracerons tout à l'heure. Maintenant, les dents
sont-elles vivantes ou ne le sont-elles pas ? On leur a re-
fusé la vie, je le sais, ou plutôt la sensibilité. Ne remarquez-vous pas, a-t-on dit, que l'on peut limer, éroder et
gratter les dents sans produire la moindre douleur ? L'é-
mail de la dent, c'est possible ; l'ivoire même, cela s'est
vu ; mais la dent tout entière, jamais ; effectivement, la
dent est composée d'une tête, d'un corps et d'une racine.
La tête varie suivant la place et le rôle que remplit le petit
organe, les racines sont différentes suivant le genre de
dents auxquelles elles appartiennent, mais le corps de la
dent est partout invariable. C'est encore Cuvier qui va
nous le faire remarquer.

« Dans l'axe de la dent se trouve un vide qui se con-
« tinue avec un canal très-étroit, dont la racine est per-
« cée, ou avec plusieurs canaux quand il y a plusieurs
« racines. Cette cavité et les canaux qui y aboutissent
« sont remplis, dans l'état frais, par une substance géla-

« tineuse, contenue dans une tunique très-mince et péné-
« trée par les vaisseaux et les nerfs qui passent de l'al-
« véole dans la dent, au travers des petits canaux des
« racines. Nous appellerons cette partie molle et centrale
« le *noyau pulpeux de la dent;* quoiqu'elle en remplisse
« exactement toute la cavité, elle ne se lie point organique-
« ment à l'ivoire, et ses vaisseaux ni ses nerfs ne tra-
« versent point sa tunique pour entrer dans la partie dure
« de la dent; en un mot, ce noyau est logé dans la dent
« sans y adhérer, mais il tient au fond de l'alvéole par
« ses vaisseaux et ses nerfs, ainsi que par la continuité de
« sa tunique avec celle qui tapisse l'intérieur de l'al-
« véole. »

IV. — Des différentes espèces de dents.

Je viens de le dire tout à l'heure, et vous le saviez d'a-
vance, toutes nos dents sont loin d'être semblables.

Aux premières années de sa vie, l'homme est pourvu de
dents temporaires, dents dites de lait, parce qu'elles surviennent en général pendant le temps de la lactation. C'est
vraiment quelque chose de remarquable que ces dents de
circonstance; elles sont plus petites et plus arrondies que
les dents ordinaires. Il semble que la nature n'ait point
voulu armer d'une façon trop tranchante une bouche destinée longtemps à l'ingestion du laitage, plus longtemps
encore à la préparation d'aliments qui doivent être doux et
légers.

Il est des enfants qui viennent au monde avec des dents;
il paraît que Louis XIV était du nombre; mais ce n'est là
qu'une exception. Généralement, ce n'est que de six à neuf
mois que l'on voit apparaître au milieu de la bouche, à la
mâchoire inférieure, deux petites dents blanches et brillantes comme des perles. Le père de l'enfant est enchanté,

sa mère est resplendissante, et la bonne est encore plus contente que tout le monde, attendu que d'ordinaire elle reçoit un petit cadeau. De onze à treize mois apparaissent quatre autres dents, toujours au milieu de la mâchoire, mais cette seconde pousse a lieu à la mâchoire supérieure. De quinze à dix-huit mois surviennent six dents au fond ; et enfin, de vingt à trente mois surviennent les huit dernières dents, qui complètent la série des vingt dents temporaires.

Derrière cette espèce d'avant-garde s'organise une bien plus puissante armée, l'armée des dents dites secondaires, qui fait explosion, presque tout entière, vers l'âge de sept ans, et qui pourtant ne se complète qu'à vingt, vingt-cinq et même quelquefois trente ans, par l'apparition de quatre dents pittoresquement appelées dents de sagesse.

L'homme possède donc trente-deux dents, huit incisives, c'est-à-dire huit dents dont la tête est taillée en biseau ; quatre canines, c'est-à-dire quatre dents pointues comme celles des chiens, seize vénérables molaires à têtes larges, graves, majestueusement arrondies, et enfin quatre dents de sagesse qui ne sont autre chose que quatre molaires en retard. Chacune de ces dents a son rôle et son emploi spécial.

Les dents incisives coupent l'aliment, les canines l'accrochent, et les molaires, roulant les unes sur les autres comme des petites meules de moulin, broient, divisent et subdivisent à l'infini.

V. — La pousse des premières dents et les accidents qu'elle peut déterminer.

Est-il rien de plus gracieux, de plus charmant à voir qu'un petit enfant de cinq à six mois, un enfant pourvu d'une bonne organisation et riche d'une excellente santé ? — Sa peau est blanche comme du satin, douce comme du velours, fraîche comme une fleur nouvellement éclose ; et dans cette intelligence qui s'éveille, dans ces regards pleins de vivacité, dans ces mouvements d'une naïve gaucherie, on trouve un je ne sais quoi plein de charme, un mélange suave de conquête, de victoire, de promesses et d'espérances.

Oui, mais ce petit ange est d'une sensibilité excessive, d'une irritabilité suprême, d'une susceptibilité qu'il faut respecter : vienne une tranchée, un mouvement d'indigestion, une simple sensation de fatigue, et voilà que cette adorable figure s'enlaidit de mille grimaces, voilà que ces beaux yeux clignent et pleurent, voilà que les traits s'étirent et se dénaturent ; un coup de vent ride cette surface tout à l'heure si limpide et si calme ; c'est un ouragan, une tempête : gare les fausses routes et le naufrage.

Voyez ce petit chérubin, dont tout à l'heure nous admirions le teint frais et les joues rebondies : il crie, il se débat, il souffre et se désole. — Qu'éprouve-t-il donc ? — Une vraie douleur, croyez-moi ; une attaque dangereuse et pénible : il perce sa première dent.

Un coup d'épingle, pour un tout petit enfant, est plus douloureux bien souvent que ne l'est pour de vieux soldats, rompus aux combats et accoutumés aux blessures, un coup de sabre ou même un coup de feu.

Les fleurs se fanent et se ternissent dès que survient la moindre averse, mais aussitôt que reparaissent les rayons vivifiants de l'astre du jour, ces mêmes fleurs relèvent la tête ; fières alors des gouttes d'eau qui scintillent dans leur corolle comme autant de petits diamants, elles semblent encore plus gracieuses et plus belles. Ainsi des petits enfants ! la moindre souffrance les abat, et, dès que revient le calme de la bonne santé, ils nous l'apprennent par leurs sourires et par une douce sérénité qui resplendit comme le beau temps.

De là des raisonnements fort injustes, de là des conclusions imprudentes, de là des fautes et de véritables dangers.

— Vous voyez bien, ce n'était rien ; c'était caprice, taquinerie, méchanceté enfantine !

— Il souffre un peu des dents, c'est possible ; mais quel est le petit enfant qui ne souffre pas des dents?

Au dire de certains parents, le travail fatigant de la première dentition explique et donne raison de tous les malaises de l'enfance.

L'enfant est brûlant, il a la fièvre? — Il ne faut pas s'en effrayer, c'est un feu de dents.

Il ne dort presque pas, il refuse de boire? — Feu de dents! feu de dents!

Il maigrit, il pâlit, il change à vue d'œil? — Feu de dents! Encore une fois, à quoi bon s'effrayer d'un feu de dents?

Mon Dieu! ce que vous appelez feu de dents est une maladie véritable.

Le travail physiologique déterminé par la pousse d'une dent est pour des enfants de sept ans, c'est-à-dire pour des organisations déjà formées, une secousse parfaitement supportable; mais pour un petit être à peine âgé de quelques mois, c'est une épreuve, une véritable souffrance : sa dent, pour apparaître à l'extérieur, est obligée de percer la gencive; pour la percer, elle la presse, elle la torture; dès qu'il y a douleur dans une des régions du corps humain, il s'y fait un afflux sanguin, une irritation spéciale, quelquefois même se déclare une véritable inflammation. Or, l'inflammation est une espèce d'incendie qui tend sans cesse à envahir toutes les parties qui l'avoisinent, qui mine sourdement, gagne de proche en proche et peut devenir un danger.

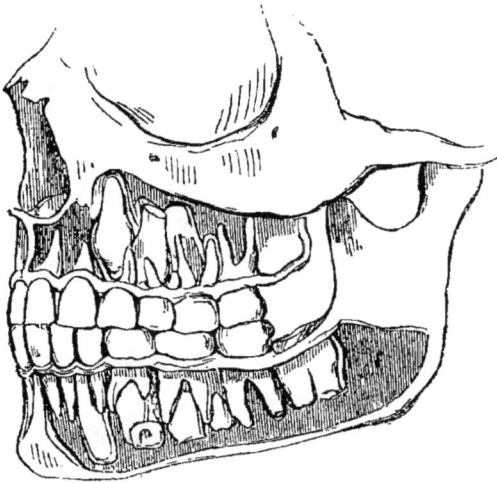

Les os maxillaires ouverts pour laisser voir leur structure spéciale et la place qu'ils laissent aux racines des dents.

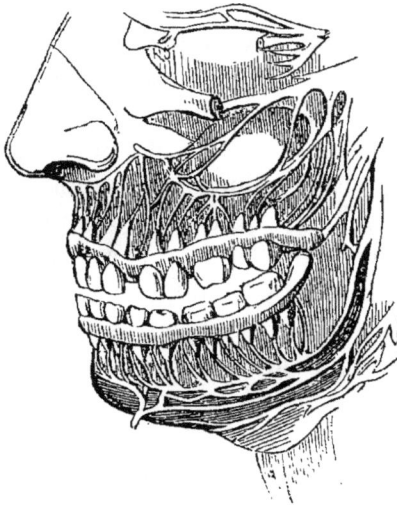

Les dents ne sont aussi sensibles que parce que à chacune d'elles se rend directement une racine nerveuse, comme nous l'avons fait représenter ici.

Ainsi l'enfant dont les dents percent ne souffre pas seulement des gencives ; ses joues, sa gorge, puis la tête tout entière se trouvent forcément irritées ; une fièvre générale se déclare, des congestions sanguines viennent presser sur le centre nerveux, sur le cerveau, et de là des convulsions, des fièvres cérébrales, le *trismus*, c'est-à-dire la contraction spasmodique de la bouche et du détroit du gosier ; le *coma*, c'est-à-dire une tension générale de tout le corps, une sorte de suspension vitale et l'avant-coureur d'une catastrophe qu'il est urgent de prévenir.

En pareille circonstance il y a deux choses à faire, deux indications à remplir :

1° Saper le mal à sa racine, à son point de départ, attaquer le feu à son foyer, et combattre l'inflammation des gencives par des applications adoucissantes, d'une part, et, de l'autre, par de petites manœuvres chirurgicales qui aident la nature et abrègent le travail douloureux de l'évolution dentaire ;

2° Apaiser l'effervescence générale par une médicamentation générale, par ces précautions logiques que les praticiens appellent palliatifs généraux.

Ne vous effrayez pas de tous ces mots scientifiques, et tâchez de me suivre dans mes explications.

Quand, par malheur, une écharde, un corps étranger quelconque, une petite épine, par exemple, est entré sous la peau de l'un de vos doigts, dans les premiers moments c'est à peine si vous pouvez vous en apercevoir. Mais il est une grande loi vitale, toujours en activité et forcément exécutée : un corps étranger, un intrus sournoisement entré dans nos organes ne peut y rester ; il est entouré, interrogé, repoussé, chassé, mis à la porte. Il faut donc qu'une épine entrée sous la peau en ressorte d'une façon ou d'une autre. En pareille circonstance, il se passe quelque chose qui vous fera comprendre les douleurs causées par la pousse des dents. Autour de l'épine, tout d'abord arrive et stationne une certaine dose de sang. Ce sang accumulé tend la peau qui doit se rouvrir, et il y cause non-seulement de la rougeur, mais de la chaleur et de la souffrance.

Pour abréger les souffrances causées par une épine, on peut, avec la pointe d'une épingle, rechercher l'épine perturbatrice et lui ouvrir ainsi un passage qui facilite sa sortie.

Pour faire pâlir la rougeur, pour diminuer la chaleur, pour apaiser la souffrance, on applique sur le doigt malade des cataplasmes émollients ou des pommades adoucissantes.

De même, pour faciliter la sortie des dents, il est bon quelquefois d'appeler un médecin, qui, à l'aide d'une pointe de lancette, pique, incise la gencive et ouvre la porte au petit organe qui veut éclore.

— Eh quoi! vont s'écrier toutes les mères, des opérations! des coupures! du sang! Laisser tailler ainsi un petit chérubin de quatre mois! non, non, jamais! plutôt la fièvre, les cris et les plaintes incessantes!

— Mais, encore une fois, ces plaintes et ces cris ne sont que l'annonce d'un orage sinistre, qu'il faut à tout prix conjurer. Voyons, réfléchissez : aimez-vous mieux des convulsions que quelques gouttelettes de sang? Préférez-vous une fièvre cérébrale à une petite coupure? et ne devez-vous pas consentir à tout ce qui peut non-seulement soulager, mais quelquefois sauver la vie de vos enfants?

On ne peut mettre des cataplasmes ou des pommades ni dans la bouche, ni sur les gencives des petits enfants, et c'est pour y suppléer que l'on a imaginé les hochets.

En effet, par un instinct providentiel, le petit enfant saisit et mâchonne tout ce qu'il sent entre les gencives, et, dès qu'il a la force de faire quelques mouvements, dès qu'il peut soutenir sa tête et faire mouvoir ses petits bras, dès qu'on lui met quelque chose à la main, il le porte immanquablement à sa bouche.

VI. — Sottise de certains hochets.

Le hochet tout d'abord, je le pense du moins, était un simple corps dur, un morceau de bois, par exemple, car les animaux, eux aussi, emploient en quelque sorte les hochets ; les jeunes chiens, comme l'a fort bien fait remarquer Rousseau, mordent et mâchonnent des branches d'arbre, des os assez tendres pour aider un peu à la pousse de leurs dents. Mais, particularité bien importante, jamais on n'a vu les animaux mordre des corps trop résistants, tels que le fer ou le marbre, tels que l'argent ou l'acier.

Ce que les animaux ont le bon esprit d'éviter, les hommes le font mettre niaisement en pratique à leurs innocents rejetons. J'ai dit que l'enfant portait tout à sa bouche. En conséquence, on lui donne de l'ivoire ; nombre de petits enfants portent au cou un ruban auquel tient un petit anneau rond et poli et tout mâchonné ; là il n'y a encore que demi-mal. L'ivoire, à mon avis et au dire d'un bon nombre d'hygiénistes, est par trop résistant ; mais au moins la salive du petit enfant ne le salit pas, ne l'attaque jamais, et la forme ronde de l'anneau permet que l'enfant se frappe le front, le nez, les yeux avec son hochet sans en éprouver aucun accident.

Le petit enfant, en effet, n'a point encore l'intelligence ni la force de mesurer ses mouvements : il croit porter à sa bouche, et souvent, par une sorte de saccade automatique, il se frappe en plein visage. — Tout le monde sait cela.

Tout le monde sait cela, et cependant on a eu la *stupidité* (l'expression est forte, mais elle est vraiment méritée) de confectionner des hochets pointus et essentiellement dangereux. Ces hochets sont en or ou en argent, premier défaut ; mais surtout, sous prétexte de représenter un bonnet chinois avec ses grelots, un sifflet avec son embouchure, un pantin avec son chapeau, ils forment une arme capable d'écorcher la peau, de blesser le visage, et même de crever les yeux.

De grâce, laissez chez les bijoutiers tous ces ridicules joujoux. Votre enfant souffre des gencives : en guise de hochet, donnez-lui une racine de guimauve nettoyée, ou bien une racine de réglisse, ou tout simplement une croûte de pain. Ces hochets improvisés sont à la portée de tout le monde, ils offrent assez de résistance pour aider à la sortie des dents, mais surtout ils contiennent des sucs adoucissants, qui, avec la salive du petit enfant, apaiseront l'irritation qui le tourmente et feront, en quelque sorte, l'office des cataplasmes appliqués sur une région douloureuse.

VII. — Hygiène dentaire proprement dite.

Je n'agis jamais sans une raison ou une autre. Je sais réfléchir avant de prendre un parti ; mais une fois ma résolution arrêtée, je cours tête baissée, je vais droit mon chemin. Je ne me dissimule ni les objections possibles, ni les fossés, ni les obstacles ; seulement, quand je trouve une objection, je réponds ; quand j'aperçois un fossé, je le tourne ; quand je rencontre un obstacle, je tâche de l'aplanir.

Il est très-probable que plus d'un de mes auditeurs trouvera assez déplacée une leçon consacrée tout entière à l'hygiène dentaire.

— Dites-moi, Messieurs, à quoi sert d'ordinaire toute cette petite armée osseuse, pittoresquement rangée en

bataille dans la première cavité du tube digestif? A préparer, à broyer, à mâcher les aliments, n'est-il pas vrai? A
vos yeux, cette préparation, cette trituration est-elle donc
sans importance?

Mais si l'aliment est mal divisé, mal imprégné de ce
suc gastrique que l'on nomme *salive*, non-seulement son
ingestion sera pénible, sa déglutition désagréable; mais,
une fois arrivé dans l'estomac, la transformation, — et
vous verrez bientôt que cette transformation est nécessaire,
— sera des plus laborieuses; la digestion sera mal faite,
et pourquoi? parce que les aliments n'auront pas été suffisamment mâchés.

Les dents sont donc de petits organes utiles, nécessaires,
que dis-je, indispensables; elles le sont si bien, que la
plupart de nos vieillards sont obligés de se faire mettre des
dents artificielles, c'est-à-dire des dents fausses, destinées à
remplir l'office des dents gâtées et perdues.

Puisque du bon état des dents dépendent souvent les
bons résultats digestifs, n'est-il pas raisonnable de venir
parler des dents et de l'hygiène dentaire dans un cours qui
vise à l'utilité comme à la popularité?

Non, je ne mettrai pas en avant la beauté du visage et
les agréments de la physionomie; mais du moins laissez-
moi motiver mes préceptes et ma leçon, non-seulement
par la nécessité digestive, mais par l'obligation que doivent
avoir toutes les classes de la société d'éviter l'haleine fé-
tide, l'odeur fade et nauséabonde qu'exhale immanquablement la bouche d'une personne qui ne soigne pas ses
dents.

Pour les dents comme pour tous les organes que nous
avons étudiés jusqu'ici, je réclame quatre choses : une
grande propreté, une éducation intelligente, une culture
spéciale, et un certain nombre de moyens préservateurs.

VIII. — Soins de propreté.

Bien que les dents ne soient point des organes extérieurs, elles se trouvent si souvent en contact avec une
foule de corps étrangers, qu'elles ont besoin d'être souvent
lavées, brossées, nettoyées.

1° Le lavage des dents s'exécute ordinairement à l'aide
d'un gargarisme fait avec de l'eau froide ou chaude, simple
ou composée. Les lavages d'eau froide sont pénibles en
hiver. A travers la couche d'émail, que je comparerai volontiers à l'épiderme, à travers l'ivoire, que je comparerai
au derme, second feuillet de notre surface cutanée, le froid
agit sur le corps pulpeux, que j'ai bien le droit d'assimiler
au *corps papillaire*. Il semble que les dents, mises en contact avec un liquide glacé, se crispent et se resserrent,
absolument comme le ferait un doigt plongé dans l'eau
froide. L'émail n'est point contractile; l'ivoire ne l'est pas
davantage; la dent refroidie par un contact, quel qu'il soit,
n'en garde pas moins ses proportions ordinaires; mais le
choc est évident, la sensation est incontestable. Les dents
sont accoutumées à une température assez élevée, con-
stamment entretenue par cette chaleur vitale et incessante
dont j'ai eu l'occasion de vous parler : elles sont dans un
milieu de 25 à 30 degrés : évidemment, si vous les mettez
en contact avec un liquide de 2 ou 3 degrés, et, encore
moins, avec un liquide glacé, c'est-à-dire au-dessous de
zéro, vous les brusquez d'une façon qui peut leur être pernicieuse.

Même observation pour le contact des liquides trop
chauds et des lavages bouillants. A travers l'émail et l'i-
voire, le corps pulpeux perçoit la sensation de chaleur; il
s'en émeut et se révolutionne. De plus, un liquide trop
chaud peut attaquer la substance même de la dent.

Ce que je conseille pour les lavages hygiéniques, que je

recommande, c'est d'employer de l'eau tempérée, et j'aime assez que cette eau soit portée à l'aide d'un linge ou d'une brosse. Cela m'amène à vous parler du brossage, seconde manœuvre exigée pour conserver la propreté des dents.

2° On a fait des brosses de toutes les sortes, de toutes les dimensions ; on en a fait en éponge, en crin, en soie, en blaireau. Les meilleures, à mon avis, sont les plus douces : trop rudes, en effet, elles corrodent la gencive et la font saigner, elles déchaussent les dents et les ébranlent dans leurs alvéoles. Combien de gens ont perdu leurs dents de bonne heure pour avoir employé des brosses trop brutales ! et cependant il faut que la brosse puisse remplir son office, il faut qu'elle puisse pénétrer dans les coins, dans les interstices : ce qui veut dire que l'on doit préférer la brosse de soie bien douce à la brosse trop bénigne confectionnée avec un morceau d'éponge.

Toutefois, j'ai vu bien des personnes, j'ai rencontré un bon nombre de dentistes qui n'employaient jamais la brosse, et qui savaient y suppléer par un simple morceau de linge mouillé : ils se lavaient les dents à peu près comme on se lave la peau du visage et du cou ; quand un lavage à l'eau simple était inefficace, ils employaient un dentifrice, comme dans d'autres circonstances on emploie le savon ; et vraiment ils s'en trouvaient à merveille. Je crois de mon devoir de faire connaître et de répandre ce moyen bien simple de nettoyage ; quant au dentifrice, nous en dirons quelque chose au petit article des *Soins spéciaux*.

3° Après la brosse, le cure-dents. On a bâti des cure-dents de toute espèce de nature ; on en fait en or, on en fait en ivoire ; j'en ai trouvé quelques-uns en acier ; les plus usités sont confectionnés avec des tuyaux de plume. Je dois, sur tous ces cure-dents, vous donner quelques renseignements.

Et d'abord, je ne saurais trop réprouver cette coutume, si répandue dans la classe ouvrière, de nettoyer ses dents avec la pointe d'un couteau. Cette habitude a quelque chose qui dégoûte et qui répugne ; mais, au point de vue de l'hygiène dentaire, elle est vraiment pernicieuse. D'une part, la pointe d'un couteau est inflexible ; de l'autre, cette pointe est en fer ou en acier. Or, fer ou acier s'oxydent bien vite aussitôt qu'ils sont en contact avec un acide, quel qu'il soit : mais notre salive est acide, les décompositions chimiques sont là pour l'attester ; de plus, l'oxyde de fer dissous dans la salive a sur l'émail et l'ivoire des dents une action incontestable : non-seulement la pointe inflexible du couteau peut briser l'émail dentaire et mettre à nu une portion d'ivoire qui se corrode et se carie bien vite ; mais cette pointe de couteau, chargeant d'oxyde de fer la salive qui baigne tout le système dentaire, noircit, dénature et abîme les dents.

Il en est de même des grosses épingles : celles-là ne sont plus en fer, elles sont en cuivre ; non-seulement elles peuvent lacérer les gencives et faire saigner les bords alvéolaires, mais en trempant dans la salive, pour peu que cette salive soit rendue plus acide par du vinaigre ou quelque jus de fruit, elles la rendent mauvaise, malsaine, souvent même désastreuse, et causent ainsi des maux de dents qu'il est fort prudent d'éviter.

Sans avoir tous les inconvénients des pointes de couteau et des grosses épingles, un cure-dents, dès qu'il est en métal, peut devenir pernicieux : qu'il soit en or ou en argent, qu'il soit en fer ou en chrysocale, il peut encore s'oxyder, attaquer l'émail des dents, et surtout blesser les gencives. Je pardonne l'ivoire, bien que l'ivoire soit inflexible, et brusque chacune des dents quand il cherche à les nettoyer ; mais je recommande spécialement le cure-dents en tuyau de plume : celui-là est souple, mince, commode, flexible; c'est le cure-dents le moins cher, et c'est le plus hygiénique.

IX. — Éducation des dents.

Jusqu'ici, nous avons vu tous les organes que nous avons étudiés susceptibles de perfectionnement, et par conséquent d'éducation ; je vous ai montré qu'avec des soins et des exercices raisonnables, l'œil, l'oreille, la peau, etc., peuvent s'améliorer et remplir plus facilement leurs rôles et leurs fonctions. Le système dentaire est soumis, comme tous les autres, à cette loi générale. L'impéritie et les imprudences peuvent lui devenir funestes; les soins et l'habitude peuvent le rendre excellent.

Les petits enfants, au moment de la lactation, quand ils n'ont encore aucune dent sur les gencives, portent habituellement la langue en avant, et il est important, quand vient l'époque de la dentition, de leur faire perdre cette funeste habitude. En pressant, en effet, avec la langue sur les dents qui apparaissent et qui poussent, d'une part, ils mettent obstacle au développement de ces petits organes ; de l'autre, ils font pousser toutes leurs dents en avant, ou tout au moins, ils les font pousser de travers.

Ainsi, c'est une déplorable coutume que celle de ces mères imprudentes qui poussent les enfants à mettre leur pouce dans la bouche, sous prétexte de faire cesser leurs cris et de les endormir plus tôt. Les petits marmots s'habituent à teter sans cesse, et l'on en voit quelques-uns dont les lèvres, portées en avant, se meuvent toute la journée, poussées qu'elles sont par une langue routinière. C'est d'abord un désagrément pour la physionomie. Et puis, cette langue, cette malheureuse langue qui se porte continuellement au milieu des gencives, pousse immanquablement en avant les dents qui naissent et se développent. Alors, un peu plus tard, il faut avoir recours à toutes les mécaniques du dentiste; souvent il faut soumettre l'enfant à l'extraction de certaines dents mal placées, c'est vrai, mais parfaitement saines et blanches; il le faut, autrement les dents secondaires, suivant le mauvais chemin des dents temporaires et les imitant dans leurs déplorables habitudes, rendraient la bouche difforme et la mastication difficile.

Et que nous importent les belles ou les laides bouches ! Que nous font à nous les dents plus ou moins bien placées ! Nous n'avons point de coquetterie, nous n'avons aucune occasion de parade. Que les dents viennent comme elles voudront, pourvu qu'elles poussent sans secousse, sans désordre, sans maladie. C'est là tout ce que nous demandons.

Telle est l'ordinaire réponse des femmes du peuple et de tous les gens de la classe ouvrière. Je dis que cette réponse est une sottise et une absurdité : deux ou trois réflexions me suffiront pour le démontrer.

N'est-il pas vrai qu'il vaut mieux avoir des yeux droits que d'avoir des yeux louches ?

N'admettez-vous pas qu'il vaut mieux avoir des oreilles ordinaires que des oreilles rabougries et difformes?

Ne préférez-vous pas un enfant qui marche droit, à un pauvre marmot cagneux, boiteux, impotent, infirme ?

Il est aussi important pour un homme, quel qu'il soit, d'avoir de belles et bonnes dents que d'avoir des yeux, des oreilles et des membres parfaits. Encore une fois, c'est avec les dents que l'on prépare l'alimentation qui nous est nécessaire à chaque jour de la vie : si cette alimentation n'est pas bien triturée, bien divisée, bien préparée, la réparation alimentaire est incomplète, et alors peu de croissance, peu de résistance, peu de force. Vos enfants doivent être des ouvriers, il faut donc qu'ils soient vigoureux et robustes; il faut que vous vous préoccupiez de tous les moyens qui peuvent leur donner des forces et leur conserver le plus longtemps possible le bien si précieux de la santé.

Si cela coûtait quelque chose, si pour l'obtenir il fallait dépenser beaucoup de fatigues, entreprendre un grand nombre de démarches, je comprendrais vos objections et votre insouciance; mais cela ne coûte que de l'attention, de la surveillance et la volonté bien arrêtée d'enrichir vos enfants de bonnes et d'excellentes habitudes.

Ajoutons deux choses : c'est que les dents mal placées et qui mâchent mal se gâtent bien plus promptement que les dents convenablement rangées; puis, c'est que des dents mal rangées peuvent entraver une carrière et mettre obstacle à tout un avenir. Les gens qui ont de mauvaises dents, en effet, sont refusés par les conseils de révision. De l'avis de tous nos chirurgiens militaires, ces gens-là ne sont pas des hommes complets, puisqu'ils feraient des mauvais soldats.

Mais les dents temporaires ont fait place aux dents véritables; l'enfant, au moment de devenir jeune homme, se trouve pourvu, je suppose, du plus magnifique râtelier; pour le conserver, pour le garder, pour en jouir, il est indispensable de l'accoutumer à diviser et à broyer toute espèce d'aliments. Certes, loin de moi l'idée de faire croquer des pierres, ou le conseil de casser des os comme les chiens; mais, de même que la peau extérieure est contrainte de s'habituer aux vicissitudes atmosphériques, de même les dents, organes préparateurs de la digestion, doivent pouvoir supporter impunément les aliments chauds et les aliments froids.

Il y a des gens qui semblent commettre volontairement les plus terribles imprudences. Après une soupe mangée bouillante, après avoir avalé une tasse de café brûlant, ils boivent un verre d'eau glacée; j'en ai même vu prendre des glaces; mais comment voulez-vous que les dents subissent sans inconvénient d'aussi brutales secousses!

La brusque transition du chaud et du froid surexcite tellement la peau qui revêt nos extrémités, qu'elle y détermine une maladie spéciale, que l'on appelle *engelure*. Le passage instantané d'un milieu chaud dans un milieu refroidi, non-seulement produit des rhumes et de la fièvre, mais il détermine quelquefois des angines, c'est-à-dire des inflammations de la gorge, des fluxions de poitrine, c'est-à-dire l'inflammation de tout l'appareil respiratoire.

Donc, — c'est là ma sempiternelle recommandation, — il faut à tous nos organes des sensations graduées, des transitions diplomatiques : il en faut aux dents sous le rapport de la température; il leur en faut sous peine de douleur et de décomposition, sous peine de rage et de carie. Est-ce qu'il est difficile de prendre ces petites précautions hygiéniques? est-ce que cela coûte et dépense? est-ce que la conservation des dents, après tout, ne mérite pas le sacrifice de quelques caprices et la satisfaction de quelques bizarres appétits?

Autre principe d'éducation : Quand un arbre pousse de travers, il faut savoir le redresser tout de suite; quand une maladie menace ou commence, on doit la combattre et la repousser dès les premiers symptômes. Dès qu'une dent se gâte et devient mauvaise, il faut la montrer à des gens expérimentés, capables de tuer le mal dans sa racine, capables d'arrêter ou de conjurer l'orage et la maladie menaçante.

— Bah! se dit-on malheureusement trop souvent, ce n'est, après tout, qu'une dent qui se gâte; si elle se carie davantage, nous la ferons plomber ou arracher; après tout, il vaut mieux perdre une dent qu'un bras ou une jambe.

Attendons, patientons ; ce sont toujours de vilaines visites que celles faites aux dentistes.

— Que vous perdiez une dent, que vous soyez obligé plus tard d'en subir l'extraction, là n'est pas le précipice, là n'est pas le véritable mal ; mais remarquez-le bien, en général, quand vous avez une dent mauvaise, vous n'osez plus mâcher, vous n'osez plus manger du côté où cette dent se trouve. Or, bien que vous ne mangiez plus de ce côté-là, les aliments s'y portent et s'y accumulent ; ils encombrent toutes les rainures de la surface dentaire, momentanément attaquée dans une seule de ses parties. Puis en dehors du travail ordinaire de la mastication, les aliments triturés déjà, imprégnés des sucs salivaires, se collent aux dents, encombrent les rainures dentaires, restent en couches plus ou moins épaisses sur les gencives inactives. Là ils se décomposent, ils se putréfient et ils donnent naissance à un corps reconnu par tout le monde comme le plus grand ennemi des dents : ils engendrent le *tartre,* ou du moins ils aident à sa naissance et à son développement.

Le tartre sur les dents, Messieurs, mais c'est le gui entravant la végétation du chêne, c'est le lierre corrodant toutes les murailles sur lesquelles il s'attache. Une fois les premières molécules de tartre bien et dûment développées, cet ennemi grandit, s'amoncelle ; il corrode les dents, il envahit les gencives, et il arrive jusqu'à simuler des tumeurs osseuses du plus épouvantable aspect.

Oh ! dans de pareilles circonstances il faut avoir recours à l'homme de l'art ; il faut, avec son expérience d'opérateur, tous ses petits instruments d'acier. Soyez tranquilles, il attaquera, il décapera, il nettoiera autant qu'il le jugera nécessaire, et cela me remet en tête l'histoire d'une jeune fille, que tous les dentistes habiles devraient raconter à leurs clients.

C'était à l'époque de la Terreur, au moment où tous les riches étaient incarcérés, où tous les gens coupables d'une naissance aristocratique étaient ignominieusement jetés dans les cachots populaires. Un enfant de treize ans y fut jeté avec son père, et là, fort heureusement oubliés sur la liste des proscripteurs, ils restèrent l'espace de deux ou trois ans. Pendant tout ce laps de temps, que de privations, que d'épreuves et que de tortures! On les nourrissait à peine, et on leur refusait l'eau nécessaire au nettoyage quotidien. La nourriture était pitoyable, l'air de la prison était nauséabond et malsain. C'était une mort à petit feu, qui semblait les préparer au coup final de l'ignoble couteau civique, lorsque la grande expiation du 9 thermidor vint mettre un terme aux cruautés patriotiques et rendre à tous les captifs la liberté et la vie. La jeune fille était entrée en prison avec des dents brillantes et propres, mais elle en sortit avec un appareil dentaire jaune ou plutôt noir et hideux. Le tartre avait envahi la rangée supérieure et inférieure des dents. Les gencives, irritées par la présence de ce corps ennemi, étaient saignantes et boursouflées. La jeune personne osait à peine se présenter dans le monde, tant elle avait la bouche affreuse, épouvantable. Un beau jour, elle se rend chez un dentiste : une de ses dents était malade, et elle avait pris le parti d'en subir l'extraction. Le dentiste reconnaît l'existence d'une couche de tartre arrivée, par maintes circonstances, à une épaisseur qui n'était pas ordinaire; il prend ses instruments, il attaque, il enlève, il nettoie, et de la hideuse couche jaunâtre il fait sortir des dents blanches et brillantes comme des perles de grand prix.

Cette fois le dentiste opéra à temps, et ce fut un très-grand bonheur. Les dents, en effet, débarrassées du tartre qui les encombrait, restèrent belles aussi longtemps que possible. Mais, permettez-moi, Messieurs, de vous le faire

remarquer : toutes les personnes dont les dents sont atta-
quées par le tartre sont bien loin d'être aussi heureuses
que la jeune fille dont je viens de vous retracer l'histoire.
Cette vilaine crasse osseuse non-seulement s'étend, envahit, mais corrode ; elle ronge d'abord l'émail et puis
l'ivoire des dents, et quand le tartre vient à toucher le
corps pulpeux dont je vous ai parlé dans notre petit article
d'anatomie, il produit tous les inconvénients et toutes les
tortures de la carie.

La conclusion logique de toute cette petite discussion,
c'est qu'il faut craindre de laisser accumuler le tartre dans
n'importe quel coin du système dentaire ; c'est qu'une fois
le tartre formé, il faut résolûment le faire enlever.

X. — Soins spéciaux.

Les soins spéciaux consistent dans l'usage des poudres
dentifrices et dans l'abstension scrupuleuse de tous les aliments qui, mêlés à la salive, peuvent former un composé
chimique capable d'attaquer les dents.

Les *dentifrices*. Combien n'en a-t-on pas prôné ! Que de
variétés on en a vendues ! Il y a :

Les dentifrices des commères ;

Les dentifrices des gens raisonnables ;

Et les dentifrices des charlatans.

J'ai vu de vieilles femmes prôner hardiment la suie, la
cendre et la potasse.

J'ai vu des charlatans vendre, comme très-précieuse, de
la poudre de charbon plus ou moins bien aromatisée.

Contre la poudre de charbon, je n'ai pas grand'chose à
dire ; mais contre le sable de grès, contre la poudre d'os
séchés, contre le coton imbibé de quelques gouttes d'eau-
forte, contre l'eau seconde et le tripoli, vous comprenez que
je dois crier anathème. C'est un vol, une tromperie infâme,

une faute digne des tribunaux et de la prison. Eh quoi ! pour quinze ou vingt centimes vous poussez de pauvres gens à se brûler les gencives, à s'abîmer toutes les dents ! Vous avez beau mettre votre poudre dans des boîtes à filets d'or ; vous avez beau l'offrir, la vendre ou la débiter au son de quelque grotesque musique, vous n'en exposez pas moins vos acheteurs à rendre malades toutes leurs dents.

Les dentifrices sont parfois nécessaires pour empêcher les évolutions et l'agglomération surtout du tartre qui menace de se montrer. Les dentifrices les plus sages et les plus hygiéniques ont pour base le charbon porphyrisé impalpable, et pour assaisonnement la poudre fortifiante de quinquina. Le charbon est un désinfectant, un antiputride ; le quinquina est un tonique, un fortifiant : de sorte que, récurées par ces deux substances, non-seulement les gencives deviennent plus résistantes, non-seulement les dents se trouvent débarrassées de la petite couche tartreuse qui cherche sans cesse à les envahir ; mais la mauvaise odeur de la bouche, les résidus putrides des aliments oubliés entre les dents se trouvent assainis, élaborés ; l'haleine devient plus fraîche, ou tout au moins supportable. On y gagne de toutes les façons.

Quiconque veut éviter la mauvaise odeur de la bouche doit s'abstenir de sucre et d'aliments trop sucrés : le sucre, en effet, mis en contact avec un acide et avec un levain, quel qu'il soit, se dénature, se décompose et donne naissance à un liquide capable d'occasionner une mauvaise odeur, capable aussi de corroder les dents.

Il est imprudent et souvent dangereux de vouloir casser avec ses dents des noyaux, des noix et des noisettes. Les dents cassent et broient, c'est possible ; mais parfois, pendant ces petites manœuvres, une portion, une parcelle de cette couche corticale que le grand Cuvier a nommée *émail* des dents, se casse, s'exfolie ou s'enfonce ; il en résulte une grande prédisposition à la décomposition et à la carie.

Il est pour le moins aussi imprudent de mettre entre ses dents de grosses épingles ou d'amincir un morceau de fil en l'aiguisant entre les dents rapprochées. L'épingle s'oxyde et donne à la salive une certaine puissance corrosive; le fil laisse des résidus entre les dents, et comme ces fils, en général, ont passé à la teinture, comme ils sont imprégnés d'acides et d'une sorte de liqueur désorganisatrice, les couturières assez imprudentes pour laisser du fil entre leurs dents s'aperçoivent bientôt, sans pouvoir s'en rendre compte, que leurs dents, autrefois blanches et saines, se corrodent, se noircissent et se gâtent. La faute en est au fil dont elles usent, mais surtout dont elles abusent, et dont elles triturent les résidus machinalement et par passe-temps.

Spécifions bien cependant, expliquons-nous catégoriquement; car on crierait à l'exagération, et l'on rejetterait à tous les vents nos conseils, taxés d'inutiles. Je trouverais une redoutable opposition si je défendais à toute personne, grande ou petite, de casser des noisettes avec les dents; je ferais rire de pitié la plus belle moitié du genre humain si je défendais à toutes les couturières (toutes les femmes le sont plus ou moins) d'aiguiser entre leurs dents le bout de fil qu'elles veulent introduire dans une aiguille. Les dents, je l'ai démontré, sont bel et bien vivantes, et participent par conséquent à toutes les phases du corps humain : frêles et délicates dans l'enfance, solides dans l'âge mûr, elle dégénèrent et vieillissent quand les années s'accumulent. Eh bien! voici tout simplement ce que je demande : Ne laissez casser ni noix ni noisettes par les dents des enfants, et préservez d'une pareille imprudence les dents des vieillards. Maintenant, si vous avez les dents sensibles et cassantes, gardez-vous de les exposer aux noyaux, même au temps de l'âge mûr; si vous avez les dents très-résistantes, tranchez, broyez, cassez, usez, mais pourtant n'abusez pas.

Quant au fil qu'il s'agit d'amincir et de tendre, j'admets que l'on peut sans inconvénient le faire avec les dents; mais je recommande de ne point garder dans la bouche les résidus filamenteux qui résultent de cette petite opération, parce que ces résidus, en séjournant sur les dents ou entre les dents, peuvent leur être nuisibles. Voilà tout.

XI. — Moyens préservateurs.

Bien que l'œil ait des paupières pour le mettre à l'abri, bien que le derme possède un épiderme capable d'adoucir la brusquerie de tous les contacts, l'œil souvent est obligé de revêtir des lunettes, et la peau souffrirait si elle n'était recouverte par des vêtements. Les vêtements des dents ont été donnés par la nature. Ce sont les lèvres, c'est-à-dire ces deux voiles musculaires qui ferment la cavité buccale et forment la bouche proprement dite. Quand, par un accident ou par un autre, par un vice de naissance ou par une mutilation inattendue, les lèvres se trouvent incomplètes, la salive coule de la bouche, les dents se sèchent et s'exfolient. Il faut donc, par des opérations chirurgicales ou par des appareils orthopédiques, savoir remplacer les lèvres absentes.

De plus, les régions avoisinantes réagissent dans les moments de refroidissement sur tout le système dentaire. Le froid au cou, trop de fraîcheur à la tête se répercutent immanquablement sur les dents et souvent y déterminent une irritation, un afflux sanguin, en un mot ce que les gens du monde appellent des *fluxions*. Il est bon de prévenir un pareil accident.

Quand je parlerai des vêtements, je réclamerai, au nom de l'hygiène, contre les sottises du luxe et les tyrannies de la mode. Mais qu'à l'avance et à propos des dents il me soit permis de crier contre la folle coutume de certains parents, qui font courir leurs pauvres petits enfants avec les bras nus, les jambes nues, le cou nu. On s'étonne ensuite que ces enfants aient des fluxions dentaires, bien heureux vraiment qu'ils n'attrapent qu'un mal de dents!

Il n'est pas jusqu'au froid aux pieds qui, par un mécanisme assez inexplicable, ne se répercute dans la bouche et n'exerce une fâcheuse influence sur tout le système dentaire. Bien des gens doivent leurs maux de dents à l'imprudence avec laquelle ils mettent leurs pieds nus sur du carreau froid, et à la coquetterie qui leur fait chausser des souliers aussi minces souvent qu'une feuille de papier. C'est donc préserver les dents, c'est prévenir ces douleurs atroces qui tapent sur la tête comme un forgeron sur une enclume, que de mettre des chaussures résistantes, suffisamment chaudes, véritablement hygiéniques.

XII. — Moyens adjuvants.

Nous avons vu comment le feu d'une bonne cheminée peut aider à la chaleur naturelle de la peau et de notre organisation tout entière. Nous avons vu comment des verres convexes ou concaves obvient aux inconvénients des yeux myopes ou presbytes. Nous avons vu, enfin, que l'oreille extérieure pouvait être renforcée par des conques artificielles, par des cornets acoustiques. Eh bien! les dents, devenant mauvaises ou insuffisantes, peuvent être aidées dans leurs fonctions par de petites préparations minérales qui remplacent les dents absentes et qui, par un ingénieux mécanisme, restent en place, puis se meuvent et broient comme les dents ordinaires : ce sont les *dents artificielles*.

Je ne fais point ici un cours de prothèse dentaire. Je

ne veux faire de vous ni des mécaniciens, ni des dentistes ;
mais je croirais manquer à mon devoir si je ne vous disais
un mot de ce qu'on appelle les *fausses dents.*

Les dents artificielles ont un but raisonnable et souvent
hygiénique : les dents ordinaires, en effet, venant à manquer en trop grand nombre, les aliments ne peuvent plus
être divisés, mâchés, broyés convenablement ; la mastication de l'aliment étant mal faite, cet aliment est incomplé-
tement imprégné de salive, descend difficilement dans l'estomac et s'y trouve digéré plus laborieusement encore.

D'un autre côté, la bouche, c'est-à-dire la langue, les
joues, les dents, les lèvres, ne servent pas seulement à la
préparation des aliments qui doivent nous soutenir ; ils
ont un rôle moins matériel, moins animal, plus honorable
en quelque sorte. La bouche est chargée de moduler cette
pensée articulée que l'on nomme *parole,* et la langue,
pour un bon nombre de consonnances, a besoin des dents.

Donc, en laissant toute idée de coquetterie de côté, je
dis que bien souvent il est sage d'avoir recours aux dents
artificielles. Ces dents peuvent être de différente nature,
ou bien en ivoire, ou bien en hippopotame, ou bien en
substance minérale, etc., etc. A toutes ces catégories les
dentistes ont donné des noms retentissants, des dénominations éclatantes et pompeuses, et vous avez tous vu les
annonces des dents *osanores,* des dents indestructibles,
des dents de diamant, etc., etc.

Je ne puis entrer dans de bien grands détails, examiner
la valeur réelle et classer ces différentes espèces de préparations. Mais qu'il me soit permis de vous dire que les
osanores, dont on fait tant de bruit, que les osanores,
dont on se dispute l'invention et le débit, sont précisément les dents artificielles les moins résistantes, les plus
facilement corruptibles, les plus mauvaises enfin : *Ab uno
disce omnes.*

Quiconque porte une ou plusieurs dents artificielles
doit apporter, plus que tout le monde, des soins journa-
liers à l'entretien de la propreté et au nettoyage quotidien.
Non-seulement, en effet, les dents artificielles, se gâtant
très-facilement, peuvent donner à la bouche une odeur
désagréable, mais les dents sont des corps étrangers qui
ne sont pas toujours très-bien supportés par les gencives
et autour desquels, par conséquent, se forme une petite
inflammation partielle qui produit et accumule auprès de
la fausse dent une portion de cette matière limoneuse et
saburrale dont je vous parlais dans ma dernière leçon.
Lavez donc, lavez souvent, nettoyez avec le cure-dents
souple, avec le cure-dents plume, aiguisez l'eau de vos gar-
garismes, s'il est besoin, avec une substance qui rende le
nettoyage plus complet, un peu d'eau de Cologne, par
exemple, un peu d'alcool ou un peu d'eau de Botot.

XIII. — Soins des dents pendant les maladies générales.

Je vous ai montré comment toutes les souffrances du
tube digestif, comment les épreuves maladives de notre
organisation retentissaient, en quelque sorte, à la bouche.
Je vous ai montré la langue sèche ou limoneuse, noire ou
blanche, tuméfiée ou racornie. Les gencives, je vous l'ai
dit encore, prennent leur part dans ce singulier retentis-
sement; or, les gencives supportant, nourrissant les dents,
ces petits organes se trouvent plus ou moins attaqués par
les maladies générales.

Il est certaines affections dans lesquelles les dents se
recouvrent d'un corps gluant et limoneux que l'on appelle
fuliginosité; il en est d'autres où les dents s'ébranlent et
menacent de se carier ; il en est d'autres, enfin, où tout le
système dentaire devient le siége de continuelles souffrances.

Vous comprenez, Messieurs, que dans toutes ces circonstances les dents ont besoin de soins particuliers : lavages, nettoyages, frictions sont quotidiennement nécessaires. J'appuie là-dessus parce que, parmi les gens du monde, il existe un préjugé déplorable : quand une personne est bien malade, on craint de lui donner une commotion, une fatigue, un véritable désordre, en lui faisant rincer la bouche ou en lui essuyant les dents. C'est une erreur, un préjugé manifeste : l'homme bien portant se trouve désagréablement impressionné, quand il a la bouche sale et l'haleine mauvaise; l'homme malade en est également mal impressionné. Quelle commotion craignez-vous de produire par un gargarisme fait avec de l'eau tiède ou par une friction doucement faite à l'aide d'un chiffon ?

Quand les gencives saignent et s'enflamment, il est bon, au milieu d'une longue maladie, d'apaiser la petite souffrance locale des gencives enflammées avec des moyens adoucissants ou légèrement astringents.

Ainsi on prend une cuillerée d'huile d'olive; dans cette huile d'olive on exprime quelques gouttes de jus de citron, on bat ensemble les deux liquides afin d'en opérer un parfait mélange, puis, trempant dans ce mélange tout simplement le bout du doigt, on passe doucement ce doigt humecté sur les gencives que l'on veut adoucir.

Quand les dents des malades deviennent douloureuses et menacent de se gâter, non-seulement il faut réitérer les soins de propreté que je demandais tout à l'heure, mais il faut diminuer le plus possible la dose du sucre dans les boissons. Le sucre, en effet, forme avec la salive une sorte de levain qui fermente, et le produit de cette fermentation, attaquant l'émail des dents, corrode quelquefois l'ivoire jusqu'à la pulpe. D'ailleurs, en consultant le goût des malades, on verra que le sucre à la longue leur devient fort désagréable, et c'est une erreur de croire que le sucre est indispensable dans toutes les boissons.

XIV. — Soins pendant la convalescence.

Voilà le patient sorti de sa pénible épreuve. Les souffrances ont disparu, l'ordre complet est rétabli, la révolution est terminée; le tube digestif est tout prêt à fonctionner, et l'organisme tout entier sollicite une réparation alimentaire. Eh bien! il faut se souvenir d'une chose : c'est que la bouche, qui a pris si grande part à la commotion générale, ne peut revenir que par degré au rôle important qu'elle est chargée de remplir. Pas d'aliments trop durs, pas d'aliments trop secs surtout ; les dents les diviseraient mal, mais surtout les glandes salivaires ne pourraient leur fournir l'humidité, le suc gastrique nécessaires.

XV. — Conclusion.

Vous le voyez, Messieurs, la question dentaire méritait bien notre étude et notre examen. En terminant, laissez-moi déplorer encore la confiance accordée à ces malheureux charlatans qui n'ont de fort que le poignet, et qui n'ont jamais rempli que leur estomac et leur bourse. Permettez-moi de déplorer la permission donnée par les autorités à la pratique de tous ces dangereux manœuvres. Eh quoi! vous poursuivez, comme coupables d'avoir exercé illégalement la médecine, de pauvres industriels qui se sont contentés de faire le métier d'herboristes, des rebouteurs adroits qui remettent les membres et les entorses plus habilement que bien des chirurgiens, et vous laissez s'étaler au grand soleil les annonces et les affiches de tous ces exploiteurs qui se disent mécaniciens, afin d'avoir le droit de mettre devant leur titre de dentiste un M^n, avec un point d'abréviation qui fait croire au mot *médecin !*

Ces gens, plus que vous ne pensez, compromettent la santé de ceux qui les consultent : qu'ils cassent une dent mauvaise, et pendant plusieurs années le patient est obligé de subir toutes les tortures déterminées par la présence d'un chicot; qu'ils blessent la gencive, et surtout l'os maxillaire, et voilà qu'il s'établit une ulcération osseuse, maladie déplorable qui trop souvent se transforme en cancer. Mon Dieu! il est un principe de sagesse qui conseille pittoresquement de n'avoir de dent contre personne, c'est-à-dire de ne jamais mordre par une critique acérée. Je ne me fais point ici le critique des autorités; mais je m'en prends aux gens spéciaux, rassemblés en comités ou en corps savants, qui devraient réclamer, éclairer, instruire ; je m'en prends à eux sans méchanceté, sans mauvais vouloir, uniquement par conscience et par devoir, et je puis bien vous certifier que je n'ai de dent contre personne.

C'est un petit principe de sagesse dont je vous engage tous à faire votre profit.

TREIZIÈME LEÇON.

—◆—

HYGIÈNE DE LA DIGESTION.

———

I. — Une économie de Normand.

Jean-Claude était un paysan normand, petit, maigrelet, ayant une tournure étique, un front fuyant et le regard de travers.

Il était fermier d'une terre en bon rapport, et tout au fond de son cœur avait germé l'ambition bien naturelle de faire fortune.

Faire fortune, pour un paysan, c'est amasser quelques billets de mille francs, juste de quoi acheter une maison-nette et un bon morceau de terrain. Une fois propriétaire, en effet, il est chez lui, il ne doit compte de ses recettes à personne, il est le maître de s'arranger comme il l'entend; quelquefois alors, quand il compte passablement, quand il lit l'écriture sans par trop épeler, et quand il peut noircir du papier avec un caractère qui n'a rien de la ronde ni de la bâtarde, il pousse ses prétentions jusqu'à rêver une position gouvernementale, et il cherche a devenir adjoint au *mare*, à seule fin de porter de temps en temps l'écharpe officielle.

Qui veut la fin veut les moyens. Un des meilleurs moyens qui conduisent à la fortune, c'est l'économie. Jean-Claude se fit économe de la plus bizarre façon.

Il avait des bestiaux, comme tout bon agriculteur : une épizootie lui en ayant fait perdre un certain nombre, notre fermier normand vendit bien vite le reste afin de n'être plus exposé à répandre tant de larmes, et à perdre tant d'écus : plus de vaches ! plus de moutons, c'est à peine s'il conserva une basse-cour.

Cependant il conserva un animal, un pauvre petit cheval qu'il appelait Benoît, et qu'il avait acheté trente francs.

Il le conserva pour deux motifs : le premier, c'est qu'un voisin qui l'avait marchandé n'en voulut jamais donner quinze écus : le second, c'est que Benoît rendait à la ferme de véritables services.

On l'utilisait pour la charrue, on lui faisait porter toutes les denrées au marché voisin, et souvent maître Jean-Claude, attelant son maigre cheval à une carriole de rebut, se donnait les beaux airs d'un homme qui roule équipage.

Je dois même ajouter que le fermier avait une certaine affection pour le pauvre Benoît, son serviteur. Il le rudoyait souvent, ne le pansait jamais, le frappait beaucoup; mais on dit que de cheval à fermier les petits coups entretiennent l'amitié.

Donc, Benoît ne fut pas vendu; mais un détail, dans toute cette affaire, taquinait beaucoup maître Jean-Claude, c'était l'obligation de nourrir son cheval.

— En vérité, se disait-il, cet être-là mange plus qu'il

n'est gros, et dans l'espace de quelques mois il me dévore plus qu'il ne coûte; je vais le mettre à la ration, et régulariser sa pitance.

On ne donna plus au cheval ni paille ni foin, ni avoine, bien entendu. On prit le parti de le nourrir exclusivement d'herbe fraîche que l'on se garda bien de lui servir à discrétion.

Benoît devint maigre à faire peur: on voyait pointer tous ses os, on pouvait compter toutes ses côtes. Jean-Claude trouvait que cela lui donnait des allures de cheval anglais.

C'était pendant l'automne que se passait toute cette petite aventure. Quand l'hiver arriva, comme il n'y avait plus d'herbe à cueillir, le fermier normand voulut bien tout d'abord accorder à Benoît un peu de paille; mais comme la paille se vend quand on en a, comme la paille coûte de l'argent quand il en faut acheter, Jean-Claude vit dans ses largesses une dépense qu'il pourrait peut-être éviter, car il se fit les réflexions que voici :

Tout dépend de l'habitude en ce monde. Autrefois nous buvions du cidre à la ferme, nous ne buvons plus que de l'eau, et nous ne nous en portons pas plus mal. On mettait le pot au feu trois fois par semaine, on ne le met plus que le dimanche, et nous ne nous en apercevons même pas. Essayons d'habituer Benoît à un régime complétement économique; il pâtira bien quelques jours, mais une fois que le pli sera pris, je n'aurai plus à m'occuper du ratelier, ce sera de la besogne de moins et du profit de plus.

Messieurs, j'en suis persuadé, la plupart d'entre vous connaissent cette burlesque histoire; vous savez que l'expérience ne dura pas plus d'une semaine. Au bout de huit jours, le misérable Benoît, maigre et sec comme un échalas, mourait de faim sur un pavé sans litière, et son maître désespéré s'écriait :

— C'est-y doumage, c'est-y vesquant, le v'là qu'est mort juste au moment où il s'habituait à ne plus mangeais.

J'ai pensé que cette petite narration pouvait servir d'épigraphe à la leçon que je vous apporte, car je viens vous entretenir de l'hygiène de la digestion, et vous dire en rappelant un mot de Molière : « *S'il ne faut pas vivre pour manger, il faut au moins manger pour vivre.* »

II. — Importance de la question.

Oui vraiment, cette question est d'une étrange gravité ; l'importance que j'y attache blessera peut-être quelques gens susceptibles, ils la taxeront de matérielle et d'animale, ils me reprocheront de m'occuper sérieusement du prosaïque sujet qu'on appelle manger.

Tant pis pour les susceptibilités, arrière les gens trop sentimentaux et les personnes exagérément poétiques. Avant d'être des hommes, Messieurs, nous sommes tous des animaux, et des animaux fort imparfaits, je vous assure. Mais, comme heureusement notre nature est perfectible et que, par un privilége dont nous devons grande reconnaissance à la Providence, l'homme est doté de la pensée et doué de la raison, au fur et à mesure que nous avançons dans le grand chemin de l'existence, les obstacles s'aplanissent, l'esprit dirige la matière, et, radieuse comme une reine toute-puissante, l'intelligence dépasse tous les instincts.

Mais enfin, il faut manger pour vivre, et j'ai besoin de vous expliquer succinctement le mécanisme de cette obligation.

III. — De l'usure et de la réparation.

Notre existence ici-bas ne s'entretient, Messieurs, que par un mouvement continuel, mouvement volontaire, mouvement involontaire, mouvement moléculaire, peu nous importe; mais je dois vous faire remarquer que toute espèce de mouvement conduit à la détérioration et produit nécessairement une usure.

Prenons quelques exemples dans les ustensiles dont nous faisons un usage habituel. — Usage! Remarquez-vous cette expression? Elle a grande analogie, croyez-moi, avec le mot usure dont je me servais tout à l'heure.

Vous venez d'acheter un habit tout neuf, l'étoffe en est lustrée, chatoyante, magnifique; vous portez cet habit quinze à vingt mois de suite, et toutes ses pompeuses apparences disparaissent; non-seulement l'étoffe se ternit et se crispe, mais bientôt toutes les coutures du vêtement se dénoncent : peu à peu l'étoffe non-seulement se ternit, mais s'éraille; non-seulement les coutures blanchissent, mais elles éclatent; c'est-à-dire qu'après vous êtes servi d'un vêtement pendant un temps donné, vous êtes contraint à le faire raccommoder, ou même à le remplacer tout à fait.

Comment ces habits se sont-ils usés? par le mouvement, par le frottement, en un mot, par l'usage quotidien.

Autre exemple : Vous désirez faire l'élégant, et, comme le beau linge est une marque de distinction, vous avez acheté et payé fort cher, une belle chemise de toile. Oh ! le jour où vous l'étrennez, c'est-à-dire où vous la portez pour la première fois, vous vous rengorgez avec fatuité, car, si vous vous regardez dans une glace, vous êtes content de votre linge. Vous avez vraiment l'air d'un dandy. Mais après avoir porté plusieurs jours cette luxuriante chemise, il faut la quitter et l'envoyer à la blanchisseuse, il y a tant de poussière, hélas! et puis les habits noirs que la mode nous impose sont si ridicules et si salissants! Bien que le linge en question frotté d'un côté par la surface cutanée, frotté et refrotté de l'autre par les habits que nous imposent nos coutumes, ait commencé son usure, vous ne vous en êtes guère aperçu; la toile gommée, glacée, en un mot apprêtée par les marchands, semble véritablement inusable. Ne vous réjouissez pas trop cependant, attendez que le linge vous revienne de la lessive et du repassage; examinez bien, et, si vous êtes connaisseur, vous constaterez déjà un réel déficit. Chaque fois que vous aurez revêtu cette pièce importante de votre habillement, chaque fois surtout que vous serez contraint de la donner au blanchissage, vous l'aurez non-seulement ternie, mais considérablement usée. Pourquoi? Parce que non-seulement le mouvement, mais surtout le frottement, usent et détériorent.

Eh bien! le corps humain, dès qu'il est livré à cette mystérieuse activité qu'on appelle existence, n'est jamais un seul instant sans se mouvoir, et par conséquent sans se détériorer. Le mouvement dans les animaux est tellement lié aux phénomènes de la vie que, dès qu'un animal se meut, nous le proclamons vivant, dès que tout mouvement cesse, nous décidons qu'il y a mort.

Ne m'objectez point, Messieurs, la station apparente de l'homme qui dort, et l'inactivité tout extérieure d'un animal en léthargie; il est possible que pendant quelques instants tout l'appareil musculaire reste stationnaire et semble immobile; mais, soyez-en bien sûrs, la respiration a lieu, la circulation s'exécute, et enfin il existe toujours dans un corps vivant un mouvement moléculaire qui tient lieu momentanément de tous les autres mouvements.

Ainsi la vie est inséparable d'un mouvement plus ou moins accentué, tout mouvement produit une usure, toute usure réclame des réparations.

C'est parce que l'homme s'agite sans cesse qu'il est forcé de se nourrir, qu'il est obligé de manger une ou plusieurs fois par jour. Voyez les animaux hibernants, considérez un instant ces êtres extraordinaires qui s'endorment avec les premiers froids pour ne se réveiller que dans les beaux jours : tous ces individus semblent mis au monde pour contrecarrer l'axiome que j'énonçais il y a peu d'instants : il faut absolument manger pour vivre.

Oui ; mais quand ces êtres ne mangent pas, ils restent dans une immobilité impossible à notre nature, et cette immobilité, les garantissant de notre usure quotidienne, les dispense de la réparation journalière qui nous est indispensable.

IV. — Aliments solides et aliments liquides.

Deux sortes de besoins réclament dans la nature humaine deux espèces de réparations : la faim, qui demande des matériaux solides ; la soif, qui ne veut que des matériaux liquides. Le premier besoin constitue la faim proprement dite, le second constitue la soif. L'un se fait sentir spécialement à l'estomac, l'autre siége principalement à l'arrière-bouche, à la gorge intérieure, à tout ce détroit complexe que l'on appelle le gosier.

Ces deux genres de besoins, messieurs, se rassemblent, se suppléent, se corroborent. Tout le monde sait, par une plus ou moins grande expérience, combien ces deux besoins sont impérieux et par quelles pénibles sensations ils font connaître leur tyrannie. Ne les décrivons donc pas et hâtons-nous d'avancer, car nous avons un si vaste terrain à parcourir, qu'au lieu de vous réclamer une heure d'attention, j'aurai besoin pour cette leçon d'au moins une heure et demie: je vous en demande excuse par avance et je n'en implore que davantage votre attention et votre bienveillance.

V. — Divisions.

Revenus à des questions d'une importance majeure, nous reprenons en toute confiance nos divisions primitives. Nous retrouverons cette fois notre chapitre d'anatomie, notre chapitre d'hygiène, et nous n'aurons garde d'oublier les renseignements nécessaires pour les maladies comme pour la convalescence. Mais n'allez pas croire que nous n'aurons à vous exposer que ces quatre chapitres ordinaires. Le sujet est tellement important que chacune des divisions nécessitera des subdivisions nombreuses.

Ainsi après l'anatomie il faudra bien examiner toute la partie physiologique. Non-seulement nous aurons à étudier l'hygiène de la digestion proprement dite; mais comme la digestion est une fonction complexe, comme nous y trouverons la mastication, la chimification, la chylification et la défécation, il faudra bien nous arrêter aux renseignements utiles, aux moyens de rendre ces différents travaux faciles et profitables.

On a publié des volumes entiers sur l'hygiène de la digestion, et l'on a bien fait, car la question est d'une importance majeure.

Savez-vous que l'homme, seul animal raisonnable, est à peu près le seul animal gourmand?

On a beaucoup vanté la gourmandise, on l'a chantée en prose ou en vers, et, pour faire son éloge, on a trouvé des phrases pétillantes comme du vin de Champagne, des raisonnements aussi savoureux qu'une poularde truffée.

Messieurs, il n'en est pas moins vrai que rien n'est plus contraire à la santé que l'intempérance, et un grand observateur l'a déclaré : la moitié du genre humain meurt par la fourchette ou la bouteille.

Mais nous avons tant de choses utiles à vous dire qu'il serait malséant de nous arrêter à des considérations philosophiques ; abordons bien vite notre chapitre d'anatomie.

VI. — Anatomie. — Dimensions du tube digestif. — Ouverture. — Cavité buccale, gosier.

Tous les phénomènes de la digestion se passent dans un canal qui présente dans son trajet de fréquentes variations de forme.

Chaque variation a reçu un nom spécial ; chacune d'elles a son but, son rôle à remplir. Vous me permettrez de vous en donner la nomenclature. Observons avant de le faire que, chez tous les animaux, l'étendue du canal digestif est en rapport avec la nature des aliments dont chaque animal se nourrit. Chez l'herbivore, chez les bœufs, les moutons, la longueur du tube alimentaire est de quinze à dix-sept fois celle de tout le corps. Chez le carnivore, chez le loup, par exemple, il n'a que 5 mètres 70 cent. d'étendue. Chez l'homme, enfin, animal omnivore, le tube digestif est de cinq à six fois celle du corps entier.

Le tube digestif s'ouvre par une ouverture horizontale que l'on appelle bouche, ouverture formée par deux portes mobiles que l'on nomme lèvres.

Immédiatement après cette première ouverture, le tube digestif s'élargit pour former la cavité qu'on appelle bouche, qui se rétrécit doucement en entonnoir, pour constituer l'arrière-bouche, ce qu'on appelle encore le gosier. En faction sur l'ouverture, est une petite languette mobile que l'on appelle *la luette*, dont nous avons déjà parlé.

VII. — Le pharynx. — L'œsophage.

Après s'être rétréci en entonnoir, l'organe digestif se rétrécit en tube cylindrique, et la première partie de ce tube s'appelle pharynx.

Le pharynx passe derrière un autre tube, le tube aérien,

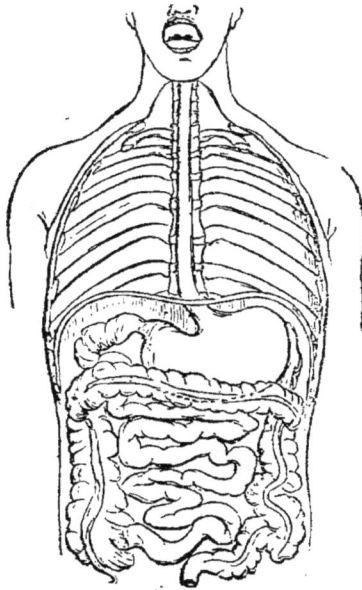

Disposition de tout le tube disgestif.

et s'accole à un cartilage qui renferme les cordes vocales, chargées de moduler la voix.

Il passe derrière lui, faites-y bien attention, et n'allez pas vous imaginer que ce que vous sentez là, à l'extérieur, cette grosseur plus prononcée chez l'homme que chez la femme, et que l'on appelle vulgairement pomme d'Adam, est le passage des matières alimentaires.

Après le pharynx, jusqu'à l'estomac, est un tuyau uniforme que l'on appelle œsophage; enfin vient l'estomac, qui mérite une description minutieuse.

Que tous les noms scientifiques des différentes parties de l'appareil digestif ne vous effrayent pas, et n'allez point embrouiller votre mémoire en cherchant à les retenir : pourvu que vous sachiez et la place et la forme de chaque organe, c'est la chose vraiment importante.

VIII. — L'estomac et ses deux ouvertures : le cardia et le pylore.

L'estomac est située à la partie supérieure du ventre,

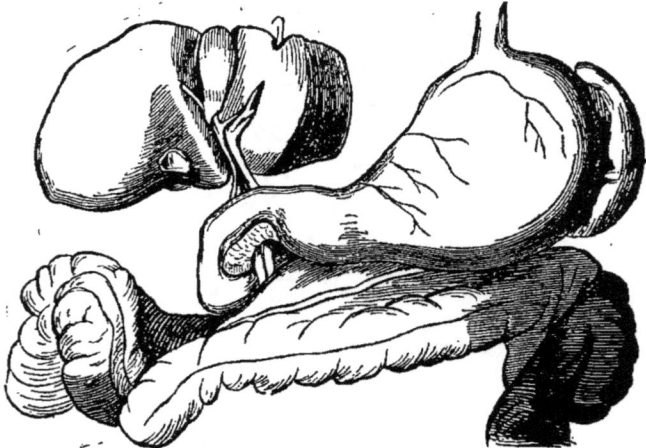

Estomac. Foie et colon transverse.

juste au-dessous du diaphragme, un peu à gauche de la colonne vertébrale; là, il est coiffé par le foie, organe sécréteur de la bile ; appuyé sur le pancréas, glande chargée de sécréter une liqueur également gastrique, et flanqué de la rate, réservoir d'un sang tout particulier.

L'estomac a la forme d'une cornemuse, et est placé de telle sorte que sa partie ventrue est à gauche, et un peu extérieure, tandis que son bec est fixé sous le foie, presque au niveau de la colonne vertébrale; l'entrée supérieure de l'estomac est un anneau assez flasque que l'on nomme *cardia ;* la sortie est un anneau beaucoup plus résistant que l'on appelle *pylore.*

Ce dernier anneau se gonfle souvent, quelquefois même, devient cancéreux. Voilà pourquoi, quand vous rencontrez des gens qui digèrent mal, vous entendez de suite un ignorant vous dire : « Il a mal à son pylore. »

Il y a, fort heureusement, dans cette explication une erreur que je relève, car les maladies du pylore, fort dangereuses, sont bien loin d'être aussi communes qu'on le dit généralement.

IX. — Les intestins grêles : duodénum, jejunum, iléon.

Après avoir formé l'estomac et l'anneau résistant que l'on nomme pylore, l'intestin se rétrécit considérablement.

Les dimensions étroites qu'il affecte alors lui donnent la ressemblance d'un véritable tube, dont la première partie prend le nom d'intestins grêles, qui sont au nombre de trois. C'est vers le milieu du premier intestin grêle, appelé duodénum à cause de sa longueur, qui n'est que de douze travers de doigt, que, pour aider à la formation du chyle, se rendent la bile et le suc pancréatique.

Les deux autres intestins grêles, le jéjunum et l'iléon, composant seuls, par leur longueur, la moitié du canal

alimentaire, sont ramassés comme les replis d'un serpent, pour être plus aisément contenus et fixés à la colonne vertébrale, au moyen d'une espèce de fraise ou
d'éventail ouvert qu'on a appelé mésentère. Dans leur intérieur s'ouvrent les innombrables bouches des vaisseaux
absorbants qui y puisent le chyle.

L'iléon, le dernier des intestins grêles, vient se terminer au cœcum, qui est le premier des gros intestins. Le
cœcum a la forme d'une poche, dans laquelle les aliments,
après avoir subi de continuelles transformations dans tout
le trajet qu'ils viennent de parcourir, commencent à n'être
plus qu'un résidu appelé matière fécale.

Il est à remarquer qu'une fois arrivé au cœcum, le bol
alimentaire ne peut plus remonter dans l'iléon, parce que
ces deux intestins s'abouchent au moyen d'une espèce de
boutonnière qui se forme par la distension des parois du
cœcum.

Aussi, les remèdes rétrogrades qu'on pousse dans les
gros intestins, à l'aide d'un instrument très-connu, ne
dépassent-ils jamais cette soupape ou limite, qui a été
plaisamment surnommée *barrière des apothicaires.*

X. — Les gros intestins : cœcum, colon, rectum.

Le cœcum se continue avec le colon (d'ou dérive le mot
colique).

Cette portion du canal alimentaire offre une longueur
considérable, puisque le paquet intestinal se trouve enve-
loppé dans ses contours.

Des cellules y retardent la marche des aliments, et donnent ainsi aux derniers vaisseaux absorbants, plus rares,
existant dans le colon, la facilité de sucer le peu de chyle
qui leur reste.

Enfin, le colon se termine par le rectum, dernière modi-

fication du canal alimentaire, où aboutit la lie de la digestion pour être expulsée.

XI. — Résumé.

En somme, le canal digestif est un long tube fort irré-
gulier, fort contourné et remarquable par quatre importantes dilatations, fort remarquable aussi par les différents
ordres de vaisseaux qui viennent y aboutir.

J'ai dit quatre sacs ou dilatations :

1° La bouche ou cavité buccale, destinée à la dégustation et surtout à la mastication comme à l'insalivation.

2° L'espèce de cornemuse qui constitue l'estomac proprement dit. Laboratoire de la première transformation
digestive, théâtre de toutes les péripéties nutritives, sac
merveilleux où s'engloutissent une foule d'aliments pour
y être tellement mélangés, tellement pressurés, tellement
changés, qu'ils en sortent tous ramenés à un seul et
même corps, à une identique substance ! — L'estomac
n'est-il pas le siége de ce qu'on appelle chymification ?

3° La cavité mystérieuse du duodénum, sombre et
cachée comme le laboratoire d'un alchimiste, cavité où
viennent se rendre tous les liquides du foie, c'est à-dire
la bile et la salivation intérieure du pancréas, que les
anatomistes appellent suc ou liquide pancréatique. Là le
chyme est changé en chyle, liquide tout spécial analogue
à la lymphe, plus nutritif que le sang veineux, liquide
contenant tous les matériaux nécessaires pour faire du
sang artériel, c'est-à-dire un sang vraiment nourricier.

4° Enfin, les circonvolutions du gros intestin terminé
par les profondeurs du rectum. C'est dans ce dernier segment que s'amassent les résidus de toutes les matières
alimentaires, c'est vers le rectum que marchent et s'ac-

cumulent les détritus dont le tube digestif a besoin de se débarrasser.

XII. — Examen physiologique.

Nous connaissons maintenant les différentes parties de l'organe digestif. Mettons-les en action, et permettez-moi de vous en faire admirer rapidement le mécanisme.

Et d'abord, à l'importante fonction de la digestion, à ce besoin de tous les jours, la maternelle Providence a daigné attacher l'attrait du plaisir. — Cet attrait, caressé, arrivé à la passion, devient gourmandise; mais cet attrait, noblement senti et sagement apprécié, constitue l'appétit.

Nous voilà donc pourvus de l'appétit, de cette disposition qui fait que l'idée seule de manger fait déjà sécréter les glandes salivaires, nous met l'eau à la bouche, comme on dit communément. L'aliment préparé est là devant nous; allons-nous donc le saisir avec nos lèvres, comme tous les autres animaux? Non; le Créateur nous a donné cet instrument habile dont je vous parlais l'autre jour, la main. La main saisit l'aliment préparé, et, après l'avoir partagé en morceaux, elle le porte noblement à nos lèvres.

Arrivé sur les lèvres, l'aliment y subit déjà le premier contrôle du goût; mais c'est un contrôle rapide.

Le voilà dans la cavité buccale. Là surtout il est goûté par la langue et le palais, et s'il est jugé digne et bon, la mastication commence : les dents canines l'accrochent, les dents incisives le coupent et les molaires le broient à mesure que les glandes salivaires l'imprègnent d'un suc qui le prédispose à la grande transformation digestive.

La langue, qui se tourne et se retourne comme un petit serpent, le pousse incessamment sous les dents, le recherche dans les moindres recoins, le rassemble, puis le dissémine, jusqu'à ce qu'enfin la mastication étant accomplie, la langue s'aplatit, élève sa pointe et forme un plan incliné sur lequel la pression du palais force l'aliment de dégringoler et de descendre.

Il arrive à l'arrière-gorge, à ce détroit bordé par les piliers du voile du palais et gardé par la luette. Avant de laisser passer, la luette, comme un bon petit gendarme, demande si le goût a signé le passeport. Si l'aliment n'est point en règle, la luette donne l'alarme, le gosier se contracte, les deux piliers palatins se rapprochent comme deux rideaux : la porte est fermée. *On ne passe pas !* Non seulement on ne passe pas, mais l'aliment est rejeté spasmodiquement comme par un ressort. Si au contraire le passeport est en règle, la luette se relève, les deux piliers s'écartent, les amygdales, pour que le passage de l'aliment se fasse sans douleur, l'imprègnent du suc qui leur est propre, l'épiglotte ferme bien vite le conduit aérien, et l'aliment, pressé par le pharynx et l'œsophage, franchit le cardia et arrive dans la cavité stomacale.

C'est là l'histoire d'un seul morceau ; bon nombre se suivent de la même manière, et s'entassent jusqu'à ce que la satiété se fasse entendre et crie, comme un conducteur d'omnibus : Complet ! Alors le grand œuvre de la digestion commence ; toutes les forces vitales accourent vers l'estomac pour lui porter aide et assistance, la chaleur interne s'y concentre pour lui servir de secours : c'est ce qui fait qu'après avoir mangé on éprouve un peu de refroidissement aux extrémités, ce qu'on appelle le frisson digestif.

L'estomac se contracte et pressure les aliments, de telle sorte que tout ce que l'on a mangé devient liquide, et, par une sorte de transformation chimique, pain, viande, fruits, légumes, tout est ramené à une substance unique qui se nomme chyme, qui, se formant de la surface au centre, passe par le pylore, au fur et à mesure de sa transformation.

Les parois de l'estomac s'appliquent sur les aliments qu'elles embrassent étroitement.

Cette contraction organique, appelée par Galien *péristole*, se soutient pendant tout le temps nécessaire à la chymification, qui s'effectue successivement de la périphérie au centre de la masse alimentaire, par couches concentriques de l'épaisseur d'une ligne environ.

A mesure qu'une couche chymeuse est formée, le mouvement de péristole la fait glisser vers le pylore, avec d'autant plus de facilité que le chyme est une pâte beaucoup moins consistante et plus liquide que le bol alimentaire.

Cette couche étant expulsée, l'estomac se resserre sur celle qui était sous-jacente, laquelle, étant élaborée, fuit à son tour; et ce mécanisme se continue de la même manière jusqu'à ce que tous les aliments contenus dans l'estomac soient entièrement chymifiés.

Le chyme se forme donc ainsi autour des parois de l'estomac; car jamais il ne s'est trouvé dans le centre de la matière alimentaire.

La chymification commence à s'opérer une heure et demie environ après l'ingestion des aliments, et l'on peut évaluer sa durée à quatre ou cinq heures pour un repas ordinaire; car la différence du temps est toujours en raison de la nature et de la quantité des aliments.

A mesure que le chyme se forme, la compression graduée de l'estomac le chasse vers le pylore, où se trouve une valvule qui paraît avoir pour objet de juger si les aliments ont subi, dans cet organe, la préparation nécessaire pour passer dans le duodénum. L'estomac se vide ainsi peu à peu, et cinq à six heures suffisent pour que la digestion stomacale soit accomplie.

Après la chimification la chylification; après la digestion stomacale la digestion duodénale.

XIII. — La chimie vivante.

Arrêtons-nous quelques instants, afin de combattre, en passant, les élucubrations matérialistes de quelques auteurs. Nous passerons tout à l'heure à la chylification puis aux phénomènes de l'absorption et de la défécation.

N'est-il pas vrai, Messieurs, que rien au monde ne ressemble aux phénomènes multipliés qui constituent la transformation digestive? Les savants, qui prétendent tout expliquer, se sont creusé la tête, ont essayé mille expériences pour expliquer et naturellement et mathématiquement l'étonnant problème de la digestion.

Après avoir déclaré que tout pouvait s'expliquer, tantôt par la coction, c'est-à-dire par la décomposition exécutée au moyen de la chaleur vitale, tantôt par la fermentation, ou quelque chose d'analogue à ce qui se passe dans nos pressoirs ou dans nos arrière-cuisines, tantôt enfin par la putréfaction, — braves gens qui prétendaient que notre plus sain aliment ne nous devenait profitable que par sa pourriture, — ils ont trouvé tant d'objections, tant de difficultés, tant de raisons ennemies, qu'ils s'étaient réfugiés dans le solennel parti d'un silence majestueux.

Tout d'un coup la chimie arrive au pouvoir, elle éblouit tout le monde par ses tours de passe-passe, c'est-à-dire par ses décompositions et ses recompositions successives, et portant fièrement au front sa couronne de cristaux, elle devient reine et maîtresse dans les domaines de la science comme dans le tumultueux royaume de l'industrie.

Aussitôt nos prétendus savants retrouvent la parole, ils s'imaginent avoir la solution du problème, et c'est avec le plus grotesque enthousiasme qu'ils s'écrient :

— Voici! voici! Nous apportons enfin une explication irrécusable de toutes les transformations digestives.

« La bouche avec ses instruments de division est un
« mortier où les dents pilent, écrasent tout ce qui se pré-
« sente; l'estomac est une cornue où, sous l'influence du
« suc gastrique et de la température vitale, s'opère une
« digestion analogue à celle des laboratoires; l'intestin
« grêle est un tamis ou, si vous l'aimez mieux, un philtre
« à travers les parois duquel s'échappent les éléments
« dissous et divisés; enfin le gros intestin est une presse
« qui exprime les derniers sucs d'un résidu, puis met ce
« résidu à la porte. »

En vérité, Messieurs, on se sent mal à l'aise devant d'aussi sottes théories et, malgré tout le respect que l'on doit à la science, on éprouve au cœur des soubresauts d'indignation.

Pauvres gens! malheureux matérialistes! mais puisque la transformation digestive est une opération si simple et si naturelle, comment se fait-il que vous n'ayez jamais pu la représenter? Certes, les sels et les réactifs ne vous manquent pas; tous les jours on en découvre de nouveaux; vous avez à votre disposition des mortiers, des cornues, des fourneaux et des tamis, mettez-vous à l'œuvre, orgueilleux érudits! creusez-vous la tête, fouillez dans votre bagage scientifique : vraiment, je vous déclare des grands hommes si vous parvenez, à l'aide de tous les éléments connus, au moyen de toutes les mécaniques possibles, à nous faire un peu de chyme, un peu de chyle, un peu de sang.

Oh! je sais bien qu'en retirant d'un estomac en travail le bol alimentaire transformé en pâte chymeuse, en soutirant au foie et au pancréas les liquides tranformateurs, vous êtes parvenus à changer le chyme en chyle! Ce n'est point là un labeur bien difficile, une bien étonnante décou-

verte ; on a fait mieux que vous, Messieurs, en produisant
l'éclosion des œufs de poule par une chaleur artificielle,
en utilisant les œufs de poissons par l'ingénieuse manœuvre que l'on appelle pisciculture.

Quant à reproduire une seule fois, mais dans son entier, le miracle quotidien de la digestion, je vous en porte
le défi, messieurs, et devant ce prodige journalier, vous
n'avez qu'un parti à prendre, c'est de regarder le ciel et
d'avouer qu'il y a là-haut un être plus puissant que vous
tous.

XIV. — Digestion du duodénum.

Je vous l'ai annoncé dans mon resumé anatomo-physio-
logique : il y a plusieurs temps dans l'admirable transformation digestive; or, la chylification, croyez-moi, n'est
pas moins importante que la chymification.

Elle s'exécute dans le duodénum, premier segment de
l'intestin grêle, segment ainsi dénommé parce qu'en le
mesurant avec la main, nos anatomistes ont prétendu qu'il
avait la longueur de douze travers de doigt!...

Cependant, Messieurs, ce modeste et petit organe doit
jouer un rôle de la plus grave importance : on dirait vraiment l'un de ces ministres habiles qui laissent toute la
responsabilité, tout le bienfait de leurs œuvres au monarque pour lequel ils se dévouent. Plus l'estomac prend
de capacité, plus le duodénum travaille, et moins il se fait
remarquer. Jamais vous n'entendez parler, en fait de digestion, que de l'estomac proprement dit.

— J'avais tellement faim, que mon estomac me semblait rétréci.

— Je me suis bien régalé, j'avais l'estomac plein
comme un œuf.

Mais si le duodénum, malgré son travail et son activité, se conduit de façon à ne faire jamais parler de lui, il a l'avantage d'être débarrassé d'une responsabilité souvent terrible. Dès qu'il se manisfeste un désordre dans le tube digestif, la plupart du temps on s'en prend à l'estomac.

— J'ai mal à l'estomac ! J'ai l'estomac tout détraqué, je suis bien malheureux, avec mon estomac !

Souvent même on ne s'en prend qu'à l'une des portions stomacales. Ce n'est ni à sa première porte ni à ses différentes courbures, c'est-à-dire à sa capacité, c'est comme je le faisais remarquer un peu plus haut, c'est à un anneau musculaire, cette porte d'un genre particulier qui sépare l'estomac du duodénum et qui s'appelle pylore.

Le pylore, en effet, Messieurs, est si utile, si important, il remplit sa tâche avec une si merveilleuse sagacité ! Si l'aliment qui se présente pour passer n'est pas suffisamment chymifié, bien vite il le repousse au milieu de la masse que pressure et transforme l'estomac. Et cependant si cet aliment, entré comme en contrebande dans la cavité stomacale, n'est point assimilable, transformable si vous aimez mieux, comme les noyaux de fruits ou les légumes à écorces ligneuses, certains pois, certains haricots, le pylore s'entr'ouvre tout exprès, et laisse bien vite passer cet intru.

Vous entendez dire à chaque instant, par des gens qui ne connaissent pas deux mots en anatomie : — Il est malade du pylore ! il finira par le pylore ! cet homme à le pylore attaqué, par conséquent il est perdu ! Or, souvent il ne s'agit que d'une maladie nerveuse de tout le tube digestif. Encore une fois, si je rappelle ces diverses locutions, c'est pour les contredire, et par conséquent pour rassurer.

Mais si vous entendez parler des maux d'estomac, des souffrances du pylore, vous n'entendrez jamais dire un mot des maladies du duodénum. — Voilà l'avantage de la modestie et de la bonne conduite !

Du reste, la transformation du chyme en chyle est beaucoup plus rapide, beaucoup moins laborieuse que la première transformation du bol alimentaire, elle est aussi instantanée que certaines opérations chimiques. Pour peu que vous ayez visité des laboratoires, que vous ayez fréquenté les cours de chimie, vous avez dû remarquer comment quelques gouttes de ce que les chimistes appellent réactifs changent immédiatement la couleur, la sapidité et jusqu'à la consistance des matières. Ainsi en advient-il du chyme parvenu dans le duodénum. En même temps que le chyme, arrivent dans cet estomac surnuméraire la bile liquide sécrétée par la glande du foie, et le suc pancréatique qui a beaucoup d'analogie avec la salive proprement dite ; et, par le mélange de ces différents liquides, la transformation chyleuse est accomplie presque instantanément.

XV. — Rôle de l'intestin grêle.

A la suite du duodénum je vous ai montré les longues circonvolutions du tube digestif, devenu tout à coup d'un assez modeste calibre. Aussi leur a-t-on donné la dénomination d'intestins grêles. Ce sont ces intestins que les gens du monde appellent plus spécialement tripes et boyaux.

Pourquoi tant de tours, de détours ? pourquoi tant de poches et d'anfractuosités ? Messieurs, parce que c'est dans l'intestin grêle que s'opère la séparation des sucs nourriciers et des aliments qui ne le sont pas, des principes réparateurs et des résidus.

Tout le long des différents intestins grêles se trouvent béants les conduits absorbants que les anatomistes ont appelés vaisseaux chylifères. Ces conduits sont autant de petits suçoirs intelligents, qui ne pompent du chyle que la partie vraiment nourricière ; ce qu'il en reste forme la base des détritus. Vous comprenez pourquoi ce long parcours de l'intestin grêle; pourquoi la multiplicité des suçoirs absorbants. Chaque groupe de suçoirs interroge le liquide qui passe, et multiplie ainsi l'examen, le pressurage et le contrôle.

Chaque circonvolution, chaque anfractuosité, entravant la marche du liquide à examiner, permet que rien ne passe sans être minutieusement interrogé.

Aussi, quand de l'intestin grêle, la masse alimentaire passe dans le gros intestin, c'est-à-dire dans le colon, elle ne contient plus que des matières inutiles et devient matière fécale.

XVI. — Le colon et le rectum.

Si je ne parlais à des hommes sérieux, à des gens qui ont vraiment le désir d'apprendre, je me garderais bien de rien dire de tout ce qui touche à la défécation. Mais la question est d'une telle importance, les quelques renseignements à donner sont d'une utilité si journalière, que je croirais manquer à mon programme en ne vous disant rien.

Je vous ai montré déjà que le gros intestin commençait vers le flanc droit, par cette valvule ou porte que l'on a surnommée barrière des apothicaires. Parti de là, le colon remonte, puis il traverse, puis il descend, de façon à simuler trois côtés d'un carré presque géométrique, et alors il prend le nom de colon ascendant, de colon adverse, et de colon descendant. Il se termine par le rectum, ainsi nommé parce qu'on le croyait tout droit, et cependant il est si bien contourné qu'il a la forme d'une S.

C'est dans le gros intestin que les résidus nourriciers stationnent, se solidifient, se putréfient, et, par cette putréfaction même, produisent un agacement sur les parois qui les contiennent, et déterminent la production des gaz qui aident à l'évacuation.

Quand nous aurons étudié l'hygiène de la digestion proprement dite, nous vous dirons ce qu'il faut penser de l'acte final de la disgestion, c'est-à-dire de l'évacuation des résidus.

XVII. — Hygiène proprement dite.

Vous voyez que notre leçon se prolonge ; mais je vous l'ai annoncé, la question est d'une importance majeure, et, de même que nous avons été contraint de consacrer plusieurs séances à vous renseigner sur l'hygiène de la peau, nous serons obligé de donner au moins trois leçons sur l'hygiène de la digestion.

Aujourd'hui, considérant les aliments comme identiques, la nourriture humaine comme source de tous nos liquides nourriciers et réparateurs, nous nous en tiendrons à des règles ou à des considérations générales.

Dans une autre leçon, nous étudierons les différentes espèces d'aliments, et, nous arrêtant à ceux qui sont les plus usuels, nous vous dirons leurs qualités et leurs inconvénients, leurs dangers et leur valeur.

Enfin, nous consacrerons une troisième leçon à l'étude des aliments liquides, à l'examen des boissons de toute nature.

N'allez pas vous imaginer, Messieurs, que, partisan enthousiaste de la vie matérielle, amateur des jouissances alimentaires, je veuille vanter exagérément le manger et le boire, je vienne vous recommander une existence tout animale ; mais dès notre premier entretien, je vous ai parlé de l'estomac et de ses fonctions, et j'ai pris l'organe digestif pour le prototype de tous les autres ; je vous ai annoncé que la digestion était l'un des piliers principaux de l'édifice vital, et je ne vous apprendrai rien de nouveau en proclamant que du bon état de notre canal alimentaire dépend le plus souvent la bonne ou la mauvaise santé; l'hygiène de la digestion est donc l'un des points les plus sérieux de l'hygiène tout entière.

Étudions minutieusement et sans le moindre scrupule toutes les précautions à prendre pour permettre à l'estomac et au duodénum d'opérer convenablement leur travail de transformation, et voyons par quels moyens le grand acte de la digestion devient facile et convenablement réparateur.

Il est des précautions à prendre avant l'ingestion des aliments, des précautions à prendre immédiatement après cette ingestion, et des précautions à prendre toujours.

XVIII. — Faut-il écouter la faim ?

La faim, en effet, est un appel fort sérieux, c'est comme le cri d'alarme d'un organisme menacé par un ennemi redoutable : la défaillance.

La faim part de l'estomac, bien entendu, et on a prétendu qu'elle provenait de la pression des parois de l'estomac vide, se rencontrant et se frottant alors douloureusement. Je crois l'explication incomplète ; mais peu nous importe ; ce que je tiens à faire remarquer, c'est que si la faim part de l'estomac, elle ne peut être perçue que par le cerveau, car on voit de pauvres aliénés, de malheureux fous qui, malgré leur estomac vide, ne sentent jamais le besoin de manger, et que l'on est obligé de nourrir de force à l'aide d'un bâillon.

Eh bien, quand le cerveau est fort occupé, quand la pensée le travaille et que des occupations incessantes l'assourdissent, il n'entend plus la voix de la faim, et par conséquent il ne peut plus lui obéir.

C'est un mal, d'autant qu'après avoir bien crié, la faim prend le parti de ne plus rien dire du tout, et que, rebutée ainsi plusieurs fois, elle se condamne à un silence quotidien.

XIX. — Faut-il la stimuler?

— Monsieur, pourraient me dire un bon nombre de ceux qui m'écoutent, nous avons été coupables de la faute que vous nous dénoncez; mais cette faute n'est-elle donc point réparable?

— Je sens bien le besoin, me dira un autre; mais je n'éprouve jamais une faim réelle. Tantôt l'ouvrage ne donne pas, et cela me taquine outre mesure; une autre fois, ce sont des tracasseries des patrons, comment voulez-vous que je mange?

— Moi, je suis trop occupé, peut-être trop sédentaire; mais le commerce va si mal aujourd'hui, Monsieur, comment voulez-vous que l'on ait faim?

— Vous n'avez pas faim, Messieurs, vous n'avez plus faim depuis longtemps parce que, comme je l'expliquais tout à l'heure, le cerveau, centre nerveux, a la plus grande influence sur l'estomac, centre digestif.

— Mais, encore une fois, n'est-il point un moyen de nous rendre un peu d'appétit? N'existe-t-il pas chez un pharmacien des drogues capables de réveiller la faim la plus endormie?

— Tenez, tout médecin que je suis, j'ai une aversion réelle pour la plupart des drogues pharmaceutiques. Tous les stimulants intérieurs que je pourrais proposer à votre estomac finiraient par lui être contraires. Récamier comparait la stimulation de tous ces ingrédients à la stimulation du fouet sur un cheval mis à une voiture, et il avait parfaitement raison. Sans doute, le premier coup de fouet que vous donnez à un cheval attelé le saisit, le surexcite et le fait marcher plus vite ; mais si vous l'habituez à cet excitant, vous en faites une rosse déplorable qui n'avance qu'à force de coups et qui finit même par être tout à fait insensible à toute percussion.

Cependant, comme il faut manger pour vivre, comme on ne peut manger sans un semblant d'appétit, il est des stimulants naturels que je vais vous indiquer, et que je conseille à tous ceux qui prétendent n'avoir jamais faim. C'est la distraction, la marche rapide et le grand air. En un mot, c'est un peu d'exercice fait immédiatement avant le repas.

XX. — Nécessité de l'exercice.

La vie sédentaire et préoccupée, les embarras et la tracasserie des affaires d'une part, ralentissant tous les mouvements de nos organes, ralentissent la vitalité, et de l'autre ils déterminent vers le cerveau un afflux sanguin, une accumulation de force qui devient une cause de malaise pour tous les autres organes momentanément abandonnés.

Non-seulement un homme préoccupé n'a pas faim, mais son estomac se trouve très-mal disposé à digérer ce que l'on pourrait y introduire.

Et puis la circulation se trouvant ralentie, la respiration ne faisant que très-lentement son travail, la chaleur intérieure descend, par conséquent la vitalité s'amoindrit. Alerte donc ! il faut du bon air, de l'activité, de l'exercice ; je vais vous expliquer quels en seront les résultats.

Au moyen de l'exercice au grand air, activant et assainissant la respiration, vous augmenterez et précipiterez de telle sorte la circulation du sang, que toute la concentration qui s'était faite au cerveau disparaîtra par la commotion générale : premier avantage; le cerveau débarrassé pourra présider à toutes les fonctions sensitives dont il est chargé, par conséquent il pourra entendre le cri lointain de la faim, l'appel du besoin, et toutes les condoléances des organes menacés de défaillance.

Mais ce n'est pas tout! La respiration et la circulation se trouvant augmentées par l'exercice, la chaleur vitale augmente aussi, et dans cette abondance de sang et de chaleur, l'estomac trouvera sa part, et par conséquent une stimulation toute naturelle.

J'appuie là-dessus parce que la voix publique, la plupart des médecins, la plupart même des hygiénistes conseillent l'exercice au sujet de la digestion, mais ils le conseillent après le repas, tandis que Récamier avait bien soin de le conseiller avant.

— Eh! comment voulez-vous qu'on aille se promener lorsque l'on est en peine et tracassé par les affaires? Vous ne trouverez pas beaucoup de rentiers dans la classe populaire, et à moins d'avoir amassé une petite aisance, un semblant de fortune, on aurait fort mauvaise grâce d'aller se prélasser en public, le nez au vent et la canne à la main.

— Permettez, permettez! C'est parce que vous avez besoin de travailler et de gagner le pain de votre famille, que je vous recommande un peu de promenade avant vos principaux repas. Car, enfin, pour acquérir la petite aisance que vous ambitionnez tous, il faut vivre et vous bien porter. Or, si vous mangez avec difficulté, si vous digérez avec peine, soyez-en bien sûrs, toutes vos forces morales et physiques finiront par diminuer, et souvent, au moment où, le temps des épreuves passé, vous apercevrez la terre promise de l'espérance, c'est-à-dire la réussite et la fin de tous vos ennuis, vous vous trouverez arrêtés par une catastrophe et comme enchaînés par une maladie.

XXI. — Il est nécessaire de manger à heure fixe.

Il faut une régularité constante dans les heures destinées à chaque repas. On ne saurait prendre trop de précautions avec les gens susceptibles ; or, l'estomac est un personnage qui se fâche et s'exaspère au moindre semblant d'impolitesse, et il se venge plus ou moins ouvertement, quand on manque pour lui de procédé, autrement dit d'exactitude.

Il n'est pas besoin d'être hygiéniste pour savoir que les repas, pris à heures fixes, les repas faits régulièrement, digèrent mieux que les autres ; mais il n'est pas inutile d'en donner ici l'explication.

On a dit que l'habitude était pour nous une seconde nature, et c'est une vérité, au physique comme au moral ; tous nos actes animaux, répétés à intervalles réguliers, s'exécutent bien mieux et plus facilement.

Cela est si vrai, que le rhythme, la mesure, la cadence agissent jusque sur notre système musculaire, sur les jambes, sur les bras, etc.

Exemples :

Voici des soldats en marche, qui ont parcouru une longue étape, et qui ne sont point encore arrivés à leur destination ; les plus fatigués restent en arrière, et presque tout le régiment traîne la jambe.

Que fait le chef qui les commande ? Il fait signe aux plus gais du régiment qui entonnent la chanson française : aussitôt toutes les jambes se relèvent, et les plus fatigués retrouvent de la vigueur.

Voici un homme qui bégaye en parlant ; faites-le chanter, c'est-à-dire donnez un rhythme à sa parole, il ne bégaiera plus.

Eh bien ! chacun de nos organes en particulier est en

quelque sorte une représentation de notre organisation générale. Chaque organe, en effet, a sa circulation, son
innervation, son système musculaire spécial, et chaque
organe, pour son compte, participe aux propriétés communes du corps, c'est-à-dire que, si le corps se meut plus
facilement quand il le fait à intervalles égaux, l'estomac
digère mieux quand on le remplit à heure régulière.

XXII. — Il est bon de manger en famille.

Quiconque n'a point sa famille autour de lui, doit s'arranger, autant que la chose est praticable, pour ne point
manger habituellement seul. Et le conseil que je donne là
est bien facile à expliquer et bien facile à comprendre.

Je vous ai dit que la faim partait autant du cerveau que
de l'estomac. Je vous ai dit que le cerveau agité, préoccupé et bouillonnant, non-seulement ne pouvait entendre
la voix du besoin, les sollicitations de l'appétit, mais que,
ayant un grand rôle à jouer dans le grand acte de la digestion, il en résulte que tout homme affairé non-seulement
n'a pas faim, mais mange fort peu et digère laborieusement. Donnez à cet homme les distractions de la conversation, de la vue même de certains convives, et soudain
l'effervescence cérébrale se dissipe, l'appétit reparaît, et le
repas s'opère beaucoup mieux.

Il ne s'agit pas seulement des distractions que procure
une distraction agréable : l'homme, mis sur la terre pour y
vivre en société, se trouve bien plus à son aise et bien
plus apte à opérer toutes ses fonctions vitales, lorsqu'il
est en compagnie que dans la solitude.

Eh ! mon Dieu ! sans chercher à vous donner des raisons
physiologiques, prenons-les dans l'ordre tout matériel. Au
risque de blesser certaines susceptibilités, j'ai été contraint
de comparer bien souvent l'homme à l'animal. Eh bien,

voyez les chevaux habitués à vivre plusieurs ensemble dans une écurie : qu'un beau jour, par une circonstance ou par une autre, un cheval reste seul au ratelier, que par compensation vous lui donniez en abondance l'avoine ou le foin, le foin ou la paille, l'animal en laissera les trois quarts ! Vous aurez beau le caresser, le flatter, l'exhorter de la voix et de la main, vous ne parviendrez jamais à le faire manger comme à son ordinaire. Mais inutile de chercher à vous démontrer davantage l'importance de ma recommandation, tous, j'en suis persuadé, vous en avez fait l'expérience : on mange bien plus dans un dîner d'extra, c'est-à-dire dans un repas où se trouve nombreuse compagnie. Non-seulement on mange plus, mais on multiplie en quelque sorte les forces digestives du canal alimentaire. Faites avaler à un homme tristement renfermé, et laissé tout seul, la prodigieuse quantité d'aliments que prend un homme d'appétit ordinaire, dans un festin de noce ou dans un grand repas de famille, et vous déterminerez chez ce mangeur solitaire la plus formidable indigestion.

XXIII. — Obligation de manger lentement.

Il est des gens qui tordent les morceaux, c'est-à-dire qui les avalent à peine mâchés ; c'est une habitude pernicieuse et, au point de vue hygiénique, c'est une faute véritable. L'acte digestif étant la source du sang et de la vie, il est nécessaire d'y apporter une consciencieuse application. Il faut mâcher lentement, complétement, autrement les aliments n'ont pas le temps de s'imprégner de la salive, c'est-à-dire du premier suc qui en prépare la transformation; il en résulte que les digestions sont pénibles et que la réparation alimentaire est douloureuse ou insuffisante.

Une demi-heure, quelquefois même trois quarts d'heure, tel est le temps nécessaire à un repas ordinaire, au déjeûner modeste ou au dîner frugal dont nous parlerons dans notre prochaine leçon.

XXIV. — Après avoir mangé on doit éviter toute fatigue.

Je proscris tout aussi bien la fatigue physique que la fatigue intellectuelle.

Il est des gens qui pensent aider à leur digestion en exécutant après chaque repas une promenade interminable; il en est d'autres qui se croient obligés de courir, de sauter : ils s'imaginent que l'on tasse les aliments dans l'estomac comme des poudres ou des légumes dans un grand sac de marchandise. C'est une erreur qu'il faut combattre avec d'autant plus d'insistance qu'elle est excessivement répandue. Toute fatigue dans les membres comme toute fatigue intellectuelle, provoquant un léger sentiment de malaise qui semble le premier degré de la douleur, détermine soit au cerveau, soit dans les membres fatigués, un afflux sanguin, une agglomération de chaleur et de vitalité. La nature organique, je vous l'ai bien expliqué, est une mère prévoyante qui cherche toujours à défendre les parties menacées, et qui se porte sans cesse au secours de la faiblesse.

Il en résulte que la fatigue intellectuelle ou physique ôtant à l'estomac et à tout le reste du tube alimentaire une partie des forces dont la concentration est nécessaire pour le grand acte de la digestion, cette fatigue devient aussi contraire que le serait un bain de pied pris après un repas copieux.

On doit, immédiatement après avoir mangé, se reposer au moins une demi-heure : j'entends par se reposer, se livrer aux distractions d'une récréation de famille, d'une promenade peu fatigante, d'une conversation amicale.

Bien des personnes, après avoir mangé, se trouvent sollicitées au sommeil, et dans bon nombre de contrées, dans les pays chauds spécialement, il est assez d'usage de dormir un peu après le repas fait au milieu du jour. J'ai entendu des médecins qui se prétendaient hygiénistes, déclamer contre la sieste, comparer la tendance au sommeil dont nous parlions tout à l'heure à un commencement d'apoplexie, et déclarer fort téméraire quiconque se laissait aller à ce factice besoin. J'ai hoché la tête, mais sans établir de discussion, attendu que les discussions entre gens qui se croient instruits sont toujours à peu près inutiles; mais devant vous, Messieurs, mon devoir est de formuler un avis précis sur cette question.

Non, le sommeil que l'on prend après les repas n'a rien de dangereux ni de léthargique; non, ceux qui s'y adonnent ne s'exposent pas à de pernicieux résultats. Eh! mon Dieu! c'est pendant le sommeil que nos digestions sont le plus faciles et le plus réparatrices : une foule de fonctions se trouvant momentanément suspendues, les forces qu'elles pouvaient dépenser se concentrent vers l'estomac et tournent au profit de la digestion.

Maintes fois j'ai vu des malades atteints de gastralgies désolantes, se guérir et digérer facilement en prenant la simple précaution de s'étendre après chaque repas et de se tenir pendant au moins une heure dans la position horizontale.

XXV. — Bien que l'estomac ne contienne plus rien, la digestion cependant n'est pas finie.

Effectivement, Messieurs, je vous ai dit qu'après la transformation de l'aliment en chyme, il était une transformation tout au moins aussi importante, celle du chyme en chyle. Je vous ai dit encore que du chyle exprimé, tamifié, finalement pompé, il restait certains résidus des matières excrémentitielles.

Il s'agit de mettre ces résidus à la porte et c'est ce qui constitue l'acte assez honteux de la défécation.

Sans garde-robe régulières, pas de digestions réellement complètes. Que de fois j'ai interrogé des malades sur leurs fonctions digestives; que de fois ces pauvres souffreteux m'ont répondu : Je sens bien de la gêne dans les entrailles; mais j'ai l'estomac excellent, je digère parfaitement bien? J'avais grand mal à leur faire comprendre que, puisqu'il existait chez eux une constipation habituelle ou un dévoiement opiniâtre, ils avaient journellement d'assez mauvaises digestions.

L'homme, pour réparer convenablement, est obligé de manger plusieurs fois par jour; mais pour que la digestion se fasse convenablement, normalement et sans entraves, il est nécessaire que cet homme aille à la garde-robe une fois dans les vingt-quatre heures. Oh! je sais très-bien qu'il est une foule d'imprudents dont ce ne sont point les habitudes. C'est quelque chose de si humiliant que l'acte dont nous vous parlons. Mais comme, après tout, cet acte est nécessaire; comme les résidus digestifs, en séjournant trop longtemps dans la partie inférieure du tube alimentaire, y déterminent des irritations, des inflammations et de véritables maladies, vous me pardonnerez, Messieurs, de venir vous en avertir et de vous enseigner les moyens de mettre chaque jour tous ces résidus à la porte.

J'ai déjà eu bien des occasions de vous montrer la puissance de l'habitude sur la plupart de nos fonctions vitales; eh bien, ici comme dans bien d'autres cas, l'habitude peut déterminer un débarras journalier, des garde-robes régulières.

Il est certains moyens fort précieux pour la médecine,

qui stimulent la défécation, ce sont ces poisons en miniature que l'on appelle des purgatifs, ou ces irrigations d'eau que l'on appelle emphatiquement des douches ascendantes, mais qui portent un nom beaucoup plus connu.

Si je vous parle de ces différents moyens, c'est pour vous exhorter à n'en point faire abus. Les purgatifs irritent la muqueuse intestinale, c'est-à-dire la peau humide qui double tout le canal digestif, et, croyez-moi, c'est une habitude pernicieuse à prendre que l'usage de ces moyens qui produisent des irritations répétées. De l'irritation à l'inflammation il n'y a pas loin, et puis l'irritation, quelle qu'elle soit, est toujours d'une susceptibilité excessive.

Quant à la stimulation de l'eau tiède plus ou moins pure sur les parois du gros intestin, elle est moins dangereuse que l'action des purgatifs : d'abord, parce qu'elle ne peut aller au delà de la valvule qui forme l'intestin grêle, et ensuite, parce que l'eau, délayant les détritus, en facilite tout mécaniquement l'expulsion. Mais je vous le dénonce, Messieurs, l'usage répété de ces moyens produit des inconvénients véritables : paresse du gros intestin, irritation et exacerbation des sphinctères, c'est-à-dire des anneaux musculaires qui ferment le tube digestif à sa partie inférieure, varices connues sous le nom d'hémorrhoïdes, etc., etc.

Prenons donc la constante habitude de nous présenter à la garde-robe tous les jours à la même heure. Sans doute les premières tentatives n'amèneront pas grand résultat; mais peu à peu, l'organisme obéissant malgré lui à cette efficace régularité, les évacuations deviendront plus faciles et le tube digestif ne restera pas si exposé à de terribles maladies.

XXVI. — Règle générale relative aux différents âges.

L'homme fait ne saurait manger autant que les individus doués d'une verte jeunesse; le vieillard à l'estomac délibité ne peut avoir le régime alimentaire des enfants. Un mot donc sur les règles relatives à chacun de ces âges.

1° L'enfant au berceau tette, dort, boit et retette d'une façon insatiable; il n'a que deux occupations importantes, se nourrir et dormir. J'établirai dans un cours médical, d'une autre nature que celui-ci, qu'il faut cependant régulariser la nourriture des petits enfants; mais ce que je ne puis laisser passer sous silence, ce sont les renseignements relatifs au genre de nourriture permis aux nourrissons.

La nourriture de l'enfant aux premiers jours ne doit être que le lait de sa mère ou de sa nourrice.

Nombre d'ouvriers et spécialement les amateurs de la bouteille, les habitués du cabaret, les pratiques du marchand de vin, s'imaginent donner des forces à leurs petits enfants en leur ingurgitant quelques gouttes du liquide alcoolique qu'ils laissent magnanimement au fond de leur verre. C'est une erreur tellement dangereuse, qu'il est urgent de vous la signaler. Ces liquides spiritueux, en si petite quantité qu'ils soient, peuvent déterminer des inflammations, des gastrites, et bien des pères s'en mordraient les doigts, s'ils savaient qu'ils sont la cause involontaire des premières maladies de leurs enfants.

Tout en vous parlant des liquides, je dois mentionner aussi les solides. Le *petit*, c'est l'expression consacrée, passe une grande partie de la journée dans les bras de sa mère, et il assiste d'ordinaire aux repas du père de famille. Là, sous prétexte de l'habituer à tout, on lui donne à sucer de tout ce qui se trouve sur la table : du bœuf,

du mouton, du petit salé même; le petit marmot, qui serait capable de sucer du poison, hume et semble se dé-
lecter; aussitôt les parents de s'écrier :

— Voyez-vous ce gamin-là, il aime déjà le petit salé!

Oui, mais bientôt après, l'enfant vomit ou éprouve des
accidents analogues; et, retenez-le bien, c'est vous, vous
qui voulez trop vite l'accoutumer à manger de tout, qui
êtes la cause des tortures qu'il subit et des accidents qu'il
éprouve.

2° Quand les marmots sont sevrés et que non-seulement
ils marchent, mais courent tout seuls, c'est alors qu'on
les appelle véritablement des enfants. Eh bien, il est urgent de régulariser le régime alimentaire de l'enfance.
D'ordinaire vous laissez manger vos enfants quand ils
veulent, ce qu'ils veulent, tout ce qu'ils veulent. Tout d'a-
bord, ces petits estomacs vivaces supportent assez bien ces
secousses multipliées; mais peu à peu ils s'en irritent, ils
se révoltent, et ils finissent par se détériorer.

3° De dix à vingt ans est l'époque de la vie où généralement la croissance de l'homme s'établit et se termine.
De dix à vingt ans, vous voyez certaines natures grandir
comme des asperges; de mois en mois les progrès sont
flagrants : vos ménagères n'en finissent point de rallonger
les bras d'habits et les jambes de pantalon.

Vous comprenez très-bien qu'il faut fournir à cette aug-
mentation physique. De quelle manière? En augmentant
les forces vitales. Comment gagner des forces? Par l'estomac. Il n'y a pas besoin d'être grand physiologiste pour
le savoir et le constater.

Or la Providence, qui a voulu faire son chef-d'œuvre
dans la structure humaine, a donné au jeune homme qui
grandit, un estomac d'une sensibilité et d'une vivacité
exquises. En ménageant cette sensibilité, le jeune homme
y gagne d'excellentes digestions, et une réparation ali-

mentaire parfaitement en rapport avec les nécessités de son âge. Mais si vous jetez dans cet estomac déjà sensible et vivace, quelque âcreté qui l'irrite, vous produisez un désordre dont se ressent nécessairement la digestion. Ce qui n'est qu'un excitant pour l'âge mûr, est un exaspérant par la jeunesse, et doit être pour elle, sinon totalement défendu, au moins proscrit comme habitude. — Trois ou quatre repas sont nécessaires à la jeunesse.

4° Mais arrivé à l'âge mûr, l'homme ayant acquis tout son développement, n'est plus obligé de tant manger : deux repas, quelquefois même un seul de ces repas étant vraiment substantiel, suffisent à la plupart des hommes faits, surtout quand ils sont occupés.

5° Enfin le régime des veillards ne saurait être tracé d'une façon rigoureuse ; il doit être guidé par leur sagesse, basé sur leur expérience. Le vieillard n'augmente plus, il ne stationne même plus, il décroît ; il lui faut des aliments réparateurs sans doute, mais il lui faut aussi des aliments qu'il digère.

XXVII. — Alimentation des malades.

Trop souvent quand le père de famille est malade, la ménagère prend son panier, elle puise une pièce de cinq francs dans la bourse aux épargnes et elle part pour le marché.

— Son pauvre homme est malade, il ne s'agit pas de songer à l'économie.

Elle revient bientôt avec un bon pot-au-feu, quelquefois même avec un poulet ; on met la poule au pot et on arrive au lit du malade avec une bonne assiettée de soupe.

— Avale-moi cela, je t'y engage, cela te remettra un peu.

Le malade docile se soumet, et il gagne une indigestion qui, loin de le fortifier, l'affaiblit encore.

Je me rappelle une caricature qui m'a fait rire, parce qu'elle retraçait un ridicule réel, et qu'en riant je ne songeais pas aux résultats dangereux des travers qu'elle représentait.

C'était une femme, en toilette de cuisine, arrêtée sur son carré; elle causait avec une voisine et tenait à la main une assiette toute pleine, dans laquelle une cuiller se tenait debout; au fond du tableau on apercevait, par une porte grande ouverte, la tête moribonde d'un malade couché dans un lit. Au bas de la gravure, on lisait ce petit dialogue :

« — Eh bien! votre mari est donc malade?

— Oui ma chère; le médecin l'affaiblit avec toutes ses drogues; mais je viens de lui préparer cette petite soupe aux choux pour le reconforter un peu. »

Cette gravure, Messieurs, représentait l'erreur trop commune que je viens combattre à présent.

Faites donc bien attention : lorsqu'un homme est malade, toutes ses fonctions sont en désordre, et l'estomac ne digère plus. — La médecine du siècle dernier, celle qui voyait partout des humeurs, vous aurait dit que, dans la maladie, l'estomac s'emplissait d'humeurs affreuses, capables de corrompre tous les aliments et par conséquent d'empêcher toute digestion. Moi je vous dirai une chose toute simple, et que vous pourrez toucher du doigt : quand vous êtes malades, vous êtes faibles, n'est-ce pas? vous ne pouvez vous soutenir sur vos jambes; c'est à peine si vous pouvez penser. — Eh bien, il se passe dans l'estomac ce qui se passe dans vos jambes, dans votre cerveau. Le tube digestif et l'estomac, qui en est une des parties les plus importantes, sont incapables de remplir leurs fonctions ordinaires. Comprenez bien que, pour prendre des forces, il ne s'agit pas seulement de manger, mais surtout de digérer; si la nourriture que vous vous introduisez dans l'estomac ne digère pas ou digère mal, elle y produit tous les résultats d'une indigestion ; or, l'indigestion est à elle seule une maladie, et, bien loin de vous soutenir, la nourriture prise mal à propos amène de nouvelles perturbations et amoindrit encore vos forces.

Axiome : la diète a sauvé plus de malades à elle seule que toutes les drogues et tous les médicaments.

Je ne veux pas cependant d'exagération ni d'erreur. Il est certains tempéraments de femmes et d'enfants, certaines constitutions délicates qui ne sauraient supporter longtemps une diète absolue. Moi qui viens ici proclamer les bienfaits de la diète, j'ai été souvent contraint de nourrir, bien légèrement, il est vrai, mais enfin de nourrir des malades atteints de fièvres plus ou moins fortes, pris de maladies d'une certaine gravité ; mais tout cela revient à dire qu'il n'y a pas de règles sans exception.

XXVIII. — Régime des convalescents.

C'est spécialement quand il s'agit d'alimenter des gens sortis convalescents d'une longue maladie, qu'il faut se rappeler tout ce que je vous ai dit de la diplomatie nécessaire dans les affaires vitales et de l'importance des gradations et des transitions.

Le convalescent est d'une faiblesse que personne ne contestera, ce sont même les déclarations de cette défaillance qui le pressent de réparer bien vite et de manger copieusement. S'il obéit à ce besoin déraisonnable, il arrive souvent une indigestion désastreuse, à la suite de laquelle la maladie si récemment éteinte peut tout à coup se rallumer.

Au nom de votre intérêt, intéressant malade, pauvre naufragé retiré du péril, prenez bien garde ! de la réserve ! de la sagesse ! des précautions !

L'estomac du convalescent demande à grands cris, je le sais; il faut amuser l'estomac par des aliments liquides, peu substantiels et d'une facile assimilation.

Du bouillon coupé d'abord, puis un œuf frais, quelques fécules, et peu à peu des viandes simples, mais graduées. Viande blanche avant viande rouge, viande de basse-cour avant viande de boucherie.

XXIX. — Conclusion.

Terminons bien vite une leçon si longue. Si je n'en connaissais toute l'importance, je me reprocherais d'avoir si longtemps abusé de votre attention; mais vous avez pu vous en convaincre vous-mêmes, tout ce que je vous ai dit était utile et plus ou moins nécessaire.

Messieurs, en commençant cette séance, je vous ai dit qu'il fallait manger pour vivre; en la terminant, je me crois obligé de répéter qu'il ne faut pas vivre pour manger, que tout homme qui se fait un Dieu de son ventre, s'abaisse au rôle de l'animal et glisse dans le précipice de l'abrutissement.

Je reviendrai du reste sur cette vérité, car en vous parlant de l'hygiène des passions, je vous montrerai, à côté des avantages de la sobriété, tous les repoussants dangers de l'intempérance.

QUATORZIÈME LEÇON.

— ◆◇◆ —

DES ALIMENTS.

I. — Que d'écrits sur ce sujet!

J'aurais à parler trois à quatre heures, si je voulais énumérer, expliquer et commenter tous les avis donnés sur les aliments par les autres hygiénistes.

Sur cette seule matière, sur cet unique sujet, on a fait des thèses professorales, on a commis des volumes in-8°, on a publié de volumineux dictionnaires. Que de classifications! que d'analyses! que de raisonnements partiaux! que de ridicules conséquences! Les uns s'éclairant au flambeau de la physique, ont divisé les aliments en aliments proprement dits, et en épices ou condiments.

Dans les aliments, ils ont séparé les liquides des solides. Dans les aliments solides, ils ont trouvé des aliments animaux, et des aliments végétaux. De là la distinction des

viandes blanches, rouges, noires, fraîches, salées, sauvages
ou domestiques ; de là les légumes farineux, herbacés, pulpeux ; de là les fruits de toute espèce, fruits sucrés, fruits
acides, fruits juteux, fruits verts, fruits conservés, fruits
cuits, etc..... etc.....

Les autres, armés du fourneau et de toutes les cornues
de la chimie, après avoir analysé les diverses substances
alimentaires, ont voulu les classer d'après leurs différentes compositions. De là les aliments fibrineux, gélatineux, albumineux, etc..... etc.....

Nous n'adopterons aucune de ces classifications, nous
ne ferons pas de dictionnaire ; peu nous importe, dans un
cours d'hygiène populaire, d'oublier les aliments d'extra,
les mets bizarres et les grands plats de la superlative
nourriture ; nous visons à la pratique, à l'utilité ; nous
laisserons donc de côté les ortolans, les truffes au naturel, la bosse de bison, et les candides œufs aux jus.

Au risque de tomber dans le trivial, nous visiterons la
cuisine du prolétaire, nous assisterons au modeste repas
du petit bourgeois, et nous parlerons de la nourriture
ordinaire des ouvriers.

II. — Paris entre trois et quatre heures du matin.

C'est désagréable d'avoir à se lever de bonne heure,
quand le sommeil nous a bercés et tout imprégnés, pour
ainsi dire, de sa paresseuse vertu ; quand, la tête encore
sur l'oreiller, le corps couché mollement dans un bon lit,
nous nous trouvons dans cette double alternative : faut-il
se lever ? faut-il rester au lit ? L'organisme tout entier,
confit dans une espèce d'engourdissement, répond d'une
façon confuse : Le lit et le sommeil sont de très-bonnes
choses ; dormons encore, ne nous dérangeons pas, restons.

L'intelligence, au contraire, la raison, de son doigt professoral, nous indique une leçon à faire, un travail à entreprendre, des connaissances à acquérir, et une voix pleine d'autorité nous dit assez sévèrement : Debout ! allons, debout ! à l'œuvre et du courage.

Messieurs, je vous suppose tous parfaitement raisonnables, nous avons ensemble une revue fort importante à faire, et bien qu'il soit quatre heures du matin, comme je vous ai conseillé de vous lever, vous avez répondu à mon appel, et je vous trouve tous réunis dans la rue.

Allons ! en marche ! la nuit est belle, le jour commence à poindre, et déjà, à travers les longues rues de la capitale comme à travers les veines d'un corps gigantesque, arrivent, avancent et passent les matériaux nécessaires à la nutrition de toute une journée.

Entendez-vous le lourd roulement des charrettes ? apercevez-vous cette longue suite de maraîchers ? ils vont au centre de Paris, à tous ces marchés réunis que l'on appelle les halles, et si nous les y suivions par curiosité, là, dans sept ou huit enceintes d'une étendue fort médiocre, nous apercevrions des monceaux de légumes, des montagnes d'aliments de toute nature. Tout le reste de la capitale dort et se tait ; mais là, c'est un tumulte épouvantable, un pêle-mêle indéfinissable de marchands, de marchandes de denrées, de portefaix, de sergents de ville et de feuilles de choux.

III. — La laitière.

En y réfléchissant bien, j'ai trouvé que le meilleur moyen de vous parler des aliments que vous employez tous les jours, c'était de vous faire l'histoire alimentaire d'une seule et unique journée. C'est une classification tant soit peu bizarre, tant soit peu fantasque ; les grands savants pourront en plaisanter, les imbéciles pourront la tourner en ridicule; moi je lui trouve un grand attrait: celui du pittoresque et celui de la nouveauté.

C'est avec le projet bien arrêté d'adopter cette étrange méthode, que je vous ai réveillés si matin, et conduits jusqu'à la halle; j'ai voulu vous y montrer tout en bloc ce que nous mangions, ce que nous consommions, ce que nous étions appelés à digérer; et maintenant que vous avez tout vu, tout contemplé, nous allons retourner chez nous pour expliquer, discuter, raisonner, en un mot faire une petite leçon profitable.

L'air matinal semble vous avoir donné de l'appétit; mais prenez patience, dès notre arrivée nous déjeunerons.

Que mangerons-nous? que prendrons-nous? Ce que prennent et mangent les deux tiers de la population française, le classique café au lait.

Voyez-vous là-bas, au coin du trottoir, ou bien encore sous cette grande porte cochère, cette femme en costume de paysanne, trônant au milieu d'un congrès de brocs, de cruches et de petits pots? C'est la laitière du quartier. C'est là que les bonnes et les maris complaisants, les commères et les célibataires sans prétention se rendent les uns après les autres, tenant à la main, qui une tasse, qui une casserole, qui une vieille soupière fêlée. On se rend là en paletot troué, en jupon, en marmotte et en bonnet de coton.

— Servez-moi bien, Madame; il me paraît clair, votre lait; donnez-moi bonne mesure, je vous prie; et mon pardessus, vous voulez donc l'oublier?

Puisque les trois quarts des habitants de Paris consomment à leur déjeuner ce blanc liquide qui coulait, au temps de l'âge d'or, dans les rivières et dans les ruisseaux, examinons si le lait est une bonne nourriture, quels sont ses avantages, ses inconvénients, et n'oublions pas surtout ses étranges falsifications.

Sans contredit, le lait est un excellent aliment; c'est le seul qui puisse être supporté et convenablement digéré par l'estomac novice des petits enfants.

C'est du lait que l'on tire le beurre; c'est avec le lait qu'on confectionne le fromage; c'est au moyen du lait que l'on parvient à guérir certaines maladies du tube digestif. Que de fois j'ai rencontré, dans le cabinet de l'illustre professeur Récamier, des gens avec le teint jaune, les yeux caves, le ventre gras et douloureux! Ils avaient une maladie intérieure; ils ne pouvaient prendre aucun aliment sans le vomir. Un de leurs viscères, l'organe qu'on appelle foie, était tuméfié, bosselé, et simulait une affection cancéreuse. Ou bien, ils étaient hydropiques, c'est à-dire qu'ils avaient la cavité du ventre remplie d'un liquide anormal. Ou bien ils portaient dans la poitrine un épanchement chronique mal attaqué, parce qu'il avait été trop tard connu. À ces malades, Récamier ordonnait un régime alimentaire exclusivement lacté; ce moyen, aidé de quelques dérivatifs, remportait presque toujours la victoire.

Le lait, considéré comme aliment, présente donc des avantages incontestables.

La digestion est prompte, son assimilation facile, et il laisse aux intestins bien peu de résidus à emporter! Or, précisément à cause de cette dernière circonstance, le lait souvent détermine une constipation opiniâtre, et son usage, trop souvent prolongé, cause quelquefois de véritables dyssenteries.

De plus, vous savez tous avec quelle facilité le lait tourne, c'est-à-dire se décompose? Versez quelques gouttes de vinaigre dans un bol de lait chaud, et soudain vous verrez le lait se diviser en deux parties : une partie grumeuse, floconneuse, simulant le fromage à la crème; une partie liquide, trouble, aigrelette, formant ce qu'en pharmacie on nomme petit-lait. Eh bien! il arrive souvent que, dans l'estomac, le lait, dès qu'il y est ingéré, trouve un suc gastrique aigre comme le vinaigre, et sous l'influence de cette acidité, le lait se décompose, digère mal, quelquefois même produit tous les symptômes de l'indigestion.

J'ai dit le bien, je devais dire le mal; j'ajoute quelques mots sur la manière dont le lait de Paris se trouve trop souvent frelaté.

On a fait là-dessus des romans les plus épouvantables; non-seulement, on a prétendu que les laitières servaient souvent à leurs pratiques une simple décoction d'amidon, mais on a raconté que l'on vendait je ne sais quelle macération de cervelles.

Moi, je crois que la vérité se trouve dans la petite histoire que voici :

Je loge, à Paris, dans une rue assez retirée, au bout de laquelle coule une magnifique fontaine. Les médecins, vous le savez, Messieurs, sont obligés de se lever à toutes les heures; c'est pourquoi, à quelque moment de la journée que ce soit, on en rencontre sur le pavé de notre belle capitale; souvent, entre cinq ou six heures du matin, ils disputent le trottoir aux ouvriers qui vont à la besogne, et aux manœuvres qui se rendent au travail avec la pipe à la bouche et le morceau de pain sous le bras.

Un matin donc, je passais par le haut de la rue du Regard, et j'examinais philosophiquement une grosse laitière qui s'était campée près de la fontaine. Au moment où j'approchais de son étal, la marchande appela une domestique qui passait de l'autre côté de la rue.

— Dites donc, dites donc? lui cria-t-elle de loin.

— Eh bien! fit l'autre en se rapprochant.

— Vous ne prenez donc plus de lait, ma belle enfant?

— Laissez-moi donc tranquille, avec votre lait, il est trop composé, ma chère dame...

— Qu'est-ce que vous dites? composé!...

— Vous y mettez un tas de drogues.

— Ma chère petite, c'est une menterie, dit en se rengorgeant la replète laitière, je n'ai jamais mis de drogues dans mon lait; je sais mon devoir, et, foi d'honnête femme, je n'y ai jamais mêlé autre chose que de l'eau.

Effectivement, je crois que c'est là la falsification la plus commune de notre pauvre lait parisien. Quant à la solution d'amidon, il est facile d'en constater la présence en projetant dans le lait quelques gouttes d'une solution iodurée. Instantanément, il se forme un iodure violet qui colore tout le mélange.

L'histoire des cervelles est un canard nauséabond; l'eau peut bien blanchir dès qu'elle tient en solution certaines matières animales; mais mise sur le feu, elle se décompose à l'instant.

IV. — Le Café.

Je suppose votre lait acheté; mais une tasse de lait serait un déjeuner bien fade, il est d'usage d'y mélanger une certaine proportion de cette délicieuse infusion qui se prépare avec le moka.

Le café, à son apparition, n'eut point un succès considérable; Madame de Sévigné elle-même le tournait en ridicule; elle n'y voyait qu'une affaire de mode, elle pensait que l'usage n'en serait que passager. Madame de Sévigné s'est trompée. Après avoir envahi la cour et la grande ville, le torrent du café a inondé toutes nos villes, tous nos bourgs, les moindres bourgades, et il faudrait être niais pour ne pas savoir répondre à cette question : Qu'est-ce donc que du café?

Vous savez tous que la graine du café nous vient des

îles ; on nous l'apporte de Bourbon et de la Martinique ; il est en grains bien verts, un peu plus grands que des pois chiches, mais leur ressemblant beaucoup par leur couleur et leur conformation. Ces graines doivent être grillées, puis broyées, et c'est à travers la poudre qui en résulte que l'on fait passer de l'eau chaude, laquelle eau chaude s'imprègne d'une amertume, d'un arome et d'une vertu spéciale.

Il y a des personnes qui font bouillir la poudre du café : c'est une faute culinaire ; l'ébullition fait perdre au liquide imprégné de moka toute sa force et tout son parfum.

Beaucoup de personnes se servent, pour préparer le café, de vases en fer-blanc appelés cafetières. C'est encore une faute, parce que c'est un mauvais procédé : la poudre de café, décomposée par le liquide qui la traverse, fournit un sel corrosif, et l'eau elle-même, en contact avec la paroi d'un vase de fer, l'attaque et l'oxyde, en sorte qu'une cafetière de fer-blanc ne saurait produire un excellent café. Or, il est un vieux dicton bien connu des amateurs : — Le café est comme la poésie, il ne souffre pas de médiocrité.

Je sais bien qu'il y a poésie et poésie, et qu'à côté des vers sublimes de Racine on trouve les bouts rimés du confiseur et les vers indigestes collés sur les mirlitons.

Aussi avons-nous des infusions de café de toutes les natures : ici on y mêle de la chicorée, là on y joint du gland de chêne, plus loin on le confectionne en faisant bouillir des marcs qui ont déjà servi.

Ce n'est plus une infusion alimentaire, c'est un véritable médicament.

Quiconque veut avoir de bon café, doit le préparer dans des vases de faïence ou de porcelaine ; quiconque veut garder excellente une infusion de café bien préparée, doit avoir le soin de l'enfermer dans une bouteille, et de boucher consciencieusement le récipient.

Pour préparer le café au lait, il suffit de mélanger au lait bouilli un tiers ou une proportion moindre encore de la gracieuse infusion de moka ; mais, chose assez bizarre, et que vous avez peut-être déjà remarquée, comme il est d'usage de sucrer sa tasse de café au lait, il est urgent de sucrer séparément l'un ou l'autre des liquides ; car, sans cette petite précaution, le sucre fond lentement et ne se mélange qu'imparfaitement.

V. — Le pain.

Pour prendre notre tasse de café au lait, il nous manque un aliment complémentaire, un aliment que nous retrouvons plusieurs fois dans les repas de la journée, un aliment enfin qui semble à tout le monde la nourriture indispensable, le prototype de l'alimentation humaine : le pain.

On ne dit point : pour vivre il faut manger ; mais à chaque instant vous entendez dire : nous pouvons mourir de faim, il nous faut du pain pour nos enfants.

Je ne veux point faire de vous des boulangers ; inutile donc de détailler la confection, la préparation et la cuisson de l'aliment qui nous occupe. A quoi bon vous parler du pétrin et du pétrissage, du levain, du four et de toutes les manœuvres employées dans les diverses boulangeries françaises ? Mais j'ai besoin de vous faire remarquer que le pain, pour être d'une facile digestion, doit être bien levé et bien cuit ; ce renseignement me semble d'autant plus nécessaire, qu'il est assez d'usage de joindre à la tasse de café des morceaux de pain réchauffés près d'un foyer ou d'un fourneau allumé, en un mot, du pain grillé.

Le pain grillé croque sous la dent, contient des parties

charbonneuses, et j'ai souvent entendu dire par des gens qui n'y connaissaient rien, qu'il était fort mauvais pour l'estomac, qu'il desséchait la poitrine, en un mot, qu'il était pernicieux à la santé. Récamier le recommandait souvent aux gens dont l'estomac était trop susceptible, et quand il est un peu charbonné, il a quelques-uns des avantages d'un médicament excellent dans les maladies nerveuses : la poudre de charbon.

Je conseille du pain toujours bien levé, et parfaitement cuit ; je conseille de préférer le pain rassis au pain tendre. Sans doute, le pain nouvellement fait est plus agréable à manger ; mais laissez-moi vous expliquer ses inconvénients.

La mie du pain frais, de ce qu'on appelle le pain tendre, est si mollasse, si élastique, que si vous la tournez entre vos doigts, vous en faites une espèce de pâte. — Eh bien, il se passe pendant la mastification quelque chose d'analogue, et cette pâte, tombée dans l'estomac, devient une espèce d'éponge qui s'y gonfle, et y boit avidement tous les sucs qu'elle y trouve.

Imprégné de ce liquide, cet aliment, pour digérer, subit une espèce de fermentation acide qui agace et stimule outre mesure la muqueuse stomacale, c'est-à-dire la peau intérieure de l'estomac.

Nombre de gens économes, de pauvres paysans surtout, mangent du pain extra-rassis, du pain gâté par la moisissure. C'est une faute hygiénique, car c'est une source de maladies, et, bien que je sois grand partisan de l'économie, je conseille à tout le monde d'éviter celle-là.

Maintenant, que le pain soit plus ou moins blanc, je ne m'en préoccupe guère, j'avoue même une certaine prédilection pour le pain fait avec de la farine non blutée, c'est-à-dire pour le pain contenant une certaine quantité de son.

Ce pain, suivant un médecin américain, et d'après des expériences qui me sont personnelles, est un aliment très-sain, et le meilleur remède contre la constipation. On a fait contre son usage des objections de toute espèce. En France, a-t-on dit, on prise singulièrement la beauté et le bon goût du pain, par la raison toute simple qu'on en mange beaucoup.

Qu'un peu d'aisance entre dans un ménage pauvre, usant habituellement d'un pain de qualité inférieure, et l'on passera de suite à une qualité supérieure, avant de songer à améliorer les autres parties de l'alimentation.

Une autre raison encore qui fait préférer la première qualité du pain, c'est que c'est la seule qui trempe bien à la soupe, et la soupe est un aliment national chez nous. Un proverbe dit : C'est la soupe qui nourrit le soldat; et l'État donne au soldat, avec sa miche de pain bis, un supplément de pain blanc pour tremper sa soupe.

L'antipathie contre le pain de seconde qualité est telle à Paris, que, l'année passée, l'administration a dû renoncer à donner aux nécessiteux des bons de cette sorte de pain, parce qu'elle a constaté que la grande majorité des pauvres secourus par elle préféraient recevoir en échange de ces bons une moindre quantité de pain, et le recevoir de première qualité.

Bref, la consommation du pain de seconde qualité est tellement restreinte à Paris, que la plupart des boulangers de cette ville ont dû renoncer à en cuire, hormis dans les quartiers pauvres, et que les environs des casernes sont encombrés de piles de pain de munition qui ne trouve qu'un difficile écoulement, même à un prix très-minime.

Nous parlons pour la France entière, et non pas uniquement pour la capitale. Une analyse de M. Péligot, en démontrant que la partie graisseuse du blé réside presque tout entière dans le son, explique très-bien pourquoi le pain dans lequel le son entre est plus laxatif.

Or, on sait que dans les pays où l'on consomme beaucoup de viande, de pommes de terre et de fécules, en Angleterre et aux États-Unis, les gros mangeurs sont obligés, pour vaincre la tendance à la constipation, de faire usage des pilules purgatives d'Anderson, de Morrison et autres. Le pain avec le son, tel que M. Warren paraît l'avoir fait adopter aux gastronomes de Boston, peut très-bien les dispenser de cet usage, d'autant que la race anglaise ne mange que modérément de pain, et jamais au point de s'en indigérer.

Nous connaissons d'ailleurs des Anglais résidant en France, qui se font faire à part une sorte de pain bis qu'ils trouvent plus frais et moins échauffant. En France, au contraire, on a poussé le raffinement de panification jusqu'au pain de gruau, l'aliment favori des petites-maîtresses qui vont une fois à la garde-robe en trois semaines.

VI. — Le déjeuner à la fourchette.

Nous avons promis l'histoire hygiénique des repas les plus ordinaires, faits pendant une seule journée. Il faut commencer par le déjeuner véritable. La tasse de café au lait n'était qu'un moyen d'attendre, une espèce d'à-compte.

D'ailleurs, nous l'avons pris de si bonne heure, que vers dix à onze heures du matin, la disgestion en est complétement terminée, l'appétit se trouve éveillé, l'estomac tiraille bien ; heureusement, la cuisinière vient nous avertir que le déjeuner est prêt, passons à la salle à manger.

La table est servie, le couvert est mis avec une exquise propreté : des assiettes bien blanches, des fourchettes et des couteaux resplendissants, des verres, une bouteille qui contient du vin, une grande carafe remplie d'eau. Bien entendu, nous n'avons rien à vous dire des assiettes ; quant à l'eau et au vin, ce ne sont pas des aliments, ce sont des boissons, et nous comptons consacrer aux boissons, notre prochaine leçon tout entière.

Mais au milieu de la table se trouvent deux ou trois petits ustensiles qui renferment certaines préparations qu'il est urgent d'examiner. Voici un petit vase de cristal qui renferme du sel, et en voici un autre qui contient du poivre : tout à côté d'eux se trouve un petit pot de faïence discrètement recouvert, et que l'on appelle moutardier.

Sel, poivre, moutarde sont des condiments fort en vogue, des assaisonnements fort employés, et je croirais manquer à mon devoir si je ne vous en disais pas quelques mots.

VII. — Sel, poivre et moutarde.

Le sel, vous le savez, Messieurs, a été considéré comme le signe de la sagesse.

Pourquoi? Franchement je n'en sais rien; mais ce que je sais très-bien, c'est que nombre de mangeurs ne sont pas très-sages dans la manière dont ils abusent de ce premier assaisonnement.

On voit des gens qui blanchissent leurs morceaux de viande, tant ils les trempent dans du sel; il en est d'autres pour qui toutes les sauces sont fades, si une grande quantité de sel ne procure à ces sauces une espèce d'amertume.

Même folie pour le poivre, dont la poudre stimulante semble brûler tout l'intérieur du tube digestif.

Même folie, enfin, pour la moutarde dont tout le monde connaît la stimulante action, qui va parfois jusqu'à la cautérisation.

J'ai dit, dans la leçon consacrée à l'hygiène du goût, ce

que je pensais des stimulants et des épices. J'ai dit, en vous parlant de l'hygiène de la peau, les services que pouvait rendre la chaleur artificielle communiquée à tous nos organes par un bon feu pétillant gaiement dans une excellente cheminée. Mais si, non contents d'approcher du feu, et pour vous chauffer davantage, il vous venait la malheureuse pensée de plonger hardiment vos deux mains dans les flammes, évidemment, vous vous brûleriez les doigts. De même, si, au lieu d'user simplement d'une dose fort minime de sel, de poivre et de moutarde, vous en faites un déplorable abus, non-seulement vous prenez une funeste habitude qui vous contraindra de manger de plus en plus salé, de plus en plus poivré, de plus en plus moutardé, mais vous surexcitez outre mesure toute la muqueuse qui tapisse la partie supérieure du tube digestif, vous brusquez les glandes salivaires, vous irritez les petits vaisseaux sanguins qui alimentent toute cette surface, et vous allez, sans réflexion, vers un abîme déplorable, celui de la gastrite, c'est-à-dire de l'inflammation du centre digestif.

Encore une fois, on doit user, mais n'abuser jamais ; et je ne vous répéterai jamais trop cette maxime de Massillon : « La vertu finit là où l'excès commence. »

Mon Dieu ! vous avez vu sans doute appliquer des sinapismes, vous savez que la farine de moutarde délayée produit des émanations tellement excitantes, qu'en huit ou dix minutes, cette farine de moutarde appliquée sur la peau, la rougit, l'excite et l'enflamme.

Or, quand un sinapisme, employé comme un moyen de dérivation, produit une trop forte douleur, on le retire et tout est dit. Eh bien ! en ingurgitant de la moutarde, vous introduisez dans le canal alimentaire une sorte de sinapisme qu'il ne vous est plus possible de retirer.

Jugez des résultats !...

Je ne veux pas clore ce petit article sans relever un préjugé, et sans vous prouver que, si je suis sévère, je ne veux mettre à ma sévérité aucune espèce d'exagération.

J'ai souvent entendu dire que le sel, pris en trop grande quantité, déterminait la terrible maladie que l'on appelle *la pierre* : c'est tout simplement une erreur ; rien dans la composition du sel, qui n'est autre chose que du chlorure de sodium, ne motive cette accusation.

J'ai souvent entendu dire que le poivre, pris en trop grande quantité, ternissait la vue et abîmait les yeux. C'est encore une accusation mensongère. Le poivre est un excellent digestif, et rien dans sa composition ne permet de penser qu'il porte ses effets excitants sur la vue plus spécialement que sur tous les autres organes.

VIII. — Le mouton.

Dépêchons-nous, car le déjeuner va refroidir. Ne voyez-vous pas, au milieu de la table, rangés en faisceaux sur un plat de larges dimensions, des côtelettes de mouton d'un aspect fort appétissant.

Est-ce là tout notre déjeuner? Non pas, non pas, nous aurons encore des côtelettes de veau en papillotes ; nous aurons de la salade et des légumes, et, si vous ne trouvez point le repas assez copieusement servi, nous allons dire un mot à la cuisinière, elle nous préparera des œufs.

En attendant, devisons quelques instants sur les côtelettes. Le mouton est un excellent aliment : les uns l'aiment rissolé et bien cuit, les autres le préfèrent rouge et saignant. Les côtelettes de mouton trop jeune ne valent pas celles d'un mouton arrivé à la maturité ; ce sont des côtelettes d'agneau : soit, mais toute viande jeune est peu réparatrice, et détermine dans l'intestin un travail tout particulier qui produit, en petit, l'effet d'un purgatif.

Les meilleures côtelettes de mouton sont les côtelettes cuites au naturel, grillées sur les braises ou des charbons enflammés, et les côtelettes les plus alimentaires sont sans contredit les côtelettes encore saignantes; car les côtelettes desséchées par la cuisson ont été, en quelque sorte, à moitié mangées par le feu.

Les côtelettes cuites en ragoût, avec du beurre, des sauces ou des légumes, sont peut-être plus agréables à manger; mais, à coup sûr, elles sont d'une digestion plus difficile. Le beurre cuit est mal supporté par certains estomacs. Les roux, c'est-à-dire une dissolution de farine dans un peu de graisse chaude et bien tournée sur le feu, sont d'une assimilation laborieuse; quant aux légumes nous en parlerons tout à l'heure.

IX. — Le veau.

Ce n'est pas sans intention, qu'à côté de notre mouton, j'ai placé des côtelettes de veau. Récamier recommandait toujours la variété et le mélange, non-seulement des aliments, mais des viandes, et à son déjeuner il se faisait servir à dessein : bœuf et volaille, ou veau et mouton.

Le veau est une viande jeune, et, sans avoir tous les inconvénients de l'agneau, il en a cependant quelques-uns.

C'est une viande blanche qui ne fournit pas autant de matériaux à la réparation alimentaire que la viande rouge de mouton. Et puis, le veau chaud est d'une plus difficile digestion que le veau froid : nouvelle preuve qu'il faut étudier la nature la plus convenable, non-seulement pour les aliments en général, mais encore pour chaque aliment en particulier.

X. — La salade.

Je vous ai promis la salade, la voici. C'est l'accompagnement presque obligé du veau froid ou chaud. Vous savez tous qu'il y a différentes espèces de salade. La plus délicate est sans contredit la salade de romaine; mais les plus digestives, les plus hygiéniques par conséquent, sont les salades amères, salades de chicorée ou de cresson.

Chacun assaisonne la salade suivant ses goûts et ses appétences. Les uns y veulent beaucoup d'huile, les autres beaucoup de vinaigre. L'huile peut être mise en abondance sans aucun inconvénient, mais l'exagération du vinaigre est un véritable danger. Il y a des gens, des femmes surtout, qui se passionnent pour le piquant liquide que l'on appelle vinaigre; mais, comme le vinaigre est non-seulement un acide, mais un véritable mordant, il liquéfie le sang outre-mesure, et irrite nécessairement les canaux par où il passe.

Puisque je parle de la salade, qu'il me soit permis de réclamer contre la mauvaise coutume de certains ouvriers et ouvrières surtout qui, tant que la saison le permet, se nourissent presque exclusivement de salade.

Que l'on en mange de temps en temps, que l'on en mêle avec un peu de viande, rien de mieux; mais toujours des feuilles, toujours des herbes, herbes et feuilles à l'état de crudité, autant vaudrait se ranger du côté des herbivores, et s'en aller paître dans la prairie.

XI. — Les légumes.

Attention! voici les légumes, et comme nous avons beaucoup de choses à dire pendant le dîner, nous allons en finir avec la question légumineuse.

Les légumes, vous le savez, sont de différentes natures,

ils sont fournis par des tiges ou par des feuilles, par des fruits ou par des racines. On les a divisés en herbacés et farineux. Les légumes herbacés, les épinards, l'oseille, la chicorée, les choux, etc... sont des substances peu nutritives. Ils sont rafraîchissants, dit-on, parce qu'ils contiennent une grande quantité d'eau; bons pour les gens sanguins, ils doivent être évités par les gens lymphatiques, prédisposés à l'embonpoint.

Les légumes herbacés, en effet, comme je viens de le dire, contiennent une très-grande quantité d'eau. Or, l'eau renferme deux des principaux éléments de la graisse; d'un autre côté, comme ces aliments ne nourissent pas beaucoup, il est nécessaire, pour en être rassasié, d'en manger une grande quantité, par consequent, d'en remplir l'estomac outre mesure. En remplissant l'estomac outre mesure, on le dilate; non-seulement on dilate l'estomac et les intestins, mais on ouvre par cette distension toutes les portes des vaisseaux absorbants, dont un bon nombre seraient restés fermées par les plis et replis du canal alimentaire; en un mot, on arrive d'une certaine façon à ressembler aux ruminants, si disposés à l'embonpoint.

Les farineux semblent avoir été donnés par la Providence pour nourrir à peu de frais les classes agissantes et laborieuses. La pomme de terre, ce pain tout fait; le maïs et son excellente farine; les châtaignes et leur bonne fécule; les haricots, les pois, les lentilles et leur nutritive purée, rendent de grands et quotidiens services.

Loin de moi donc la pensée d'en reprocher l'usage; mais il est important d'en signaler quelques inconvénients.

D'un côté, ils déterminent souvent, non-seulement de l'embonpoint, mais une gênante obésité; tous les farineux, en effet, fournissent de la fécule, qui, analysée par les chimistes, s'est montrée composée des deux éléments principaux de la graisse : le carbone et l'hydrogène. Il est donc nécessaire que les gens disposés à une trop grande obésité ne fassent point abus de ces sortes de légumes.

D'un autre côté, la fécule des farineux, s'imprégnant des sucs gastriques, souvent se décompose et fermente dans l'estomac, et c'est pourquoi l'abus des farineux produit souvent des acidités, des pituites, et ces chaleurs internes que les médecins ont comparées à une brûlure, et qu'ils ont appelées la maladie du fer chaud.

XII. — Les œufs.

Puisque vous n'êtes pas rassasiés, je vais faire apporter des œufs. C'est un bien excellent aliment celui-là, un intermédiaire entre les aliments végétaux et les aliments animaux.

Mangés à la coque, c'est-à-dire au naturel, l'œuf est un aliment d'une digestion très-facile, et doué d'une vertu vraiment réparatrice. Mangé en fricassée, c'est-à-dire cuit avec le beurre, il est un peu moins facile à digérer, mais il soutient parfaitement nos forces. On a beaucoup crié contre ce présent du ciel; on a prétendu que l'albumine pouvait determiner la maladie des voies urinaires qu'on appelle albuminurie. L'albuminurie est en effet une maladie déplorable, mais elle n'a jamais été causée par les œufs; on a dit que le jaune était échauffant; c'est encore un préjugé dont l'explication se trouve dans ce que je disais à propos du laitage.

L'assimilation de l'œuf, une fois mangé, est telle qu'il se transforme en chyme ou en chyle, et laisse fort peu de résidu; il en résulte que les personnes qui se nourrissent presque exclusivement de cet aliment ont des garde-robe rares et difficiles; mais pourquoi s'en effrayer, puisqu'il n'y a rien dans l'intestin?

XIII. — Les fruits.

Je ne vous avais annoncé que du fromage; mais, puisque la saison le permet, pour notre dessert j'ai fait apporter du fromage et des fruits.

Avouez que c'est une bien bonne chose que ces fruits pulpeux, juteux, sucrés, que la nature nous fournit, et qu'elle varie de tant de manières. Aussi, quelle consommation on en fait, quel considérable commerce ils produisent!

Dès que revient la saison d'automne, nos rues de Paris, sillonnées par une quantité de petites charrettes, retentissent de tous les cris des marchands : Des poires! des pommes! des anglaises à quatre pour un sou, du chasselas de Fontainebleau à quelques centimes la livre, car lorsque le raisin passe une des barrières de Paris, viendrait-il de Montrouge ou de Suresnes, il prend invariablement le titre de beau chasselas de Fontainebleau.

Eh bien, quand les fruits ne sont pas bien mûrs, dans ces poires, dans ces pommes, dans ce beau raisin de Fontainebleau, dès que vous en faites abus, il y a danger véritable; vous en mangez et vous en mangez en quantité tellement exagérée, qu'alors surviennent les gastrites, les dyssenteries et toutes les maladies possibles du tube digestif.

Messieurs, vous ne vous nourrissez pas exclusivement, j'en suis sûr, de vinaigre et de cornichons; vous n'en laisserez pas manger à satiété à vos femmes, à vos enfants. Les fruits verts contiennent un acide analogue au vinaigre, qui, mis en quantité dans le tube digestif, l'irrite et amène de fréquentes indigestions; méfiez-vous donc des fruits verts.

Je sais très-bien que cela ne coûte pas cher, et aiguise

agréablement l'appétit; mais songez donc que si vous aiguisiez votre couteau tous les jours, si vous l'aiguisiez
deux ou trois fois par jour, il ne vous en resterait plus
bientôt que le manche. — Vous seriez bien lotis avec un
manche de couteau dans votre poche, comme vous seriez
bien avancés avec de bonnes dents, un palais aiguillonné,
et un estomac tout en ruine !

XIV. — Le fromage.

Quant au fromage, voici ce qu'en écrivait il y a quelques
années un savant chimiste, trônant actuellement sur un
fauteuil de notre grande académie de médecine. C'était à
l'époque où les pastilles de bicarbonate de soude étaient
préconisées comme le meilleur remède à toutes les difficultés de digestion :

« De savants physiologistes nous ont fait voir qu'il se
formait toujours dans la digestion des matières acides plus
ou moins abondantes ; d'autres expérimentateurs nous ont
appris qu'il était souvent utile de neutraliser ces acides
par quelques substances absorbantes ; enfin, un chimiste
renommé vient de nous faire connaître le bicarbonate de
soude comme très-propre à cet usage.

« Il peut en coûter de disputer la priorité à tant d'hommes
célèbres; mais qu'ils m'excusent, ce n'est pas pour moi
que je réclame, c'est pour l'inventeur du fromage, c'est
pour ceux qui ont recommandé l'usage de cet aliment à la
fin du dernier repas; c'est enfin pour ceux qui ont dit :

> Vires ventriculo languenti caseus addit,
> Postque cibum sumptus terminat ille dapes.

Ce qui signifie, d'après la traduction de M. Pougens :

> Un peu de fromage à la fin d'un repas,
> Sert la digestion pénible.

« Qui pourrait nous apprendre à quelle époque remonte cet usage du fromage comme digestif? Quel savant remarqua le premier que cet aliment, pris après les autres, rendait leur digestion facile, et aidait aux fonctions de l'estomac? Celui-là, sans doute, ignorait que le fromage était alcalin, qu'introduit dans l'estomac, à l'instant où commence la fermentation des aliments, il devrait neutraliser les acides qui s'y forment, et préserver les organes de leur action ; il ignorait probablement encore beaucoup d'autres choses, ce qui n'empêche pas qu'il n'ait trouvé dix siècles avant nous ce que nous annonçons aujourd'hui comme nouveau : il y a seulement cette différence qu'aujourd'hui nous faisons de la chimie avec connaissance de cause, tandis que nos prédécesseurs en faisaient sans s'en douter, à peu près comme le bon M. Jourdain faisait de la prose.

« *Conclusion.* — L'usage du fromage *fait*, c'est-à-dire de celui qui a des propriétés alcalines prononcées, équivaut (ou à peu près) à l'emploi des pastilles de bicarbonate de soude, considérées comme devant faciliter la digestion, en saturant les acides de l'estomac. »

XV. — Le dîner bourgeois.

Nous avons assez copieusement déjeuné ce matin, nous pouvons nous promener, travailler ou réfléchir; mais bien certainement notre estomac ne demandera rien avant cinq ou six heures du soir.

J'ai arrangé tous nos repas suivant la mode parisienne; je sais que dans certains pays le dîner se fait à midi, et l'on soupe à sept heures du soir.

La coutume parisienne et la coutume des provinces en question ont l'une et l'autre leurs avantages; tout cela dépend de l'habitude et du quotidien usage. Faites dîner un Parisien à midi, il ne pourra rien faire dans le reste de la journée; faites dîner certains provinciaux à six heures du soir, ils se trouveront trop faibles pour leurs travaux ordinaires.

Encore une fois, tout cela dépend des habitudes de chaque individu. Ne discutons pas, ne comparons pas, et devisons ensemble sur le petit dîner que je vous ai fait préparer.

XVI. — Le pot-au-feu.

Sentez-vous le fumet, remarquez-vous les parfums nourriciers qui s'échappent de la cuisine? la ménagère a mis le pot-au-feu. On a fait bouillir dans de l'eau, avec accompagnement de légumes que vous connaissez tous : carottes, navets, poireaux ; on a fait bouillir, dis-je, une bonne tranche de bœuf ; on a salé, écumé, passé, etc.; de toute cette opération, est sorti un liquide jaunâtre essentiellement nourricier ; regardez, respirez, goûtez, nous avons là un excellent bouillon.

Certainement, Messieurs, je n'ai ni le loisir ni l'ambition de vous entretenir de l'art difficile des cuisinières; mais il me semble nécessaire de vous parler du bouillon et des services alimentaires qu'il peut nous rendre tous les jours.

Le chyme et le chyle, je vous le répète, sont des liquides. Pour transformer un aliment solide en un liquide, il faut de la part de l'estomac beaucoup de travail, beaucoup de suc gastrique, et l'opération nécessite un assez long espace de temps. Pour transformer un liquide, au contraire, il ne faut qu'opérer un certain mélange, la manœuvre est presque exclusivement chimique, et quelquefois instantanée.

Cela vous explique comment le bouillon, qui contient en

dissolution tous les principaux éléments nutritifs de la viande, gélatine, fibrine, albumine, osmazôme, etc., est si facile à digérer et si promptement réparateur.

Pour les estomacs délicats, pour les gens dont le canal alimentaire est irritable et susceptible, pour certains malades et pour la plupart des convalescents, le bouillon est une véritable ressource.

Sur nos tables, il est d'usage de le servir après y avoir fait tremper du pain ou des fécules, c'est ce qu'on appelle la soupe ou le potage. Ces additions de corps plus ou moins farineux rendent la dissolution de viande plus nourrissante d'une part et plus agréable au goût. Mais, quand il s'agit de nourrir des gens malades ou très-délicats, il vaut mieux leur donner le bouillon tout seul, et quelquefois même il est prudent de le couper avec de l'eau.

Je vous ai dit que le bouillon se préparait avec du bœuf; mais on en prépare quelquefois avec du veau ou du poulet. Ces viandes blanches ne donnent qu'un liquide peu nourrissant, et même légèrement purgatif; je ne les conseille donc pas comme aliments proprement dits; elles sont plutôt employées comme médicament.

La question du bouillon, probablement, Messieurs, vous paraît d'une excessive simplicité; vous serez bien étonnés quand je vous dirai que, pendant deux ou trois ans, elle a occupé tous nos corps savants, toutes les réunions scientifiques. C'est à l'époque où vous avez vu s'établir dans Paris cette fameuse Compagnie Hollandaise, qui livrait du bouillon à quelques centimes la tasse, et menaçait d'une concurrence redoutable le commerce des restaurateurs.

Ce bouillon était confectionné avec des os broyés, et dont, par un procédé chimique, on savait extraire toute la gélatine.

L'administration des hôpitaux, sans cesse à la recherche des procédés économiques, s'empara bien vite de celui-là;

mais voilà que les malades se plaignirent, les médecins réclamèrent, et l'Académie, consultée, nomma des commissaires, demanda des expériences, des analyses, et procéda au plus sérieux examen.

De là, des discussions et de scientifiques rapports. C'est un bouillon excellent, disaient les uns; c'est un bouillon incapable de nourrir, disaient les autres. La gélatine est un poison lent, ou du moins est si peu nutritive, qu'elle est capable de laisser mourir de faim.

Bref, on ergota, on écrivit, on expérimenta, et après s'être bien disputé, on en arriva à une conclusion amicale, c'est que le bouillon d'os n'était pas suffisant, mais que, mêlé à un quart de bouillon ordinaire, il faisait un liquide excellent et parfaitement nutritif.

XVII. — Le bœuf.

Nous avons dit que le bouillon était le résultat d'un morceau de viande soumis pendant un certain temps à l'ébullition; j'ai même avancé que le liquide contenait les principaux sucs nutritifs de la viande; mais il reste à cette viande une chair contenant encore une grande quantité d'osmazôme, de graisse et de fibrine.

La viande qui a servi à faire du bouillon est l'aliment le plus habituel des petits ménages. Comme on l'a fait préalablement bouillir, on appelle du bœuf ainsi préparé, du *bouilli*. Il se mange sans autre assaisonnement qu'un peu de sel, et c'est une des substances les plus alimentaires, les plus réparatrices que l'on puisse trouver.

Aussi, je l'écrivais jadis dans *la Santé du Peuple*, petit livre d'hygiène spécialement adressé aux ouvriers : buvez du bouillon, mangez du bœuf, et méfiez-vous des épices et des salaisons dont vous faites un trop constant usage. Trop souvent, en effet, pour vous et vos enfants, vous achetez de la charcuterie. Je sais que, pour vos ménages, c'est un aliment assez commode : chaud ou froid, il est toujours appétissant, toujours prêt. Aussi, que vous en mangiez une fois ou deux par semaine, je n'y trouverai pas à redire ; mais toujours coup sur coup, c'est un régime alimentaire que l'hygiène réprouve.

D'abord, un morceau de bœuf, un bouillon, achetés chez le rôtisseur ou chez la fruitière, sont aussi vite prêts, aussi vite trouvés, et ne coûtent pas davantage. — Ensuite, vous comprenez qu'un manger aussi épicé que l'est d'ordinaire la viande de porc salé, active, hâte la digestion outre mesure, et la digestion est une œuvre trop importante pour être escamotée.

En effet, la digestion étant trop rapidement faite, la sanguification, en d'autres termes la nutrition se fait mal, et la recette de la réparation alimentaire n'équilibrant plus la dépense vitale, on arrive à de mauvaises affaires hygiéniques, c'est-à-dire à une maladie.

Vous voyez, Messieurs, où tout cet entretien nous entraîne ; un mot encore sur les volailles, le gibier, les poissons, et ma tâche sera remplie.

XVIII. — Les volailles.

C'est un excellent aliment que la volaille, la substance en est légère et d'une facile digestion, elle est agréable au goût, succulente pour l'estomac.

On les mange rôties devant le feu ou cuites avec du beurre, c'est-à-dire fricassées dans une casserole. La volaille rôtie est beaucoup plus facile à digérer que la volaille entourée de sauces et d'épices.

Chaudes ou froides, elles forment un mets succulent. Certes, dans un cours d'hygiène populaire, je ne dois pas me perdre dans des considérations gastronomiques, m'étendre sur les mets excentriques et sur les aliments trop coûteux, je ne vous dirai rien des suprêmes de volailles, des pâtés de foies gras et des dindes truffées, mais je devais vous parler du poulet, du pigeon, de l'oie et du canard, car ce sont des mets à la portée de toutes les bourses, et les boutiques de rôtisseurs qui se multiplient dans Paris n'ont leur clientèle que dans la classe ouvrière et laborieuse.

XIX. — Le gibier.

C'est un peu l'aliment des classes riches; mais le paysan, le fermier surtout, a l'occasion d'en manger, et il est bon que je le prévienne que c'est une nourriture d'assez difficile digestion; c'est ce que les hygiénistes appellent viande noire.

La chair du gibier est brune, en effet, elle est fortement aromatique; mais sa densité est telle, que dans le plus grand nombre de cas, il faut la laisser un peu faisander, c'est-à-dire attendre un commencement de décomposition; car c'est grâce à cette décomposition que la chair du gibier, attendrie, peut être mâchée, broyée, divisée par les dents. Ici, au risque des anathèmes de tous les gourmets, je ne puis m'empêcher de faire la grimace, et je suis toujours tenté de dire en parodiant une phrase, devenue célèbre, du fameux Odry, dans la pièce des *Cuisinières* : « Je n'aime pas les viandes faisandées, et je suis fort content de ne pas les aimer, car si je les aimais j'en mangerais, et je ne peux pas les souffrir!...»

XX. — Poissons.

Nous avons des poissons de mer et des poissons d'eau douce. Les premiers sont substantiels, les seconds sont agréables, mais pour la plupart assez peu nutritifs. L'im-

portant pour ce genre d'aliment est de le préparer assez
convenablement pour aider à sa transformation. On a la
malheureuse habitude de frire, de faire d'immenses
sauces, sauces normandes, sauces à la tartare, etc., etc.....
tout cela sous le spécieux prétexte de faire passer le pois-
son ; mais trop souvent l'assaisonnement rend indigeste
cet aliment par lui-même délicat et léger ; et trop souvent
la pâte de friture produit de pénibles indigestions.

Aux poissons, il faut joindre la petite classe des coquillages : les moules, les huîtres, etc. Mangez, mangez-en
sans crainte, si ces coquillages sont bien frais, et si votre
bourse vous permet d'en faire large consommation ; mais
pour peu que ces coquillages soient faisandés, au nom de
votre santé, abstenez-vous. Les huîtres qui sentent font
toujours du mal, et j'ai vu des moules qui n'étaient pas
fraîches, non-seulement déterminer des vomissements,
mais causer un gonflement général et une inflammation
subite de toute la surface cutanée.

XX. — Brisons-là !

Arrêtons ici cette étrange nomenclature : l'examen auquel nous venons de nous livrer était scientifiquement
nécessaire ; toute cette revue culinaire était indispensable
sous le rapport hygiénique. Mais je prévois une critique,
un reproche, une objection, et loin d'avoir peur je vais
droit à eux.

Je fais ici un cours d'hygiène populaire : je m'adresse
spécialement à la classe si nombreuse, si nécessaire, si
intéressante des travailleurs ; je connais les ouvriers et
et leur franc parler, leur pittoresque parole et voire même
leur rude langage.

— Ah ça ! vous moquez-vous ? me diront-ils, avec vos
descriptions appétissantes et vos appréciations soit disant

hygiéniques des repas un peu corsés. Nous connaissons, et beaucoup mieux que les gens habitués à ce régime, les agréments des côtelettes de mouton, et tous les avantages d'un bon pot-au-feu ; mais ne savez-vous pas que tout cela coûte et croyez-vous que nous qui, bon an, mal an, ne gagnons que deux à trois francs par jour, nous qui avons non-seulement à nous loger, mais à nourrir femme et enfants, nous puissions jamais suivre un régime semblable ? Parole d'honneur, avec vos recommandations vous nous faites venir méchamment l'eau dans la bouche ; nous ne sommes, hélas ! ni des patrons ni des bourgeois, et vous nous ennuyez, Monsieur, avec la description de vos deux déjeuners et de votre dîner à plusieurs plats : autant vaudrait venir nous parler des ortolans ou des suprêmes de volailles, des salmis de bécasses ou des dindons truffés.

Messieurs, depuis que, cherchant à populariser l'hygiène j'ai commencé mes cours aux ouvriers, j'ai suffisamment prouvé, j'imagine, mes sympathies pour les travailleurs : chacun son goût et ses caprices ; moi, j'aime la blouse et le pantalon de toile. Si j'ai blessé dans cette leçon quelques auditeurs exagérément susceptibles, je leur en demande bien sincèrement pardon, et je réclame encore quelques instants d'attention et de silence.

XXII. — Fautes ordinaires des ouvriers.

Non ! le simple ouvrier n'a pas l'argent nécessaire pour se procurer des repas de Sardanapale ; c'est même bien rarement qu'il peut avoir pour lui et sa famille l'alimentation substantielle des bourgeois ; mais, dans l'importante question du régime alimentaire, il commet généralement tant de fautes, tant de sottises, qu'il me paraît indispensable de les lui dénoncer.

Je vous ai déjà parlé des inconvénients de la charcuterie, et ma tâche ne serait pas remplie si je ne déclarais mauvaises et délétères les viandes trop faites et les aliments gâtés.

Voyez-vous, nous sommes tous si pétris d'amour-propre, que nous cherchons sans cesse à paraître plus riches et par conséquent plus haut placés que nous ne le sommes réellement. Le suprême bonheur de l'ouvrier est d'avoir l'air bourgeois, de porter les habits d'un rentier et de trouver sur sa table les aliments d'un propriétaire.

Or, il existe dans Paris une foule d'établissements culinaires qui portent les noms pompeux de table d'hôte ou de restaurant, et dans lesquels s'accumulent et s'entassent des *restes*, dont on cherche à se débarrasser. — C'est la spécialité de certaines maisons!...

Je le sais, quelques-uns de ces morceaux sont encore sains et nutritifs, j'en ai vu chez ces anges de la vieillesse que l'on appelle *Petites Sœurs des Pauvres;* non-seulement j'en ai vu, mais j'ai tenu à les goûter, et je les ai trouvés excellents.

Mais ce ne sont pas là les morceaux que d'ordinaire on présente à l'achat des ouvriers. Ce sont les restes qui se gâtent, les viandes qui s'altèrent, les résidus qui commencent à se putréfier. Les débitants de cette affreuse marchandise, les coupent, les recoupent, les encadrent de persil, ou les arrosent d'un jus si bien coloré, que ces sortes d'aliments portent le gracieux nom de bijoux!

Messieurs, défiez-vous des bijoux de cette espèce, et ne vous gavez pas d'aliments gâtés, pour avoir la petite satisfaction, en rentrant dans vos ateliers, de dire à tous les camarades qui vous entourent :

— Je me suis diablement régalé, ma femme avait acheté

de l'homard et je m'en suis donné tout mon soûl — Ou bien. — Je viens d'avaler de la dinde à discrétion ; mais je ne suis pas de ceux qui raffolent des truffes : je l'aurais beaucoup mieux aimée moins truffée !

Que vous dirai-je encore ? Non-seulement on a la manie des viandes gâtées et de la charcuterie nauséabonde, mais on professe un dégoût tout de convention pour les légumes les plus substantiels, les légumes farineux. C'est si commun de se nourrir de haricots, de pommes de terre ou de lentilles !

Au nom de votre santé, Messieurs, ne faites jamais de votre alimentation une question de sot amour-propre. Les farineux, dégagés de l'écorce ligneuse qui les entoure, deviennent pour la plupart la plus saine et la plus réparatrice des nourritures. Les aliments, en effet, agissent chez l'homme de deux manières différentes, non-seulement par les éléments réparateurs qu'ils fournissent, mais par le degré de chaleur qu'ils peuvent développer. Eh bien, la transformation des fécules et des purées développe une si bonne dose de calorique, que nombre de gens qui en font leur nourriture habituelle, peuvent se passer des aliments animaux et des stimulants proprement dits.

XXIII. — Conclusion.

Je me souviens d'une caricature qui représentait un de ces mangeurs exagérés auxquels on a donné le nom de gourmands. Assis devant une table somptueusement servie, ayant son assiette comble et la bouche bien pleine, le mangeur savourait avec délice une cuisse de volaille dont le jus maculait son menton. Au bas de la gravure on lisait cette légende :

— Est-ce qu'on meurt jamais de faim ?

Messieurs, il est bien rare sans doute, de voir mourir d'inanition des malheureux, des indigents : la charité publique ou privée arrive toujours au secours de ceux qui les appellent et de pieux dévouements découvrent, quoi qu'ils fassent, les pauvres qui cherchent à se cacher. Ainsi, personne en France, si nous prenons les termes dans leur stricte signification n'est exposé à mourir de faim.

Mais permettez-moi de vous parler en toute franchise : il est des êtres intéressants, de malheureuses créatures, de faibles femmes, que le commerce avec ses exigences, semble pousser vers la famine et met souvent dans la douloureuse alternative de choisir entre le désordre et l'inanition.

Tenez ! je voudrais que cette enceinte pût s'agrandir ; que tous les marchands pussent m'entendre et m'écouter : je m'exprimerais mal sans doute, parce que, traitant une semblable question, j'éprouve une émotion profonde, mais enfin je dirais tout ce que je pense, tout ce que je comprends, tout ce que je ressens.

Quand on songe qu'une malheureuse femme, occupée quatorze et seize heures dans une journée, peut à peine arriver à gagner douze à quinze sous par jours quand on pense que la confection d'une chemise entière se paye douze sous, la confection d'un pantalon huit sous, la confection d'un caleçon quatre et cinq sous, franchement, on sent ses cheveux se dresser sur la tête !

Non ! vous n'êtes point des hommes de cœur, messieurs les industriels. Non ! vous n'avez pas le droit de venir me dire, parce que vous avez la bouche pleine, que personne ne meurt de faim !

Eh ! que m'importe à moi les exigences de l'exploitation et les obligations de la concurrence ? On a crié longtemps en France contre la traite des noirs et l'on a dépensé les phrases les plus attendrissantes sur le sort des nègres employés dans nos colonies. La conduite de nos colons était cent fois plus pardonnable que celle de certains confectionneurs et de tous les spéculateurs du prétendu bon marché.

Mais réfléchissez, réfléchissez donc! Voilà une pauvre fille qui travaille pour nourrir sa famille. Voilà une malheureuse mère qui se met en quatre pour gagner du pain à ses enfants! l'une et l'autre ont travaillé douze ou quinze heures pour confectionner une chemise, qu'elle vous apporte et que vous leur payez... soixante centimes! Que dis-je, vous les payez? vous avez bien soin d'examiner si toutes les coutures sont solidement faites, si les piqûres sont perlées et si les points ne sont pas trop grands; et si vous trouvez un petit défaut, ou vous ne payez pas, ou vous opérez la plus sanglante retenue. Soixante centimes pour l'ouvrage de seize heures! et les malheureuses sont obligées de fournir le fil, les aiguilles, la lumière, elles y dépensent surtout leurs forces et leur santé. Dites-le moi, n'est-ce point spéculer sur la faiblesse, et n'est-ce point rançonner l'indigence?

Un temps viendra, nous l'espérons, où toutes ces hontes seront proscrites, ou toutes ces cruautés seront défendues. Dans un grand nombre de corps d'état, on est parvenu à tarifer le travail des hommes. Pourquoi ne parviendrait-on pas à tarifer l'ouvrage des femmes?

Ce qu'il faudrait, surtout, ce serait distinguer les ouvriers et les ouvrières et démarquer à chacun d'eux leurs genres de travaux. Ne pourrait-on pas défendre les corsetiers, les chemisiers, les marchands de modes et laisser l'aiguille à la femme comme on laisse le sabre au soldat?

Mon Dieu! il est possible que tout cela soit difficile; mais il faut songer que pour une bonne partie de la classe ouvrière, c'est là une question de vie ou de mort, une question de bonne conduite et de moralité; car la faim, Messieurs, la faim est mauvaise conseillère, et du sentier glissant de l'indigence, il est bien commun de tomber dans le précipice de la corruption !

QUINZIÈME LEÇON.

——◆◇◆——

BOISSONS

———

I. — Une promenade aux bords de la Seine.

C'est parfois un bien lourd boulet que les devoirs de la profession médicale. Les maladies graves, les clients éloignés, les patients indociles et puis les commentaires, les récriminations, les ingratitudes, les injustices, tout cela forme un petit *méli-méla* de tortures ; une sorte de chaîne assez désagréable à porter.

Un certain soir de juillet, j'avais traîné ce boulet toute la journée. Or la température était embrasée, le ciel ne nous avait pas gratifié d'un seul petit nuage, l'atmosphère était de flammes. Il était cinq heures du soir. J'avais terminé ma besogne, tous mes malades étaient visités, les ordonnances étaient données, les consultations étaient closes.

Je me jetai dans un fauteuil, et pour ma récréation je

me mis à réfléchir au sujet que je vais traiter dans notre
leçon d'aujourd'hui.

J'étais fatigué outre mesure, ma tête me semblait cer-
clée de fer, mon pauvre cerveau bouillonnait dans sa cavité
crânienne, mon intelligence était bouchée, ficelée, cachetée, comme une de ces bouteilles que l'on couche
derrière les fagots. Après une demi-heure de méditation
infructueuse, je pris mon chapeau et je sortis.

Paris me faisait l'effet d'une véritable fournaise, les
pavés étaient brûlants, les murailles de feu, et dans les
rigoles de chaque ruisseau, un filet d'eau sale, boueuse,
nauséabonde, glissait honteusement et faisait semblant de
couler. Les passants haletaient, suaient, s'essuyaient; les
pauvres chiens couraient en tirant la langue, tous les
chevaux paraissaient poussifs et fourbus.

De temps en temps, baissant la tête, marchant à
l'aveugle, j'envoyais mon imagination par delà les murs
d'enceinte : il est si bon de vagabonder un peu dans les
prairies! Prairie ou forêt, ferme ou château, peu importe,
pourvu que l'on quitte la ville, pourvu que l'on respire
l'air de la campagne et la tranquillité des champs.

Ainsi, je me transportais d'un seul bond tout près de
l'Ile-Adam, au château de Stors, asile où j'eus le bonheur,
il y a quelques années, de passer cinq ou six semaines avec
l'honorable M. de Falloux. Je me reposais sous les frais
ombrages, je regardais couler la rivière, je m'égarais dans
les allées du parc, et, comme un gourmand papillon, cueil-
lant le suc de toutes les fleurs, ma pensée voltigeait heureuse de souvenirs en souvenirs. — Pouf! c'est le choc
d'un piéton qui me rappelle à la vie réelle, et qui me
rejette désenchanté sur le trottoir de la rue.

Peu à peu, ma pensée s'échappait et s'amusait encore.
Je me voyais à 16 kilomètres de Paris, au beau milieu de
la vallée de Bièvre, vraie bonbonnière cachée derrière les

bois de Meudon, comme un pied de violettes tapi sous les broussailles. — J'aime la vallée de Bièvre parce qu'elle est calme et splendide, mais je l'aime surtout parce que c'est là que M. Récamier, mon illustre maître, allait de loin en loin se reposer de ses travaux. Aussi, je m'y arrête à mon aise, en imagination bien entendu ! je m'asseois sous les marronniers, je vais me coucher et me rouler dans l'herbe, quand tout à coup :

— Gare donc ! gare donc !

C'est un cocher qui me réveille : un peu plus j'étais écrasé ; triste et désappointé, je m'aperçois que je suis à Paris, au beau milieu du quai d'Orçay.

Alors, j'ai voulu fuir la voie publique, je suis descendu près de la rivière, et je me suis reposé au bord de l'eau.

Là, plus de tapage ; plus de voiture, plus de passants. Quelques pêcheurs à la ligne, trois gamins, qui lançaient des pierres pour faire des ricochets, et puis un homme en habit vert, un douanier qui me regardait d'un air louche, et rôdait autour de moi avec une moustache hérissée d'inquiétude. A peine étais-je assis, qu'un air humide et frais vint, en me carressant le visage, rafraîchir mon intelligence aux abois.

Je suivais machinalement des yeux la rivière ; j'admirais cet élément limpide, vert dans les profondeurs, comme une émeraude de grand prix, ondulant à sa surface et scintillant aux feux du soleil comme un large ruban d'argent.

— En vérité, me disais-je, c'est une bien belle chose qu'une rivière, c'est une bien bonne chose que l'eau !...

De l'eau, je reportai ma pensée aux boissons de toutes les natures : au vin, à la bière, au cidre, etc., etc. Et il en est résulté une série de remarques et observations que je vais soumettre à votre jugement et que je recommande à votre mémoire.

II. — La soif.

Savez-vous bien que la soif est un besoin encore plus impérieux que la faim? Demandez aux matelots qui ont passé par la rude épreuve d'un naufrage, demandez à ces militaires qui se sont perdus dans les déserts arides de l'Égypte ou de l'Afrique; demandez surtout à ces savants physiologistes qui ont analysé toutes les sensations, étudié tous nos besoins.

Vous avez entendu parler de gens qui sont morts d'inanition, n'est-il pas vrai? Dans de semblables catastrophes, savez-vous ce qui fait le plus souffrir? C'est la soif.

Il me souvient de l'histoire d'un condamné qui, pour échapper à l'échafaud, se laissa mourir de faim. Je ne juge point le fait moral, je n'examine que le point de vue physiologique. Ce malheureux lutta vingt et un jours, et dans ce suicide à petit feu, la plus cruelle torture fut la soif, au point que le malheureux ne lutta si longtemps que parce qu'il ne put s'empêcher de boire par petites gorgées une cruche d'eau qu'on avait mise au près de lui pour le tenter.

Non-seulement il faut manger pour vivre, mais il faut boire aussi.

Or, la boisson par excellence, c'est l'eau; vin, cidre, bière, tous ces liquides contiennent de l'eau : il n'est pas jusqu'aux aliments, qui n'en renferment une certaine dose. Tout ce qui vit ou végète contient de l'eau; il y a de l'eau dans la séve des plantes comme il s'en trouve dans le sang de l'animal.

N'entrons pas dans trop de détails, nous finirions par nous y perdre.

III. — L'eau bonne à boire.

Quand je recommande l'eau pour boisson, j'entends toujours une eau très-pure, car l'eau, tenant en dissolution certains sels, certaines matières, n'est bonne à boire qu'à certaines conditions. De là, la distinction de l'eau potable et de l'eau qui ne l'est pas.

Comment distinguer l'une de l'autre? Certes, s'il nous fallait un cabinet de chimie, une analyse, toute une distillation, je n'aborderais pas une semblable question; mais l'expérimentation est des plus faciles, les renseignements sont à la portée de tous ceux qui m'écoutent.

L'eau potable est l'eau dans laquelle le savon peut se dissoudre.

L'eau potable doit servir à faire cuire les légumes, fèves, pois ou haricots.

Quand le savon, de quelque qualité qu'il soit, se peluche et s'étend en grumeaux dans l'eau, c'est signe que cette eau renferme des sels calcaires pernicieux et délétères pour la santé.

Quand l'eau chauffée à gros bouillon ne peut pas faire cuire les légumes, c'est que cette eau n'est pas bonne à boire.

IV. — La meilleure eau.

L'eau pour être parfaitement digestive doit contenir une certaine dose d'air atmosphérique, et cela est si vrai que si vous faites bouillir de l'eau quelle qu'elle soit, si vous la laissez un peu refroidir, si vous la buvez tiède, votre estomac s'embarrasse et se barbouille et souvent surviennent des nausées et des vomissements. L'eau tiède est vomitive, vous le savez tous; par conséquent, elle est

indigeste et lourde; pourquoi? parce que la chaleur et l'é-
bullition l'ont privée complétement d'air atmosphérique.

V. — Eau de pluie.

L'eau la plus aérée et la plus pure est sans contredit
l'eau de pluie. C'est pour cette raison sans doute que tant
de gens la recueillent et la gardent. Imprégnée alors, en
quelque sorte, par l'air atmosphérique, distillée par le
grand appareil où on élabore les nuages et la neige, les
brouillards et les orages, l'eau est pure de tout mélange
et ne contient que les deux substances, l'oxygène et l'hydrogène.

Il faut ici placer une remarque importante : l'eau de
pluie est bonne à recueillir, bonne à boire et parfaite pour
la cuisine, mais à la condition qu'elle ne soit mélangée
d'aucun corps étranger.

Comment la recueille-t-on en général? dans des baquets,
seaux, terrines, ou vases de toutes natures que l'on place
sous des gouttières, c'est-à-dire sous des points où tombe,
après s'être assemblée, l'eau qui mouille les toits. Or les
toits ne sont pas toujours propres; il faut, avant de prendre
l'eau qui en découle, attendre que les toits soient suffisamment nettoyés, suffisamment lavés, en un mot, que la
première averse soit passée.

On doit avoir grande attention à la manière dont les
toits sont confectionnés.

Les toits en zinc sont les meilleurs ; ceux en ardoises, ou
en tuiles qui ne sont pas trop vieux, sont encore très-bons;
mais les toits en plomb sont dangereux et peuvent com-
muniquer à l'eau qui subit leur contact les principes vé-
néneux de certains sels de plomb !

VI. — Eau de rivière.

Dans une rivière, l'eau coule, roule au soleil, ou tout au moins en plein air, et certainement l'eau de rivière, après l'eau de pluie est la plus légère et la plus pure. Cependant, le lit de la rivière peut être de mauvaise nature, il est marneux, boueux, fangeux, ou bien il est clair et propre au point qu'à travers l'eau limpide, on distingue ce petit sable de cailloux que les jardiniers recueillent pour les allées de leurs parterres. Dans le premier cas, l'eau est remplie d'un excès de sel calcaire qu'il est sage d'éviter, ou elle est terreuse, marneuse et l'on ne peut la boire sans la préparation du filtrage, opération dont nous parlerons bientôt. Dans le second cas, l'eau est excellente et bonne à tous les usages.

Cependant — dire que les meilleures choses sont capables de vice et susceptibles de fautes ! — il faut bien faire attention à la grandeur de la rivière et à la place qu'elle occupe, en égard aux habitations. Dans nos villes, en général, on en fait avaler de cruelles à ces pauvres rivières : non-seulement on y lave le linge de toute la cité, mais on y fait arriver tous les égouts, tous les ruisseaux, et quelquefois pire encore. Vous concevez que, dans ces circonstances-là, il faut choisir une place pour puiser de l'eau que l'on veut boire, ou que l'on destine à la préparation des aliments, et vous comprenez que c'est en haut de la ville, et non en bas, qu'il faut aller de préférence.

VII. — Puits, citernes, sources, etc.

L'eau de source est quelquefois parfaite : coulant sur un lit de terre glaise, filtrée par les cailloux, et quelquefois même du charbon, elle arrive pure et limpide ; mais elle est souvent bien froide, et c'est un véritable défaut sur lequel nous reviendrons tout à l'heure.

Quant à l'eau des puits et des citernes, il est urgent d'examiner, avant de s'en servir, si elle est potable et vraiment digestive.

VIII. — L'eau en boissons dans les maladies.

Avant de parler du filtrage de l'eau et de la tempéra- ture qu'elle doit avoir pour être complétement hygié- nique, j'ai hâte de relever un préjugé populaire qui con- sidère l'eau comme indigeste et malsaine, et qui la croit complétement défendue dans les indispositions et les ma- ladies. Grande erreur, Messieurs ; car, retenez-le bien, la plupart des tisanes ne sont efficaces que par l'eau qu'elles renferment.

On raconte qu'un jour, en plein cœur de Paris, non loin du rivage qui borde la cité, vint s'établir un médecin fan- tasque qui acquit en peu de temps fortune et réputation. Les lois sur la pharmacie n'étaient pas aussi rigoureuses qu'elles le sont maintenant.

Le médecin dont il s'agit débitait avec ses consultations un remède secret qui faisait des merveilles.

A la plupart des maladies il opposait toujours le même médicament : c'était un liquide charmant, contenu dans une bouteille bien cachetée ; un liquide transparent et pur comme une bonne conscience, clair et limpide comme un cristal de roche.

Un soir arrive à l'officine un client fort empressé.

— Monsieur, il me faudrait bien vite cinquante de vos excellentes bouteilles.

— Monsieur, je n'en ai plus assez en ce moment, mais j'en aurai demain tout autant qu'il vous en faudra.

— Demain, à quelle heure, s'il vous plaît?

— D'aussi bonne heure qu'il vous plaira.

— Au petit jour ?

— Au petit jour, si vous voulez.

Le client était curieux, il avait loué l'étage situé juste au dessus du mystérieux guérisseur ; des trous avaient discrétement été pratiqués de façon à faciliter l'espionnage, et il se mit en embuscade pour assister à la préparation du précieux médicament.

O déception ! le médecin se coucha sans rien préparer, et on l'entendit bientôt ronfler avec le sans façon d'un homme parfaitement heureux. L'observateur crut d'abord à une ruse et resta en sentinelle une partie de la nuit.

Jusqu'à deux heures du matin pas le plus petit mouvement. Notre homme commençait à s'endormir lui-même, quand un léger bruit le réveilla et sembla lui dire : attention !

Il vit alors très-distinctement le médecin préparer les bouteilles, s'armer d'une lanterne sourde et sortir tout doucement de sa chambre à coucher. Le curieux courut bien vite de trou en trou. Hélas ! il ne pouvait rien découvrir. Enfin, il lui sembla qu'on marchait dans la rue, il entr'ouvrit sa fenêtre, et que vit-il ? Son voisin s'en aller droit à la rivière et revenir cacheter ses bouteilles... — Le fameux médicament n'était autre chose que de l'eau pure.

Nous en pouvons tirer la conclusion, que l'eau pure est bien loin d'être pernicieuse aux malades.

Ce que je puis vous certifier, Messieurs, ce que j'ai mentionné dans plusieurs recueils, ce que je répéterai toute ma vie, c'est que, maintes fois j'ai vu, sous la direction de M. Récamier, des maladies traînantes, faisant déjà l'incurabilité, se résoudre et s'amender en quelques jours, tout simplement avec de l'eau fraîche.

IX. — Filtrage de l'eau.

Vous l'avez compris, Messieurs, l'eau n'étant pas toujours bien pure, tenant souvent en dissolution ou en suspension, de la terre, du fumier, de la tourbe, en un mot, une multitude de corps étrangers, ne peut servir de boisson dans bien des circonstances, qu'après une épuration spéciale qui s'effectue par le moyen du filtrage. C'est un genre de *passer à clair*, c'est une espèce de distillation.

On filtre l'eau de trois manières principales :

1° en la faisant passer à travers une pierre poreuse ;

2° En la faisant traverser un lit assez épais de petits cailloux ;

3° en la faisant suinter à travers une couche de charbon porphyrisé.

La pierre poreuse est, sans contredit, le moyen le plus sûr, mais aussi le plus dispendieux, et puis, pour peu que l'eau employée soit trouble et de mauvaise nature, elle laisse, sur la pierre à travers laquelle elle se filtre, une couche qui ressemble à de l'huile, à de la graisse, et qui, parvenue promptement à une notable épaisseur, s'oppose bien vite au passage du liquide.

Le lit de cailloux est d'un emploi peu dispendieux, et je le recommande spécialement aux gens de la campagne.

Il ne faut prendre ni des cailloux aussi gros que les galets qui bordent les bords de l'Océan, ni des cailloux aussi fins que ceux qui forment le lit de certaines rivières. Il faut une grosseur intermédiaire, des cailloux de l'épaisseur d'un pois ou d'un haricot. Et puis, comme au milieu de ces cailloux s'accumulent et s'entassent les ordures de toutes les eaux qu'ils distillent quotidiennement, il est bon chaque semaine de les retirer et de les laver convenablement.

Quant à la poudre de charbon, c'est un moyen qui répugne à bien du monde; l'eau qu'on projette dans un vase, contenant un lit assez épais de poussière charbonneuse, au moment de la projection, devient trouble, noire, désagréable à l'œil, encore plus désagréable au goût.

Mais attendez que le calme soit fait et que la poudre de charbon, momentanément révolutionnée, se tasse, se précipite et se condense; attendez que l'eau, après avoir pénétré toute la poussière de charbon, s'écoule doucement et goutte à goutte par les interstices de son lit noirâtre, comme à travers les mailles d'un tamis, et, soyez-en bien sûrs, vous aurez une eau excellente à boire et dégagée non-seulement de ses ordures, mais débarrassée de toutes ses mauvaises odeurs.

La poudre de charbon n'est-elle pas l'un de nos meilleurs désinfectants?

X. — L'eau bouillie et battue.

On a proposé pour purifier l'eau qui n'est pas parfaitement potable, de la mettre devant le feu et de la soumettre pendant un certain temps à une convenable ébullition. La chaleur, en effet, décomposant les sels calcaires et indigestes que contient trop souvent le liquide dont nous nous occupons, décomposant les matières animales qui l'empêchent d'être potables, on comprend parfaitement que l'ébullition puisse purifier les eaux les plus impures.

Mais, je vous l'ai déjà fait remarquer, l'eau que l'on a fait bouillir sur le feu se trouve privée par cette opération, de la dose d'air atmosphérique qu'elle doit toujours contenir pour être légère et vraiment digestive. Vous l'avez débarrassée des sels délétères et des débris nauséabonds, vous ne pouvez vous en servir qu'après lui avoir rendu son air atmosphérique, et voici comment vous pouvez le faire promptement :

Laissez refroidir l'eau d'abord, car je vous l'ai dit, l'eau tiède est vomitive ; dès que l'eau aura repris la température de l'atmosphère qui l'environne, versez-la dans une terrine ou dans un baquet, prenez des verges de bouleau ou une poignée de rameaux quelconque, battez l'eau, battez comme si vous vouliez faire des œufs à la neige, battez avec assez d'énergie pour rendre le liquide tant soit peu mousseux, et alors, soyez-en sûr, vous aurez une eau légère et suffisamment aérée.

XI. — Température convenable pour l'eau qui doit servir de boisson.

L'eau bouillante et l'eau tiède deviennent médicamenteuses et de véritables moyens pharmaceutiques. L'eau bouillante stimule et pousse à la transpiration ; l'eau tiède affadit et détermine des vomissements. On ne peut donc les considérer comme des boissons hygiéniques. Peut-on regarder comme bonne à boire la glace ou la neige fondue, l'eau glacée, c'est-à-dire l'eau descendue à la température de zéro ? je ne pense point : sous une température aussi basse l'eau ne contient plus d'air, et de plus, elle détermine à l'intérieur du tube digestif un refroidissement qui devient une douleur. Or cette douleur se répercute par sympathie, soit à la poitrine, soit à la tête, soit aux entrailles.

Elle y détermine non-seulement une iritation, mais souvent une inflammation effrayante ; de là, tant de fièvres cérébrales, tant de fluxions de poitrine, tant de gastrites et d'entérites.

Une foule de gens sont morts pour avoir commis la sottise de boire de l'eau glacée quand ils étaient en pleine transpiration. J'en avertissais un jour au milieu de mes cours d'ouvriers, et, comme à côté du mal je signalais le remède, on me permettra de reproduire cet avertissement; je le donnais au milieu des chaleurs de juillet, et, bien qu'ici je fasse mes leçons pendant les rigueurs de l'hiver, je vous donne ce conseil par prévison et dans l'espérance que vous le retiendrez pour vous en servir à l'occasion.

XII. — Comment corriger l'eau trop froide.

Le moment des grandes chaleurs est aussi le moment des soifs ardentes, des gorges sèches et des imprudentes libations.

On est en transpiration, on aperçoit une source d'eau vive, vite on boit gloutonnement; il fait si chaud!

On rentre au logis après une course forcée, par un temps caniculaire, et on se précipite sur la carafe ou sur la cruche.

— Tu vas te faire mal, crie la raison de toutes ses forces. — Ma foi, tant pis, reprend le gosier séché, j'en cours la chance, j'ai trop soif!

Enfin, on est aux champs, on sue à la peine, au travail, et si on a oublié la bouteille de précaution, alors on boit l'eau saumâtre de certains ruisseaux ou l'eau stagnante des fossés.

C'est un mal, c'est une faute souvent punie des maladies les plus pénibles.

1° Quelle que soit l'ardeur de la soif, il ne faut jamais boire gloutonnement! Humectez votre bouche d'abord, tenez la gorgée d'eau pendant quelque temps entre les dents, puis avalez, mais politiquement, sagement, gorgée par gorgée.

2° Ne buvez jamais de l'eau trop froide sans y mêler un filet de vinaigre ou un peu d'eau-de-vie, ou enfin quelques gouttes de vin.

Toutes ces substances ôtent à la froideur de l'eau sa trop grande crudité ; le vinaigre est un styptique qui agit sur la muqueuse ; le vin et l'eau-de-vie agissent aussi, mais par un mécanisme tout contraire ; tant il y a que, soit action, soit réaction, ces liquides, mélangés en très-petites proportions à l'eau froide, préviennent les principaux effets d'un liquide trop froid, ingéré au moment où tout l'organisme est en effervescence, où l'estomac comme le reste du corps se trouve à une température comparativement fort élevée.

De plus, l'eau glacée, l'eau qui descend des montagnes couvertes de neige ou des glaciers soumis aux ardeurs du soleil, est une eau qui n'est point assez aérée : il est bon de la battre avant de la boire, et par cette simple précaution, on évitera les affreuses maladies qu'on lui attribue, le goître et le crétinisme. — Pour mon compte, je ne crois pas que ces deux affections, si communes dans les montagnes, tiennent uniquement à l'eau glacée que l'on y boit ; mais enfin, il est un grand principe de sagesse qui dit : Dans le doute abstiens-toi ; moi j'ajoute : si tu ne t'abstiens pas, remédie.

XIII. — Boissons alcooliques.

On entend par boissons alcooliques toutes les boissons fermentées qui contiennent une dose plus ou moins considérable de ce liquide, stimulant, brûlant, inflammable, que l'on a pittoresquement appelé esprit.

Le vin tient le haut du pavé et trône comme un roi au milieu de toutes boissons spiritueuses. L'eau-de-vie occupe le second rang ; c'est comme qui dirait le grand chambellan, le premier ministre.

Le commerce des vins en est arrivé à mélanger toujours de l'eau-devie aux innombrables tonneaux qu'il expédie et qu'il débite ; cela donne du corps à la boisson, disent les faiseurs ; cela chatouille et fait rêver, disent les consommateurs satisfaits.

Comme hygiéniste, j'admets l'usage d'un vin pur, quand il est pris en petite quantité. Quand il a subi dans sa prison de verre un temps notable de réclusion, le vin a des qualités toniques et bienfaisantes, et je comprend le dicton si souvent répété par quiconque présente solennellement une bouteille après la consommation du potage :

> Après la soupe, un coup de vin
> Ote un écu au médecin.

Les liqueurs spiritueuses, en effet, chauffant la muqueuse, c'est-à-dire la peau intérieure du canal alimentaire, stimule les glandes salivaires, augmente la sécrétion des sucs gastriques et aide de cette manière au travail si important de la digestion.

Donc, j'en admets l'usage, pourvu que l'on y apporte une sage réserve.

En faut, mais pas trop n'en faut. Je les déclare fortifiantes ; mais je dirai tout à l'heure tous les inconvénients qu'en amène l'abus.

Je parcourais dernièrement un ouvrage des plus intéressants, que je vous recommande, c'est la relation d'une visite faite au bagne, une visite faite par ces hommes de Dieu, que l'on croit mépriser en les appelant jésuites, une visite de ces robes noires que nous calomnions, nous, et que les sauvages accueillent avec enthousiasme en les appelant les hommes de la prière et du pardon. Eh bien ! j'y lisais que, pour ces malheureux forçats, qui sont bien coupables, c'est vrai, — je ne veux pas les poétiser, — pour ces malheureux qu'on nourrit de soupe et de fécule, la ration de vin est le soutien le plus efficace.

Dieu me garde de vouloir faire entre le manœuvre et le

forçat une comparaison injurieuse! Mais enfin les uns et les autres travaillent physiquement et dépensent leurs forces à la besogne de chaque jour. Si le vin est si efficace au bagne, il le sera bien plus au chantier.

Encore une fois, point d'excès. Je sais bien qu'on a chanté le vin de toutes les manières; il est, sur ce sujet, des poésies de bon goût, délicates comme un petit verre de Constance; mais il en est d'odieuses et de brutales, et de dangereuses comme un verre d'eau-de-vie frelatée.

XIV. — Les boissons alcooliques ne conviennent pas à tous les tempéraments.

Tonique ou non, le vin qui peut convenir à certaines natures débiles et paresseuses est tout à fait contraire au tempérament trop nerveux. L'explication en est facile à donner.

Une boisson alcoolique agit spécialement, non-seulement sur la circulation du sang, non sur la muqueuse, c'est-à-dire sur la peau intérieure du tube digestif, mais sur le système nerveux général, et la preuve en est que, s'il y a excès, exagération, il porte à la tête, il endort le cerveau, centre de l'innervation; il l'endort si bien que toutes les fonctions se trouvent entravées; les jambes fléchissent, l'estomac rend ce qu'il a pris, l'intelligence et la raison s'envolent. — L'ivresse est la démonstration mathématique de l'action des boissons fermentées sur tous les nerfs du corps humain; or, remarquez bien vite que toutes les boissons fermentées grisent plus ou moins. La bière et le cidre pris en excès, amènent les mêmes inconvénients que le vin.

XV. — Le canon et la tournée.

Non-seulement le vin pris entre les repas est pernicieux aux gens nerveux et surimpressionnables, mais c'est un des plus grands dangers pour les ouvriers et les travailleurs.

Dès qu'on rencontre un camarade, dès qu'on aborde une connaissance, dès qu'on a terminé les apostrophes d'usage : — Comment vas-tu? — Et toi? — Très-bien. — Et moi aussi! on ajoute immanquablement en montrant la boutique des marchands de vin : — Est-ce que nous ne prenons pas quelque chose? — Mais, si tu veux, ça ne fera pas de mal. Un petit canon vaut mieux qu'un gros coup de poing. Alors on entre, on se fait servir, on gobelotte; car une politesse en vaut une autre, et le plus souvent, quand l'un a payé, l'autre veut payer à son tour. C'est une déplorable habitude.

Le vin, pris ainsi entre les repas, ruine promptement l'estomac et détraque toute la santé, puis — j'en suis bien fâché pour les marchands de vin, — le liquide ainsi pris, est bien loin d'être d'une qualité supérieure : malgré les inspecteurs, les dégustateurs et toute la surveillance possible, il est bien rare que le vin débité par verres, vendu par canons, pour me servir du langage de ces Messieurs, ne soit pas plus ou moins frelaté. Enfin, il est un détail que m'ont donné les observateurs, et dont j'ai trouvé la preuve dans les aveux de quelques débitants.

Il est rare que les buveurs vident complétement leurs verres; il est même d'usage, pour ne pas paraître glouton, d'en laisser toujours un peu! Or, tous les restes sont versés par le marchand de vin sur son comptoir d'étain, lequel est percé d'un trou médian et disposé en entonnoir.

Non-seulement on jette sur ce comptoir les restes de vin, mais on y jette des restes d'eau-de-vie, des liqueurs de toutes natures. On y fait égoutter les verres continuellement rincés, et tous ces détritus rassemblés, réunis, le soir, dit-on, sont remis pêle-mêle dans la tonne de vin déjà entamée,... c'est-à-dire, pauvres buveurs! que vous lampez les restes de tout le monde. Pouah! On aura beau me dire que la fermentation alcoolique nettoie et purifie tout, je trouve le procédé peu gracieux.

Notez que les comptoirs sont en étain, que l'étain contient une quantité considérable de plomb, et que les vins acides, coulant sur cet affreux ustensile, forment avec le plomb un sel délétère, un mélange empoisonneur que tant de gens vont avaler avec une volupté risible. C'est bien le cas vraiment de faire claquer sa bouche, et de se lécher les doigts.

XVI. — Le vin dans les maladies.

Le vin a, près des personnes peu versées dans les notions d'hygiène, une réputation malheureusement usurpée.

Comme il est agréable au goût, comme il est chaud sur l'estomac, on s'imagine qu'il donne des forces et qu'il peut guérir la plupart des maladies chroniques.

Je l'écrivais dans la *Santé du peuple* : « Quand l'ouvrier se sent malade, un des remèdes qu'il emploie tout de suite et sans consulter, c'est le vin chaud. Pour deux raisons : d'abord, parce qu'il se sent faible, et que le vin chaud donne du ton; ensuite, parce que le vin chaud pousse à la sueur.

Il a parfois l'occasion de s'en apercevoir, lorsqu'il est en bonne santé.

Eh bien, c'est une erreur, qui fait chaque année nombre de victimes. Vous êtes mal à votre aise, et vous ne pouvez savoir vous-même quelle est la maladie dont vous êtes menacé. Si c'est une fluxion de poitrine, une inflammation cérébrale ou toute autre maladie franchement inflammatoire, en buvant le vin chaud, vous jetez de l'huile sur le feu; et vous déterminez souvent un incendie terrible et irrémédiable. »

Je venais de lire ce passage au professeur Récamier à qui j'avais l'habitude de soumettre tous mes petits travaux.

Nous étions au temps de la grippe, de toussante mémoire, et mon illustre maître, voulant corroborer ce que je venais d'énoncer, par un exemple, me fit signe de m'asseoir, et il me dicta :

Tel moyen qui convient aux uns, commença-t-il, devient pernicieux pour les autres, et l'usage du vin chaud en si grande réputation parmi les travailleurs, produit parfois des effets déplorables.

Écoutez une petite histoire.

Deux ouvriers menuisiers pressés, d'ouvrage, et talonnés par le patron, sciaient, taillaient, tapaient, rabottaient avec une ardeur si grande, que la sueur humectait leurs manches de chemise, et que, sur leurs gros visages scintillaient des gouttelettes de transpiration limpides comme des perles.

— Ouf! s'écria le plus fatigué, en s'arrêtant un peu, j'ai bien gagné de boire un coup.

— Et moi... pareil! répond l'autre. Ils allaient courir au cabaret, peut-être; mais l'œil vigilant du maître apparut dans l'atelier. Une cruche pleine d'eau froide se trouvait dans un coin, ils y burent l'un et l'autre.

Le soir, les laborieux compagnons étaient tous deux mal à l'aise.

— J'ai des frissons qui me courent dans le dos, dit le premier.

— On dirait que j'ai des glaçons sur la poitrine, dit le second.

— Nous avons la grippe, mon vieux ; c'est un mal qui est à la mode, c'est possible ; mais c'est un mal embêtant tout de même.

— Viens faire un tour chez le marchand de vin, jeune trembleur, et je te vas nous guérir d'emblée.

Chez le marchand de vin on prit un bol de vin bien chaud, avec girofle, cannelle et tout l'assaisonnement de rigueur. Là-dessus, les deux ouvriers coururent se coucher dans l'espérance de bien transpirer l'un et l'autre.

Effectivement, le lendemain matin, l'un des deux buveurs était radicalement guéri, mais l'autre avait une fluxion de poitrine des plus intenses, à laquelle il a fini par succomber.

Pourquoi guérison d'un côté, et catastrophe de l'autre? Parce que les deux grippés n'étaient pas dans les mêmes conditions thérapeutiques. L'un avait une grippe ordinaire, sans fièvre sans complication ; l'autre avait une grippe doublée d'un état inflammatoire, dont le vin chaud a déterminé les funestes résultats.

XVII. — L'ivresse conduit souvent à des fautes, à des infamies, à toute espèce de crimes.

Les boissons alcooliques, non-seulement produisent des maux physiques de toute nature, mais elles causent une foule de maladies intellectuelles, odieuses, déshonorantes, épouvantables.

Nos lois sociales et nos vertus privées sont toutes basées sur les notions du juste et de l'injuste, sur l'importante distinction du bien et du mal, sur la logique, la raison, la conscience. Or, quand un homme est ivre, il ne se rappelle rien, il n'apprécie rien, il n'est conduit, guidé et maintenu par rien.

Qu'un homme se présente à vous, pour commencer des relations importantes, pour établir des rapports commerciaux ou sociaux avec vous et les vôtres, nécessairement vous prendrez des informations, vous rechercherez l'histoire de ses habitudes, vous demanderez à ceux qui le connaissent, des renseignements, et il est une réponse qui vous fera tout repousser, vous ne pourrez avoir aucune confiance dans ce nouveau venu, quand des gens bien informés vous auront dit :

— Il a la passion du vin, il raffole des boissons spiritueuses, il se grise, il boit !

Un homme ivre, en effet, est capable de toutes les vilenies, de toutes les fourberies, de tous les parjures.

Voyez ces jeunes gens élevés avec tant de soin, avec tant de sollicitude, ces apprentis entourés de tant de prévoyance, objet de tant d'espérance, mais aussi, de si gros sacrifices. Ces malheureux enfants, sous prétexte de faire les hommes, boivent d'abord à contre-cœur, par forfanterie, par amour-propre, mais bientôt cela devient pour eux une habitude, alors ils sont perdus, flétris, réprimandés par des parents accablés de douleurs, chassés de chez des patrons justement irrités : ils se révoltent, ils insultent, ils tempêtent, et se jettent immanquablement dans les plus déplorables désordres. Plus de sentiments honnêtes, plus de raisonnements possibles ! le vice, la vie crapuleuse, la honte et l'abjection ! Comme après tout il faut de l'argent pour vivre, ils en retirent des industries les plus coupables, ou bien ils en prennent, ils volent, les malheureux! sans craindre les lois, sans redouter la justice en se moquant de la prison.

Voyez ce commerçant ou cet ouvrier, père de famille, qui jadis se faisait remarquer par son ardeur au travail et son dévouement à tous les siens; autrefois il n'était point de labeur qui lui semblât trop lourd, pas de sacrifice qui lui parût difficile : quelques sourires, la joie du foyer, un tant soit peu de reconnaissance, le payaient de toutes ses fatigues, le récompensaient de tous ses travaux; mais tout à coup, soit parce qu'il éprouve quelques chagrins ou quelques difficultés de ménage ou d'affaires, il se met à boire, il hante l'estaminet, le cabaret ou pis encore. Alors plus de travail, plus d'ouvrage, plus d'affaires. — On le lui reproche, il bat, il vocifère et n'en boit que davantage. Hélas! arrive la ruine et la misère, toute la famille aux abois se brise, se disperse, et l'ivrogne roule d'abîme en abîme jusqu'au bagne et quelquefois, Messieurs, jusqu'à l'échafaud. Compulsez la lugubre histoire de tous les crimes qui çà et là épouvantent la société et font parfois trembler sur leur base les colonnes de la civilisation. Vous trouverez presque toujours l'ivresse et l'ivrognerie comme cause ou comme moyen.

Quelle est la cause déterminante des épouvantables désordres que l'on appelle révolte, émeute, insurrection, révolution enfin? — L'ivresse; — la cause d'un grand nombre de suicides? — L'ivresse; — la cause de certains viols? — L'ivresse; — la cause d'une foule de brigandages? — L'ivresse; — la cause de quelques atrocités sans nom? — L'ivresse; — la cause des vols, des pillages et d'un grand nombre d'assassinats? — L'ivresse, toujours l'ivresse.

Comment ne serions-nous pas épouvantés d'une passion qui peut causer tant de malheurs?

Du reste, en parlant de l'hygiène des passions, je reviendrai sur cet important sujet, et après vous avoir montré le mal, j'espère vous en apprendre le remède.

SEIZIÈME LEÇON.

———◇———

HYGIÈNE DE LA CIRCULATION DU SANG.

———

I. — William Harvey.

Il y a deux siècles, Messieurs, le cabinet consacré au travail d'un savant, représentait presque toujours les chaos pittoresques d'un appartement d'alchimiste. Un jour de cette époque, au milieu d'un fouillis de manuscrits et de livres ouverts, au milieu de squelettes, d'éprouvettes et de cornues, sir William Harvey cachait sa tête dans ses deux mains et paraissait plongé dans une méditation profonde.

Harvey était alors à l'apogée de la réputation et de la fortune. Premier médecin du roi d'Angleterre, professeur d'anatomie et de chirurgie au collége de Londres; il avait conquis une renommée presque européenne, et cependant il était soucieux et rêveur, préoccupé et mécontent.

C'est que, il est bon de le constater, toute médaille a son revers, et, derrière les plus heureux triomphes, courent des messagers de malheur, des insulteurs et des envieux.

Le médecin du roi Charles avait poussé ses études anatomiques bien au delà des bornes ordinaires : il s'était rendu compte des battements du cœur, des pulsations du pouls, de l'écoulement saccadé du sang rouge et de l'écoulement incessant du sang noir.

Avant Harvey, l'on s'imaginait que les conduits artériels ne renfermaient que de l'air; c'est même de cette erreur qu'était provenue leurs dénominations *aer*, *ether*, mots employés par les Latins pour désigner l'air atmosphérique.

Harvey était parvenu, à force d'observations, à découvrir la circulation tout entière. Avant d'en expliquer le mécanisme, il lui avait paru indispensable d'interroger de savantes intelligences, de soumettre sa théorie à des confrères éminents; or il avait été si mal reçu, on lui avait répondu par de si ridicules sarcasmes, que, découragé, rebuté, il sentait dans son âme une exaspération désastreuse.

— Démontrez, faites-nous voir, prouvez-nous! lui avaient dit les incrédules.

Juste au moment où le professeur cherchait des preuves capables de convaincre tout le monde, un chien de belle race, un chien comme il ne s'en trouve qu'en Angleterre ou en Écosse, un animal aimé et chéri de toute la maison, l'ami du maître, le compagnon des serviteurs, et le joujou des enfants, arriva près d'Harvey, s'accroupit à ses côtés et posa doucement son museau sur ses genoux.

— C'est toi, Tom? murmura le médecin.

Le chien encouragé répondit par un grognement plein

de reconnaissance, et se dressant sur ses deux pattes, il osa caresser le visage du savant.

Cette affectueuse démonstration fit sourire le vieux médecin, qui saisit l'animal et le prit dans ses bras comme il aurait fait d'un enfant. Tout d'un coup il s'arrête, il a senti battre le cœur de son chien ; en lui tenant les pattes, il y a reconnu la pulsation des artères, voilà qu'une idée le saisit !

— Jamais, se dit Harvey, je ne pourrai démontrer la circulation du sang sur un animal mort et dont le sang, par conséquent ne peut plus circuler ; mais sur un animal vivant !.... en ouvrant les artères, je prouverai bien qu'elles contiennent un sang spécial ; en ouvrant une veine j'y montrerai le sang qui s'y trouve. Or, si ma théorie est exacte, le sang provenant d'une artère devra s'élancer du côté des extrémités, tandis que le sang provenant d'une veine se précipitera en jaillissant vers le centre d'où il retourne, c'est-à-dire du côté du cœur.

A cette pensée, William Harvey caressa son pauvre Tom tant et si bien, que l'animal se hasarda à lui lécher les deux joues. Hélas ! le lendemain, Tom était torturé au nom de la science. Harvey sautait de joie, car son succès fut incontestable : il avait non-seulement trouvé, mais il avait démontré d'une façon péremptoire, et la circulation artérielle, et la circulation veineuse.

Messieurs, personne ne sut gré au médecin de Charles Ier de sa découverte et de ses démonstrations : tant qu'il n'avait pu donner de preuve convaincante, on s'était contenté de nier en haussant les épaules ; dès qu'il eût démontré, on prétendit qu'un certain Césalpin avait enseigné tout cela bien longtemps avant lui, puis, dénigrant ce scientifique progrès, on lui reprocha de n'être bon à rien.

Deux siècles ont passé et c'est à peine si l'on commence

à proclamer glorieuse la découverte du professeur anglais ; on y arrivera, espérons-le. En attendant, nous allons nous occuper de l'hygiène de la circulation.

II. — La pompe à feu.

Je ne suis point de ces dédaigneux qui dénigrent et critiquent sans cesse ce qu'engendre l'esprit humain ; non-seulement j'aime la science et les arts, mais je m'attache avec une curiosité toute naïve aux progrès que fait journellement l'industrie ; c'est avec enthousiasme que j'examine une mécanique et que j'en étudie les ressorts.

Il est nécessaire de vous en prévenir, Messieurs, les plus belles inventions humaines ne sont que les faibles copies des magnifiques rouages qui font marcher toute notre existence. Je vous ai déjà montré que les lunettes d'approche, ces étonnants télescopes qui nous permettent d'inspecter jusqu'aux profondeurs du firmament, avaient été bâties sur le modèle de l'œil. Aujourd'hui, je prétends vous montrer que toutes les machines où se trouvent des pompes aspirantes et foulantes, ont été construites sur le plan magnifique des organes destinés dans un corps vivant à l'importante circulation du sang.

Avant de venir vous faire cette leçon et pendant que je ramassais les matériaux nécessaires pour la rendre curieuse, instructive et un tant soit peu profitable, j'ai voulu visiter l'une des pompes à feu qui alimentent d'eau les différents quartiers de la capitale : je me suis rendu à l'établissement de Chaillot, et là j'ai pu me convaincre que la circulation de l'eau dans une grande ville n'est qu'une faible copie de la circulation du sang dans le corps humain.

Faisons abstraction, si vous le voulez bien, de ce qu'on appelle force motrice. Dans certaines machines cette force est produite par la vapeur ; dans d'autres elle est le résultat d'un courant d'eau ; quelquefois elle est déterminée par de simples moulins à vent. Que nous importe ? Chez tout être vivant se trouve une puissance mystérieuse, une force donnée par le souffle de Dieu, au jour solennel de la création, une impulsion souveraine que nous désignons fort modestement sous le nom de force vitale, et qui semble une parcelle de la Divinité. Nous la constatons, nous avons des moyens de la démontrer, mais bien orgueilleux serait celui qui tenterait d'en donner une explication.

La pompe à feu dont j'ai voulu faire une étude particulière, était placée sur le bord de la rivière ; seize corps de pompe jouaient alternativement, et non-seulement attiraient l'eau, mais une fois cette eau aspirée, la refoulaient dans d'énormes conduits ; chaque piston se trouvait muni de soupapes, qu'en langage mécanique on appelle des clapets ; ces soupapes se lèvent au moment de l'aspiration, et sont refermées au moyen d'un ressort aussitôt que commence l'action du foulage.

Tenez, transportons-nous en imagination aux environs de cette pompe à feu, et reconnaissons l'un des conduits qui s'en échappent ; étudions-le, suivons-en les embranchements et les différents contours, en un mot, voyons ce que va devenir la masse d'eau qu'il renferme.

Le conduit passe sous le quai, puis se divisant, se subdivisant, il suit toutes les rues principales à quelques pieds au dessous du sol et va aboutir à des fontaines.

L'eau pompée à la rivière arrive ainsi à de nombreux robinets extérieurs, qui la distribuent de distance en distance. Là viennent avec des seaux, avec des cruches, tous les habitants qui ne veulent pas prendre le porteur d'eau pour intermédiaire, et, leur provision faite, ils rentrent chez eux. Alors chacun emploie cette eau à différents usages : on cuit des légumes, on met le pot au feu, on lave le linge ou la vaisselle, etc.

Plus tard, l'eau sale, les résidus de cuisine sont jetés dans ce qu'on appelle des plombs, espèces de bouches toujours béantes qui sont les ouvertures de conduits particuliers; ces conduits descendent le long des maisons et vont porter les eaux sales dans le ruisseau. Du ruisseau ces eaux sales tombent dans des égouts; des égouts elles retournent à la rivière, où elles se mêlent aux flots qui s'y trouvent et vont se représenter à l'action de la pompe à feu.

Aussi vous comprenez, Messieurs, que cette eau ait parfois besoin d'un assainissement, d'une préparation particulière, et c'est pourquoi nombre de gens, à Paris par exemple, lui font subir l'opération du filtrage.

Le sang a besoin lui aussi non-seulement d'un assainissement, mais d'une véritable transformation, et cette transformation est opérée par la fonction respiratoire sur laquelle je n'ai point à m'étendre ici, puisque mon intention y est d'y consacrer une leçon tout entière.

J'ai dit que la circulation de l'eau que nous venons de décrire était la pâle copie de la circulation du sang, et, si vous voulez bien suivre mes explications, vous en resterez convaincu.

Dans notre système circulatoire la pompe aspirante et foulante est représentée par un organe que vous connaissez tous de nom, mais dont vous ignorez très-probablement la structure. Cette pompe, cet organe, ce centre, c'est le cœur.

Les conduits souterrains qui portent l'eau jusqu'aux robinets des fontaines, ce sont nos artères; les plombs, les tuyaux, les ruisseaux même, sont nos veines : les égouts enfin représentent les vaisseaux lymphatiques.

Quant à la rivière, je ne saurais mieux la comparer

qu'aux conduits veineux où lymphe, sang et chyle viennent
aboutir.

III. — Anatomie.

Examinons succinctement *le cœur*, d'abord.

Je m'en vais bien vous étonner, car vous vous imaginez
tous n'avoir qu'un cœur; eh bien! vous en avez deux;
deux réunis en un seul, il est vrai; mais deux cœurs si
parfaitement distincts que, si le cœur droit communiquait
avec votre cœur gauche, vous pourriez mourir à l'instant.

Le cœur est un gros muscle, de forme conique, placé
dans une poche séreuse qui lui est spécialement réservée,
à la partie inférieure de la cavité thoracique, un peu à
gauche, à la région qui se trouve au-dessous du sein
gauche.

Peut-être aux étalages des bouchers ou des tripiers,
avez-vous remarqué des cœurs de bœuf ou des cœurs de
mouton; vous avez vu alors un morceau de viande lisse
ayant la forme d'un triangle, surmonté d'une sorte de
tissu tendineux, tissu qui n'est autre chose que les débris
des conduits, artères ou veines qui se rattachent au centre
circulatoire. Si je suppose que bon nombre d'entre vous ont
pensé que le cœur offrait une cavité unique, qu'ils ne s'en
offusquent pas; c'était ma croyance, à moi, quand j'étais
enfant. Lorsque, pour prix de ma bonne conduite et pour
m'encourager au travail, on me donnait quelques-unes de
ces images religieuses où se trouvent des cœurs enflammés, cœurs placés droit, c'est-à-dire le gros bout en haut,
la pointe en bas, et dessinés à peu près sur le modèle des
cœurs qu'on aperçoit sur les cartes à jouer, j'examinais
cela avec attention, et je m'imaginais tout naïvement que
c'était la représentation d'un sac particulier dans lequel

le sang entrait librement et d'un seul coup comme une
poignée de billes dans la poche de mon pantalon.

Je me trompais grossièrement. Non-seulement la poche
du cœur est séparée en deux par une cloison mitoyenne
qui y établit deux petits logements indépendants ; mais
chacun de ces logements possèdent premier étage et rez-de-
chaussée. Le premier étage a des murailles ou plutôt des
parois flasques, peu épaisses, qui rappellent assez, par leur
structure, par leur forme, une oreille de chien ; aussi

LE CŒUR.

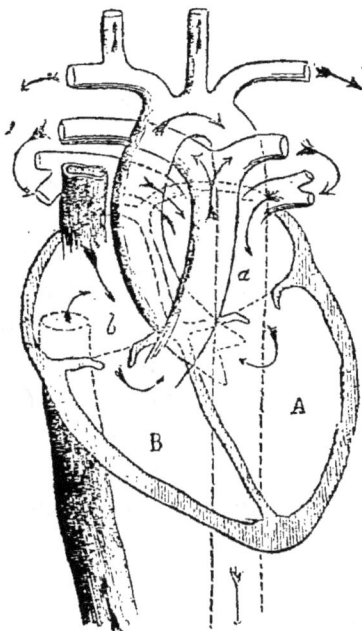

Aa cœur à sang rouge.
Bb cœur à sang noir.
AB ventricules.
a b oreillettes.
NOTA. Les petites flèches indiquent le cours du sang.

l'a-t-on appelé *oreillette*. Le rez-de-chaussée a des murs beaucoup plus épais, beaucoup plus charnus, formant à l'extérieur une convexité qui rappelle le ventre, et on l'a nommé *ventricule*.

Les oreillettes sont séparées des ventricules par un plancher mobile qui forme porte, ce qu'on appelle en anatomie *valvule*.

La planche que nous avons représentée à la page précédante donnera une idée des divers compartiments du cœur et des nombreux vaisseaux qui y aboutissent.

Les *artères*. — La construction des vaisseaux artériel, non-seulement leur donne une résistance considérable, mais leur permet en quelque sorte d'aider le cœur dans ses fonctions. Elles sont douées d'une puissance contractile qui s'harmonise avec les contractions du centre ; il en résulte que le sang, une fois lancé dans les différents canaux, se trouve impérieusement poussé jusque dans les derniers embranchements, c'est-à-dire jusqu'aux organes les plus profonds comme les plus superficiels. Cette vertu contractile est sans doute une qualité précieuse, mais elle est cause de bien des accidents : elle prolonge les blessures et leurs dangers. En effet, coupez la peau, cassez un os, ouvrez une veine, bien vite la nature viendra combler les brèches, et ressouder tout ce qui ne doit pas être séparé. La coagulation des os est une affaire de temps ; mais une ressource immanquable. Le travail de cicatrisation à la peau comme aux veines est généralement prompt et facile. Mais les blessures d'artères sont bien différentes, car les mouvements incessants de ces petits vaisseaux empêchent la soudure naturelle que l'on nomme cicatrisation. Il faut donc redouter les blessures d'artères. Ces canaux du reste sont chargés de fort importantes fonctions : ce sont eux qui portent à chaque molécule du corps humain le liquide nourricier qui le ranime et le répare.

Les *veines*. — Entre les artères et les veines nous trouvons le vide et l'interruption que nous avons remarqué entre les fontaines et les plombs disposés le long des murs de chaque habitation. Le sang qui y arrive a déjà rempli son office, il est rejeté ; ce sont en quelque sorte les eaux sales qui doivent aller aux égouts, puis des égouts retourner à la rivière. Aussi la circulation veineuse n'a plus ni contraction, ni énergie. Pour forcer le sang de circuler un peu et l'empêcher de descendre lorsqu'il doit remonter, de distance en distance se trouvent des poches qui forment soupapes et ferment la retraite à la colonne de sang qui les a franchies.

Un détail. — Je suis ici pour vous instruire, pour redresser les préjugés et prévenir les erreurs. — Les saignées par la lancette se pratiquent sur les veines et non sur les artères. On place une ligature sur le bras ou sur la jambe de manière à entraver la circulation veineuse ; on coupe la peau, on ouvre le vaisseau sanguin, et le sang jaillit comme une fontaine sans saccade et le plus souvent sans difficulté. Eh bien, presque toujours quand la saignée jaillit, quand le malade et son entourage peuvent apercevoir la couleur du sang, on entend des gens s'écrier avec effroi :

— Grand Dieu ! grand Dieu ! quel sang noir !

Messieurs, tout sang veineux doit être de cette couleur, sachez-le, retenez-le bien, et vous préviendrez l'épouvante de certaines gens qui, pour une raison ou une autre, sont contraints de se faire saigner.

Je ne mentionne ici les vaisseaux lymphatiques que pour mémoire ; ce sont des auxiliaires, des canaux veineux, ils charrient plutôt les débris du sang que le sang lui-même, mais puisque je vous en parle, je ne puis faire autrement que de vous faire remarquer les précautions du grand Architecte qui, de distance en distance, a disposé sur le trajet des lymphatiques des ganglions, c'est-à-dire des espèces de petits cœurs, de véritables machines qui au moyen d'un mécanisme spécial, forcent la lymphe à suivre son parcours. J'ai comparé les lymphatiques aux égouts de nos grandes villes; or toute comparaison cloche et la mienne est si boiteuse, que je ne veux point passer outre sans faire une petite rectification. On voit bien des villes qui sont pourvues de fontaines et de ruisseaux et qui sont totalement privées d'égouts. Pourquoi? parce que tous les ruisseaux vont se jeter dans la rivière. Au contraire, on n'a jamais trouvé un être humain qui soit totalement dépourvu de vaisseaux lymphatiques.

IV. — Hygiène.

Savez-vous que c'est de ma part un acte de hardiesse que de vous annoncer l'hygiène de la circulation? Il n'est point un seul auteur qui ait traité cette matière.

La circulation du sang, en effet, non-seulement, est un acte vital qui se passe dans les profondeurs de notre organisation, mais c'est une fonction qui n'est point soumise à notre volonté. Ces locutions : *maîtriser son cœur, contenir les battements de son cœur*, sont des figures ou des hyperboles : notre cœur ne saurait nous obéir; sans cela, bon Dieu! nous n'aurions plus de palpitations, et imposant silence à la fièvre, nous n'aurions plus que faire du fameux quinquina.

Tout d'abord, je vous l'avoue, mon intention était de réunir, pour vous parler d'hygiène, les deux fonctions de la circulation et de la respiration, car toutes deux se tiennent et réagissent l'une sur l'autre; alors, glanant en amateur dans ces deux importants chapitres, j'aurais facilement pu trouver quelques préceptes utiles, quelques fleurs gracieuses à vous présenter; mais j'ai pensé qu'il était essentiel de vous exposer un peu le mécanisme de la circulation, et qu'après tout il ne m'était pas tout à fait impossible de vous donner quelques conseils hygiéniques.

V. — Causes des désordres de la circulation.

Quand les fontaines d'une ville sont en mauvais état, ces désordres [proviennent ou de la machine ou ;des conduits qui transportent le liquide. Mais chez l'homme, les maladies de la circulation, non-seulement peuvent être causées par le mauvais état du cœur, des artères ou des veines, mais encore par la mauvaise qualité du sang.

Dès que le sang est trop épais, trop riche, c'est-à-dire inflammatoire, le cœur stimulé plus que d'habitude, bat avec une énergie inaccoutumée; de là des palpitations, de la fièvre, des inflammations, quelquefois même des hémorrhagies : vous le concevez parfaitement bien; mais ce que vous comprendrez avec un peu plus de peine, c'est que si le sang est trop limpide, trop clair, trop pauvre, le cœur désagréablement impressionné éprouve des secousses analogues à celles dont nous parlions tout à l'heure, palpitations, malaise et, chose singulière, menace d'hémorrhagie.

Vous voyez que les extrêmes se touchent et que des causes toutes contraires peuvent produire des effets presque semblables. Je vous en préviens afin de vous prémunir contre l'envie de vous faire tirer du sang aussitôt que vous éprouvez des battements de cœur. Sans doute, quand le sang est trop riche, les émissions sanguines, pratiquées par la lancette ou opérées par les sangues, deviennent logiques et bienfaisantes, mais si vous retirez du sang d'un organisme qui n'en a déjà pas assez, vous pouvez déterminer les plus graves accidents.

Sans être médecins, vous savez tous, pour la plupart, les moyens de rendre un sang pauvre, plus corsé, plus épais, plus nutritif : tels sont la nourriture un peu plus substantielle, des farineux et des toniques, c'est-à-dire un peu de vin et de bonnes rations de pain. Mais ce n'est pas tout : nos chimistes ont découvert que le sang contenait une petite proportion de fer, et comme ils ont remarqué que le sang appauvri n'en contenait plus, ils ont proposé à la médecine de faire prendre aux sujets trop faibles du fer en boisson ou en poudre, et il faut leur rendre cette justice que leurs conseils, étant suivis, ont produit les plus étonnants résultats.

Donc, aux jeunes gens qui grandissent et s'étiolent, aux jeunes filles qui pâlissent et se plaignent, il ne faut pas craindre de faire prendre quelque préparation ferrugineuse. Mon Dieu, c'est si facile à confectionner ! Quelques clous rouillés, mis dans de l'eau fraîche, procurent souvent une boisson d'une efficacité surprenante ; seulement, je vous en avertis, il faut apporter dans l'usage de ces moyens qui ne peuvent agir que lentement, beaucoup de suite et de persévérance.

Les désordres qui peuvent se produire dans la pompe et les canaux circulatoires sont de différentes natures : tantôt le cœur est trop gros, d'autres fois ses valvules sont mal conformées ; tantôt dans le parcours des artères se produit une espèce de trouée, une véritable hernie d'où résulte un sac, une poche que l'on appelle anévrisme, ou bien les artères se bouchent, ou perdent de leur élasticité ; tantôt les veines se dilatent outre mesure et déterminent ainsi l'inconvénient des varices ; tantôt enfin, les ganglions lymphatiques se développant outre mesure, non-seulement s'engorgent, mais s'enflamment et deviennent le siège d'abcès désolants.

Est-il moyen de prévenir ces maladies ? J'en ai la conviction. Il suffira d'éviter tout ce qui tend à exagérer le jeu des organes destinés à la circulation.

Le cœur, bien plus encore que l'estomac, a des rapports sympathiques avec toutes les autres fonctions, toutes les impressions extérieures retentissent aussi promptement au cœur qu'à la tête, toutes les sensations intérieures ont leur contre-coup vers le centre de la circulation.

Pour simplifier cet examen et pour le limiter comme il doit l'être, nous examinerons les effets du chaud et du froid sur la circulation du sang.

Quelques mots auparavant pour relever deux erreurs.

VI. — L'hypertrophamie.

Il arrive à certaines époques de l'existence, au moment de l'adolescence par exemple, à l'époque du passage de l'enfance à la puberté, il arrive des commotions fréquentes, une sorte d'exagération circulatoire. Aussitôt surviennent des palpitations assez violentes, et la plupart de ceux qui les éprouvent s'imaginant avoir le cœur trop gros, se croient atteints de la maladie qu'on appelle hypertrophie. Combien j'en ai vu de ces jeunes gens qui, bouleversés par cette crainte, après avoir rêvé un mal imaginaire, arrivaient à tomber malades véritablement.

Vous savez que plus un organe fonctionne plus il prend de puissance : les bras des athlètes étaient d'une ampleur et d'une force extraordinaire; les jambes de certains coureurs se dilatent sous l'influence des longs exercices. Il en est ainsi du cœur, plus il se contracte, plus il tend à se contracter, et tous ceux qui redoutent les palpitations, qui s'effraient des battements de leurs artères, tombent dans un cercle vicieux dont il leur devient difficile de sortir. Ils se préoccupent du travail qu'exécutent, chez eux, les organes circulatoires, et sous l'influence de cette préoccupation, les organes de la circulation doublent forcément leur travail; alors se déclarent les spasmes, les étouffements, des souffrances de toute nature. Au nom de vos intérêts les plus chers ne vous en rapportez pas à vous-même : dès qu'il s'agit de constater chez vous une maladie de cette nature, ayez recours au conseil de l'expérience, faites vous examiner par un médecin, et si le praticien vous dit: votre cœur n'est pas plus gros qu'il ne doit l'être, mettez à la porte toutes les craintes chimériques, débarrassez-vous de votre *hypertrophomanie*, croyez aux bonnes paroles de la science et vivez en paix.

D'autant, Messieurs, que si par malheur vous étiez atteints d'hypertrophie de cœur, il ne faudrait pas vous imaginer que ce vice de conformation est un état définitif, une maladie incurable. En évitant tout ce qui peut accélérer la circulation du sang, et je vous dirai quels sont les excitants de cette nature; en mettant un frein à toutes vos sensations, vous pouvez déjà obtenir d'immenses avantages, mais ce n'est pas tout, on peut rappetisser le cœur et en enrayer tous les mouvements.

Vous avez vu quelquefois peut-être le bras de certaines personnes, qui portaient à ce bras une plaie artificielle, un de ces exutoires que l'on appelle vésicatoires ou cautères. Eh bien, vous avez dû remarquer que la région où se trouvait, ou se passait ce travail de suppuration, s'amincissait et fondait en quelque sorte d'une façon manifeste. Or, quand au-dessus de la cavité qui renferme un cœur hypertrophié, on place et on entretient avec soin un cautère à plusieurs pois, on parvient souvent à faire rentrer le cœur dans ses limites naturelles. Je ne dois pas vous faire ici un cours de médecine, et je ne puis m'étendre bien longtemps sur les effets médicamenteux de la plante appelée digitale; mais je ne puis m'empêcher de vous assurer que la digitale a, sur les battements du cœur la plus extraordinaire influence. Cette digitale est un poison, c'est-à-dire que, pris à une dose trop considérable, elle peut dé-

terminer des accidents, elle peut même causer la mort.
Eh bien, il m'est arrivé un jour d'être appelé pour un malade empoisonné par de la digitaline. Je manœuvrai comme
il fallait le faire et je parvins à empêcher une catastrophe;
mais dans cette occasion je pus constater les effets remar-
quables de la digitale sur la circulation du sang : les battements du cœur étaient à peine perceptibles, et le pouls ne
frappait plus que quinze fois par minute.

VII. — Une goutte de sang sur le cœur.

Je vous ai dit la place du cœur, et dans une autre leçon,
en parlant de l'estomac, je vous ai montré la région qu'occupait non-seulement cet organe, mais le foie, la rate, en
un mot tous les viscères qui l'environnent. Or, bien que
le cœur soit séparé du foie et de l'estomac par le grand
muscle horizontal que l'on appelle diaphragme, muscle
qui trace la démarcation des deux cavités de la poitrine et
du ventre, le diaphragme n'est point assez épais, assez
rigide pour empêcher le foie ou l'estomac de peser sur le
cœur, ou le cœur de peser sur l'estomac lorsque le corps
humain est mis dans certaines situations. C'est pour cette
raison que tant de gens ne peuvent se coucher sur le côté
gauche. Or, à ce sujet, j'ai souvent entendu formuler une
sottise si alarmante, que je crois nécessaire de la relever.

— Il ne faut pas se coucher sur le côté gauche, disent
les ignorants, parce que dans cette situation une goutte de
sang pourrait tomber sur le cœur et qu'un accident de cette
nature tue comme un coup de foudre! Une goutte de sang
sur le cœur et l'on est perdu !

Messieurs, à moins d'une plaie, d'une contusion et d'un
véritable désordre, il ne peut se trouver dans le corps humain une seule goutte de sang extravasé. Ne vous couchez
point sur le côté gauche si dans cette position vous n'obte-

nez qu'un mauvais sommeil, mais n'allez pas vous mettre en tête que quiconque se couche et dort de la sorte affronte un péril et s'expose à quelque terrible danger.

VIII. — Effets du froid.

Vous savez tous que le froid rétrécit, tandis que la chaleur élargit et dilate ; par conséquent, vous comprendrez qu'une trop basse température puisse mettre obstacle au jeu nécessaire des organes de la circulation.

Au milieu des frimas de l'hiver, à travers les neiges des montagnes et dans le pays des glaces perpétuelles, l'homme qui ne parviendrait point à combattre par des préservatifs et une chaleur intérieure les attaques atmosphériques, sentirait son cœur se ralentir et verrait ses membres privés de sang nourriciers, tomber en gangrène,. c'est-à-dire mourir par l'épouvantable phénomène de la congellation.

Donc, il faut se prémunir par les moyens les plus efficaces, contre les abaissements de température et contre les refroidissements prolongés.

Non-seulement, il faut craindre les refroidissements prolongés, mais il existe une telle sympathie entre la peau et les organes de la circulation, que si la surface du corps se trouve refroidie outre mesure le cœur souvent se débat et peut se détraquer.

Dès qu'un homme est atteint de rhumatisme, c'est-à-dire de cette maladie qu'engendrent le froid humide et des refroidissements répétés, il se passe au cœur une émotion mal connue et dont il faut vous prévenir. Le rhumatisme voyage d'articulation en articulation. Après avoir torturé les membres, il va se fixer dans les reins ou dans les épaules : le cœur toujours secrètement ému, s'irrite, puis peu à peu se bouleverse et se détériore. En conséquence, tout rhumatisant doit non-seulement chercher à adoucir ses souffrances superficielles, mais il doit veiller spécialement aux malaises de son cœur.

IX. — Froid vital et froid moral.

A côté du froid extérieur, avec les frimas de l'hiver et les tristes abaissements de la température atmosphérique, il faut mentionner le froid vital déterminé par la pauvreté de certaines organisations, et le froid moral causé par la paresse, le découragement, la pussillanimité et la peur.

J'ai déjà eu l'occasion de vous le faire remarquer, Messieurs, nous sommes bien loin de posséder tous la même force, la même résistance organique, le même tempérament. Certains individus, sanguins à l'excès, nerveux outre mesure, semblent des chaudières bouillantes ou des foyers en ignition; d'autres, au contraire, lymphatiques jusqu'à l'exagération, rappellent la lenteur proverbiale des ruminants, et sont froids et lents comme la paresse en personne. Vous comprenez que les sujets de cette catégorie ont besoin d'excitations et sont obligés pour entretenir convenablement l'activité nécessaire à la circulation du sang, d'avoir recours à des précautions journalières, à des manœuvres hygiéniques. Bonne nourriture, exercice au grand air, gymnastique quotidienne, stimulants physiques et moraux.

Mais ce qu'il est nécessaire surtout de modifier et de combattre, ce sont ces états de l'âme qui semble jeter à plaisir des cendres pernicieuses sur le feu nécessaire de la vitalité. Au milieu des adversités de ce bas monde, à travers les milliers d'obstacles qui encombrent notre chemin, la paresse est un péril, le découragement est un véritable danger; enfin, ce qui me semble le plus redoutable au bon état de la santé, c'est ce froid moral qu'on appelle la peur.

La peur, il n'est personne qui ne l'ait éprouvé, frappe directement sur la circulation du sang. Après avoir précipité quelques instants les battements du cœur, elle semble le serrer, le rétrécir et vouloir en arrêter les mouvements; un homme qui a peur éprouve des frissons, des faiblesses, qui vont quelquefois jusqu'à déterminer la syncope : non-seulement les gens peureux s'exposent à des maladies de cœur, mais leur pusillanimité — je l'ai prouvé dans un travail sur les épidémies — les prédispose à devenir promptement victimes de ces déplorables fléaux que l'on appelle suette, rage, choléra. Par conséquent, Messieurs, il faut prendre sur soi et tâcher d'acquérir au moins de l'assurance, si l'on ne peut arriver jusqu'à la bravoure.

X. — Effets de la chaleur.

Les effets de la chaleur extérieure sur la circulation du sang sont bien faciles à démontrer : il suffit d'entrer dans une étuve, de courir en plein soleil d'été, ou de se renfermer dans les appartements de certains frileux.

Je vous ai déjà dit les effets de la chaleur sur la peau, et je vous ai fait admirer les précautions de la Providence, qui a doué notre enveloppe de la fonction préservatrice et bienfaisante, qu'on appelle transpiration. De ce que la peau transpire, il résulte qu'elle peut supporter sans danger une assez forte élévation de température... Oui, mais le cœur, les artères, les veines? Sans doute, les organes de la circulation peuvent peu à peu et par une longue habitude, supporter, eux aussi, 30, 40, 45 degrés de chaleur; mais croyez-moi, il est déraisonnable de les y exposer sans nécessité absolue.

Sous l'influence d'une chaleur exagérée, le cœur bondit avec anxiété; les artères battent avec une force insolite, les veines se remplissent et se dilatent démesurement; bref, il se passe dans les canaux sanguins ce qui a lieu dans le tube digestif quand on a eu la gourmandise de trop manger, il y a malaise, désordre, indigestion.

L'exagération de température du milieu où nous nous trouvons, n'est pas toujours la cause unique de l'excès de chaleur que nous vous déclarons pernicieux au bon état de la circulation.

Je vous ai dit, Messieurs, que les aliments étaient la source première de notre sang et l'élément habituel de notre réparation. Je vous ai montré le bol alimentaire se transformant en chyme, se transformant en chyle, et devenant définitivement du sang veineux. Or, il m'importe de vous le dire et de vous le redire dans cette leçon, le sang veineux transporté jusque dans les parois du cœur, le sang veineux pour lequel est disposé toute la moitié de l'organe central de la circulation, le sang veineux, hélas! n'est point capable de nous réparer et de nous soutenir. Il y a plus, c'est que si par malheur le sang noir n'est pas transformé en sang rouge, et si, tout sang veineux qu'il est, il est porté dans les canaux artériels, il devient un poison et une cause de mort presque instantanée. La preuve en est dans les asphyxies sèches ou humides qui chaque année font tant de victimes.

Mais si le sang veineux n'est point suffisamment préparé pour le grand acte de la réparation organique, il peut arriver à la portion du cœur qui lui est destinée avec des caractères variés et des qualités bien différentes. Le sang veineux provenant d'une alimentation purement végétale, est pauvre, languissant, et surexcite à grand'peine les parois du cœur auquel il vient aboutir. Si au contraire, le sang a été fourni par une alimentation substantielle et animale, déjà il commence à stimuler davantage les organes dans lequel il se précipite. Sous l'influence de cette stimulation le cœur augmente ses contractions, la sanguification va plus vite et la circulation du sang artériel se trouve notablement accélérée.

Si maintenant au lieu d'une nourriture hygiénique substantielle, mais parfaitement saine, nous supposons la présence des condiments et des toniques qui sont essentiellement surexcitants, si avec les viandes et les farineux se trouve ingérée une quantité notable de liquides spiritueux, de liquides alcooliques, oh! alors, il semble que le feu prend aux poudres, le sang veineux arrive au cœur avec des qualités tellement surexcitantes, que l'organe central de la grande circulation double et quadruple tous ses mouvements. De cette accélération circulatoire naît un surcroît de chaleur vitale, aussi pernicieux souvent que le surcroît de la chaleur atmosphérique.

De la sagesse donc, de la prudence surtout! gardez-vous de l'exagération des toniques alimentaires comme des foyers qui peuvent brûler, comme du soleil incandescent qui est capable de rendre fou.

XI. — Chaleur morale.

Vous comprenez, Messieurs, que si je vous ai parlé du froid moral, je suis bien plus autorisé encore à vous parler de cette chaleur intellectuelle qui consume toutes les facultés vitales; chaleur terrible qui détermine bien des incendies et que l'on a coutume de désigner sous le nom général de passion.

J'aurai l'occasion de vous parler des passions en détail quand nous aurons étudié l'hygiène du système nerveux, nous étudierons l'hygiène des sensations intellectuelles; je vous dénoncerai les passions mauvaises, puis j'aurai soin aussi d'analyser les passions méritoires, c'est-à-dire qu'après avoir stigmatisé le vice, je m'efforcerai de faire ressortir tous les mérites de la vertu.

Mais en vous parlant du cœur et de la chaleur qui lui fait mal, je ne puis m'empêcher de signaler, et les émotions qui l'activent et les vices qui le consument!

D'ordinaire on rapporte au centre de la grande circulation une foule de sensations qui ont leur point de départ à la tête, mais qui retentissent spécialement au cœur. Telles sont l'ambition, la colère, le désespoir, telle est surtout cette passion toute humaine que l'on appelle amour.

Certes il est des amours méritoires, des tendresses charitables qui resplendissent du plus merveilleux éclat : l'amour des pauvres, l'amour de la famille, l'amour de la patrie ; mais, en vérité, il en est d'autres qui sont marqués du cachet de la honte et qui n'ont pour excuse que la sottise ou l'animalité.

Je sens bien que je cherche dans ce moment à remonter le cours d'un torrent dont les vagues sont bien redoutables ; mais enfin, Messieurs, je suis venu au milieu de vous comme on va dans un cercle d'amis : j'y ai toujours apporté sans crainte mes opinions, mes explications et mes critiques; votre sympathie et votre bienveillance m'ont appris à n'avoir peur de rien. En conséquence, au risque d'apercevoir quelques rires sardoniques, quelques grimaces peu fraternelles; au risque de blesser bien des susceptibilités, bien des erreurs et bien des fautes, je dois vous dénoncer comme ennemis de la santé, tous ces amours charnels qui subjuguent l'intelligence, tyrannisent le corps et font bouillir le cœur.

Grâce à nos mœurs et à la mode de nos littérateurs, on ne prend plaisir bien souvent qu'aux récits qui représentent la passion dangereuse dont je crois de mon devoir de vous entretenir. Un homme se conduit mal, une jeune fille jette au ruisseau et sa pudeur et sa virginité, des jeunes gens entraînés par les ardeurs du jeune âge se jettent de sottises en sottises ; et, si vous récriminez, si vous avez l'air de juger toutes ces fautes à leur véritable valeur, on hausse les épaules et on vous traite de niais. Il est des axiomes ridicules et qui semblent colorer la mauvaise conduite de bien des gens.

— Que voulez-vous ? il faut que jeunesse se passe !

— Tout cela est une affaire de tempérament !

— On a un cœur ou on n'en a pas, et quand l'amour vous prend au nez, il vous met la tête à la renverse !

Quand un homme a fait quelque vilenie, on croit l'excuser en disant qu'il a trop bon cœur ; on dit de cet homme qu'il a le cœur faible comme on dit d'un autre qu'il a l'oreille dure, les yeux myopes et les jambes de travers. Messieurs, il faut que vous le sachiez bien, il ne peut pas en être ainsi. Nous ne sommes responsables ni de la perfection de nos bras ou de nos jambes, ni de la sensibilité de nos yeux ou de nos oreilles. Mais ce dont nous sommes les maîtres, c'est de suivre les chemins souvent difficiles de l'honnêteté, c'est de nous rendre maîtres de nos passions au lieu d'en être les esclaves.

Je ne creuserai pas davantage cette question, car il faut respecter son auditoire. Il est des fumiers qu'il est dangereux de remuer, et il est des fanges qu'au nom de l'hygiène il faut laisser tranquilles dans leurs égouts.

XII. — Conclusion.

Messieurs, je vous ai parlé du cœur, de ses mouvements et de ses sensations ; je vous ai parlé des effets du froid et du chaud ; je vous ai indiqué certaines précautions à prendre. Nous allons finir cette leçon, mais avant de nous quitter, permettez-moi quelques observations de circonstances.

Le temps est froid, l'hiver nous a jeté ses frimas et ses glaces, aussitôt qu'on se trouve dans la rue on se sent transi et grelottant.

J'ai commencé par une histoire, vous me permettrez de finir par quelque chose d'analogue.

C'était par une époque tout aussi froide que celle-ci, une bonne dame, obligée de sortir de chez elle d'assez grand matin, comprit les inconvénients de l'hiver, car, malgré son manchon et sa pelisse, elle ressentit des frissons dans tout le corps, et son cœur momentanément serré, ralentissait ses mouvements d'une façon désastreuse. L'excellente femme n'était point habituée à de pareilles épreuves, et comme elle était pétrie de bons sentiments, elle se prit à regarder en pitié les gens mal vêtus qui passaient auprès d'elle : elle pensa aux pauvres sans pain et sans feu, elle se représenta les malheureux qui grelottaient dans leurs galetas !

Aussi dès qu'elle fut débarrassée de ses courses, aussitôt que rentrée chez elle, elle aperçut sa femme de chambre,
— Mon Dieu ! mon Dieu ! lui dit-elle, quel froid épouvantable il fait aujourd'hui ! Il faudra dans la journée passer chez mon marchand de bois et le prier de faire remettre chez les bonnes sœurs de charité toute une grande charretée de fagots qu'elles distribueront aux indigents.

— Bien, Madame, répondit la domestique.

Une fois installée dans ses appartements, la dame en question s'étant jetée dans un fauteuil, se raviva au coin d'un bon feu, et lorsqu'une demi-heure après sa femme de chambre vint l'avertir qu'elle allait exécuter sa charitable commission,

— Attendez ! attendez ! ma chère, lui dit-elle, je croyais qu'il faisait bien froid aujourd'hui ; mais franchement la

température se civilise: je crois sage de garder notre au-
mône pour une meilleure occasion !...

Messieurs, nous ne devrions juger du malheur des
autres que par le bien-être qu'un peu d'aisance nous permet de nous procurer. L'anecdote que je viens de vous raconter est en quelque sorte le pendant de ce gourmand qui
s'écriait la bouche pleine, on ne meurt jamais de faim.

Je pourrais par contraste et poussant les confidences
jusqu'à l'indiscrétion, vous montrer des anges de charité,
qui, ne consultant que leurs bons sentiments, oubliant
leur rang et utilisant leur fortune, montaient à des
sixièmes étages avec deux ou trois cotrets de bois cachés
sous leurs grands cachemires, ou se faisant précéder d'un
homme noir qui portait sur son dos soit un crochet de
bûches, soit une corbeille pleine de charbon. Mais à quoi
bon vous prêcher ici la charité ? C'est trop déjà de m'être
arrêté à stigmatiser l'égoïsme : l'amour de son semblable
est dans notre nation un sentiment inné, une vertu ins-
tinctive, et s'il est quelques malheureuses exceptions à la
règle générale, on peut certifier sans crainte de contra-
diction que tous les Français sont des gens de cœur.

DIX–SEPTIÈME LEÇON.

——◆◆◆——

HYGIÈNE DE L'ODORAT.

——————

I. — Axiomes populaires.

Il est des phrases fort en usage, des dictons dont chacun se sert tous les jours, et que bien des gens ont voulu élever à la hauteur d'une preuve, à la grandeur de l'axiome. C'est tout simplement de l'exagération, une erreur, un préjugé.

Ainsi, le proverbe dit : Qui dort dîne. Je vous demande, Messieurs, si vous seriez contents de dîner toujours de la sorte.

Le proverbe dit : Tel père, tel fils ; et une autre fois s'écrie : A père avare, enfant prodigue. Comme voilà deux dictons qui se contredisent, et ils ne peuvent être logiques l'un et l'autre.

Je ne veux donc pas me rattacher aux axiomes populaires comme à des phrases pleines de sagesse, comme à de réelles vérités. Mais j'en aime le pittoresque et la naïveté. Rien ne me fait rire comme quelques phrases :

— Mener quelqu'un par le bout du nez ;
— Il a le nez fin ;
— Il a eu le nez cassé ;
— Je lui ai trouvé un pied-de-nez.

Ces axiomes sont pris au figuré, je l'accorde. De même qu'on mène certains chevaux rétifs en les pinçant aux narines, de même qu'un bon chien de chasse sent le gibier d'assez loin, de même qu'un homme tombant sur la figure peut s'écorcher la protubérance nasale, on dit d'un homme qui se laisse conduire niaisement et avec une docilité presque animale : — On le mène par le bout du nez. Comparant l'homme au chien qui flaire et qui chasse, et qui, non plus par son odorat, mais par son intelligence, prévoit et découvre, discute et juge bien, on dit qu'il a le nez d'une grande finesse.

Le nez cassé n'est qu'une figure, et le pied-de-nez est une spirituelle allusion à la figure de ces gens maussades et mécontents qui grimacent et semblent s'allonger outre mesure.

Probablement vous vous demandez : à quoi bon cette digression? où va-t-elle nous conduire? — A une question hygiénique, soyez-en bien sûrs.

Nous avons examiné l'homme extérieur, nous avons examiné la plus grande partie des organes qui servent à nos sens, nous avons considéré le tube digestif, et chaque fois nous avons enseigné les précautions hygiéniques pour garder tous ces organes en parfaite santé.

Aujourd'hui, nous abordons le grand appareil respiratoire. Après avoir examiné l'organe de la vue, l'organe du toucher, la grande mécanique du goût, voire même les merveilles de la circulation du sang, je veux appeler votre attention sur l'organe de l'odorat, et, sans avoir la prétention de vous tyranniser, de vous circonvenir et de vous mener dans la force du terme, je m'en vais tous vous saisir par le nez.

II. — Rôle du nez.

Sans doute on respire par la bouche, mais on respire bien plus fréquemment par ces cavités, toujours ouvertes, que l'on nomme narines, et le nez, au point de vue physiologique, est certainement la porte principale de tout l'appareil respiratoire.

Pendant deux leçons successives, nous nous sommes occupés de la bouche, nous n'en reparlerons donc pas à propos de la respiration.

Le nez, d'ailleurs, a assez d'importantes fonctions pour que nous lui consacrions toute une séance. Non-seulement il sert à la respiration, mais c'est le seul organe de la sensation spéciale, qu'on appelle odorat. Il n'est point inutile au goût, et il est fort important pour le timbre et l'harmonie des sons qui constituent la parole.

Nous avons, vous le savez, la parole proprement dite et la parole chantée, mais il est inutile d'entrer aujourd'hui dans ces détails; nous en reparlerons longuement dans notre prochaine leçon. Aujourd'hui, nous nous occupons spécialement du nez, comme instrument de respiration et comme l'organe du cinquième sens : l'odorat.

III. — Anatomie, Charpente.

La charpente du nez est moitié osseuse, moitié cartilagineuse. Si jamais vous avez vu une tête de mort, vous avez pu croire que le nez manquait tout à fait; car à la place de cette protubérance que-tout homme vivant porte au milieu du visage, on aperçoit au milieu de la face du

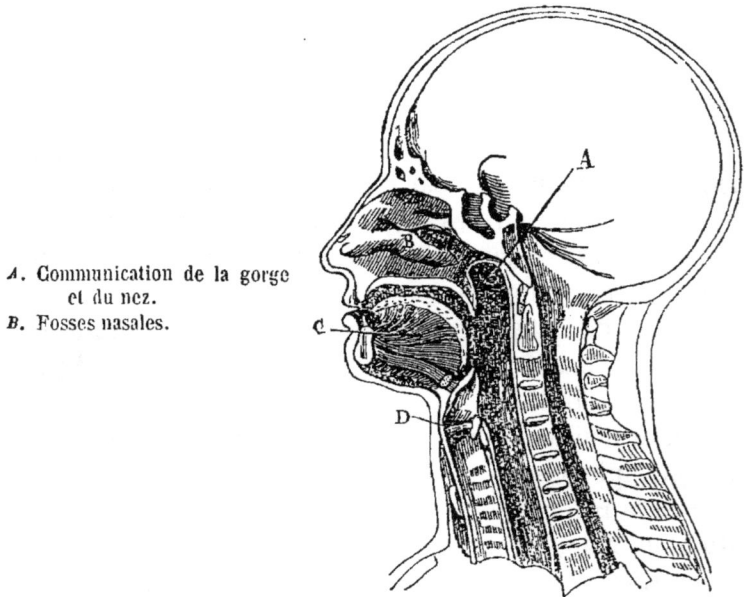

A. Communication de la gorge et du nez.
B. Fosses nasales.

Cavité nasale montrée sur une tête partagée en deux.

squelette, un peu au-dessous des cavités de l'œil, une effrayante caverne à peu près triangulaire, tout au fond de laquelle se trouve un os découpé en dentelle, une sorte de rocher osseux tout criblé de trous.

Mais, cependant, à la partie supérieure de cette porte grande ouverte, si vous y faites bien attention, vous découvrirez deux petits os accolés l'un à l'autre et fortement attachés au reste de la face : ce sont les os propres du nez.

Ces os ont, chez tous les sujets, la même dimension et

à peu près la même forme. Ce ne sont point eux qui donnent à la protubérance nasale son aspect, sa forme extérieure, sa variable configuration, ce sont les cartilages.

Comme c'est la première fois que je vous parle de cartilages, il vous faut là-dessus un mot d'explication. Quand vous mangez des tendrons de veau ou des poissons de mer à grosses arêtes, tels que le cabéliau et la raie, vous trouvez une espèce d'os blanchâtre, uniforme, qui se laisse couper assez facilement par le couteau et croque pittoresquement sous la dent.

Ce ne sont pas des os proprement dits, ce n'est ni de la viande, ni de la chair : c'est là ce que l'on appelle cartilage. Eh bien! ce sont des cartilages qui dessinent la pointe et les ailes du nez.

IV. — Surface extérieure.

Vous pensez bien que je ne vais pas m'arrêter à vous dépeindre minutieusement la protubérance nasale et ses différentes régions extérieures; vous savez tous ce que l'on appelle la racine, le milieu, les côtés, la pointe et les narines. Vous savez tous que la peau qui revêt le petit monument est identique, dans sa structure, à la peau qui recouvre la face et celle du corps. Seulement, comme elle n'est point doublée d'une grande quantité de graisse, elle est d'une susceptibilité remarquable; dès qu'il y a à la tête un peu de congestion sanguine, la peau du nez rougit de suite. Dès que le froid et la brise tombent sur un visage, la protubérance nasale est plus offensée que toutes les régions environnantes. Voilà pourquoi les ivrognes ont le nez rubicond, et voilà pourquoi tant de gens ont le nez bleu dès qu'ils s'exposent aux frimas et à la froidure.

La forme du nez est regardée comme très-importante par les classificateurs qui basent leur système sur les traits du visage et sur les détails de la physionomie. Non-seulement elle a été étudiée et remarquée par les sectateurs de Lavater, mais elle a toujours fait impression sur le vulgaire et sur les masses.

On raconte que sous l'empire romain, les héritiers présomptifs du trône étaient entourés, dès les premiers jours de leur naissance, par des matrones dont les fonctions consistaient à travailler leur nez, à le tirailler un peu tous les jours, de façon à le rendre grave et majestueux.

Ces ridicules coutumes n'existent plus, mais il n'en est pas moins vrai que le nez épaté du nègre et le nez camard de certains sauvages les empêchera toujours de jouer un grand rôle social.

V. — Fosses nasales.

Vous pensez, j'en suis sûr, que les deux narines sont les deux ouvertures de deux cavités toutes simples? Vous vous trompez considérablement : les anfractuosités nasales offrent une série de cavernes et de montagnes excessivement compliquée. Chaque narine présente trois appendices, trois petites voûtes incomplètes que les anatomistes appellent des cornets; chaque narine a son cornet supérieur, son cornet moyen et son cornet inférieur. Voilà pourquoi il est si difficile à une personne étrangère à l'anatomie, d'introduire profondément dans le nez une sonde ou un simple tampon.

L'intérieur du nez est tapissé par une muqueuse spéciale qui secrète tous ces liquides affreux à voir, que les gens bien élevés ont l'habitude de recueillir dans un mouchoir. — Point de dégoût ni de répugnance, je vous en conjure : les mucosités du nez ont un rôle important à remplir, et nous rendent des services quotidiens que je vous ferai remarquer.

VI. — Rapport des cavités nasales avec les organes qui les avoisinent.

Les fosses nasales sont en communication avec l'air atmosphérique, par l'ouverture des deux narines; tout le monde sait cela; mais, de plus, elles communiquent avec l'arrière-bouche et la partie supérieure du tube aérien en s'ouvrant largement au fond de la gorge, derrière les rubans musculaires que je vous ai fait remarquer au fond du gosier, et que l'on appelle voiles du palais.

Ce n'est pas tout : les fosses nasales communiquent encore avec les deux yeux. Vous vous rappelez les points et les sacs *lacrymaux*, c'est dans les narines que se déverse le trop plein de nos larmes, ce qui vous explique pourquoi les gens qui pleurent éprouvent si fréquemment le besoin de se moucher.

Enfin, les fosses nasales communiquent avec les deux oreilles, car c'est au fond de la cavité formée par le cornet inférieur, que s'ouvre le canal aérien appelé *trompe d'Eustache*, canal que je vous ai décrit et dessiné en vous parlant de l'audition.

Je n'en veux pas dire davantage sur la partie anatomique, mais je ne puis passer aux préceptes d'hygiène sans vous faire remarquer l'importance des mucosités nasales, sous le rapport de la respiration et sous le rapport de l'odorat.

VII. — Importance des mucosités.

Encore une fois, ne faites pas la grimace, nous ne vous donnerons aucun détail qui puisse vous dégoûter.

L'air atmosphérique est un des siccatifs les plus énergiques. Quand vous avez du linge mouillé, vous le mettez au grand air, et au bout d'un certain temps, il ne conserve plus d'humidité. Plongez votre main dans de l'eau et tenez-la élevée au milieu d'un grand vent, vous la verrez sécher en un instant. Notez d'abord cette remarque. Maintenant, plus un liquide est onctueux, plus facilement il résiste au dessèchement et à la vaporisation. L'eau, en effet, s'évapore tout de suite, mais l'huile lutte et reste bien longtemps. Eh bien! Messieurs, il fallait à l'intérieur des mucosités nasales, un liquide qui préservât cette ouverture du tube aérien d'une gênante dessiccation. Un liquide analogue à la salive n'aurait point été suffisant, car s'il vous est arrivé de dormir la bouche ouverte, vous vous êtes réveillés mal à l'aise, avec la bouche, la langue et tout le gosier desséchés.

Heureusement, je vous l'ai fait remarquer, c'est par le nez que nous respirons davantage, et si le nez ne se dessèche pas, c'est qu'il est doué de mucosités spéciales. Ces mucosités, d'ailleurs, semblent nécessaires à la sensation de l'odorat, à peu près comme la salive est nécessaire pour découvrir toutes les sapidités. Sans doute, les molécules odorantes sont invisibles, insaisissables, impondérables, inconnues dans leur nature; mais il est une remarque qui prouve leur existence : on garde parfois dans le nez des odeurs dont le foyer est depuis longtemps disparu; il semble que la molécule odorante, empêtrée dans les mucosités nasales, y séjourne et y reste jusqu'à ce qu'elle soit complétement dissoute.

— Mais, Monsieur, me direz-vous, j'ai le nez presque toujours sec, et la preuve, c'est que je ne me mouche jamais; cependant je perçois, tout comme un autre, les bonnes ou mauvaises odeurs.

— Croyez-le bien, Monsieur l'ergoteur, vos fosses nasales ne sont pas complétement sèches, et il est possible que vous n'ayez jamais besoin de soutirer, avec un mouchoir, le trop plein de vos mucosités, il est possible qu'à l'ouverture de vos narines, la muqueuse, chez vous, paraisse sèche comme un parchemin; mais soyez-en bien sûr, au fond des cavités nasales, à l'endroit surtout où les nerfs, chargés de l'odorat, se promènent et s'épanouissent, il y a toute l'humidité nécessaire.

L'odorat est nécessaire au goût. Sur ce sujet, je ne puis mieux faire que d'emprunter la petite dissertation de Brillat-Savarin: elle est pittoresque et charmante, comme à peu près tout ce qui se trouve écrit dans la physiologie du goût. C'est faire acte d'humilité que de rapprocher un si gracieux langage, de mon bavardage ordinaire, mais cela vous reposera un peu de ma prose. Écoutez bien!

« Pour moi, je suis non-seulement persuadé que, sans la participation de l'odorat, il n'y a point de dégustation complète, mais encore, je suis tenté de croire que l'odorat et le goût ne forment qu'un seul sens, dont la bouche est le laboratoire et le nez la cheminée, ou, pour parler plus exactement, dont l'un sert à la dégustation des corps tactiles, et l'autre à la dégustation des gaz.

« Ce système peut être rigoureusement défendu : cependant, comme je n'ai point la prétention de faire secte, je ne le hasarde que pour donner à penser à mes lecteurs, et pour montrer que j'ai vu de près le sujet que je traite. Maintenant, je continue ma démonstration au sujet de l'importance de l'odorat, sinon comme partie constituante du goût, du moins comme accessoire obligé.

« Tout corps solide est nécessairement odorant : ce qui le place dans l'empire de l'odorat comme dans l'empire du goût.

« On ne mange rien sans le sentir avec plus ou moins de réflexion ; et pour les aliments inconnus, le nez fait toujours fonction de sentinelle avancée qui crie : Qui va là?

« Quand on intercepte l'odorat, on paralyse le goût ; c'est

ce qui se prouve par trois expériences que tout le monde peut vérifier avec un égal succès.

« Première expérience. Quand la membrane nasale est irritée par un violent coryza (rhume de cerveau), le goût est entièrement oblitéré ; on ne trouve aucune saveur à ce que l'on avale, et cependant la langue reste dans son état naturel.

« Seconde expérience. Si on mange en se serrant le nez, on est tout étonné de n'éprouver la sensation du goût que d'une manière obscure et imparfaite ; par ce moyen, les médicaments les plus repoussants passent presque inaperçus.

Troisième expérience. On observe le même effet, si, au moment où l'on avale, au lieu de laisser revenir la langue à sa place naturelle, on continue à la tenir attachée au palais ; en ce cas, on intercepte la circulation de l'air, l'odorat n'est point frappé, et la gustation n'a pas lieu.

« Ces divers effets dépendent de la même cause, le défaut de coopération de l'odorat : ce qui fait que le corps sapide n'est apprécié que pour son suc et non pour le gaz odorant qu'il émane. »

VIII. — Soins hygiéniques.

Nous retrouvons ici un organe à peu près extérieur, une sorte de sentinelle placée à la périphérie du corps, avec un mot d'ordre, avec une importante surveillance à exercer ; par conséquent, dans les renseignements d'hygiène que j'ai à vous donner, nous pourrons reprendre les divisions que nous avions adoptées pour les yeux, les oreilles, la bouche et la peau.

C'est la dernière fois que je vous mets en main ce fil conducteur bien capable de nous aider dans le labyrinthe des renseignements et des observations, mais c'est la dernière fois aussi que nous avons à étudier un organe des sens, et un appareil placé sur les limites du corps humain.

IX. — Soins de propreté.

Vous avez vu des enfants, ces chérubins barbouillés, que l'incurie des parents laissent agir et jouer tout seuls? Les pauvres enfants ne savent même pas se moucher; ils reniflent, ils s'empêtrent, ils se barbouillent.

C'est pourtant une chose peu coûteuse et bien hygiénique que le mouchoir. Je ne suis point de l'école de ce philosophe que Molière nous a représenté, enseignant à ce bon monsieur Jourdain la prose et la prononciation des consonnes; je ne m'étendrai donc point sur des minuties que vous auriez le droit de trouver inutiles.

L'homme parvenu à l'âge de raison, doit avoir appris comment il doit se moucher; c'est une affaire d'usage et de coutume, c'est une opération que l'on pratique trop souvent pour qu'il soit nécessaire de la décrire dans un cours comme celui-ci.

Cependant, je vous ferai remarquer que bon nombre de gens se mouchent d'une façon anti-raisonnable. Les uns tirent leur nez toujours du même côté, et ils le tirent avec tant d'énergie qu'ils arrivent à avoir le nez de travers. Les autres, pour l'essuyer, le relèvent avec brutalité, ils y gagnent des nez camards, épatés et fort peu gracieux. D'autres enfin se croiraient par trop prodigues s'ils salissaient leur unique mouchoir; pour ceux-là, la propreté est une extravagance, un acte de dandysme, ou tout au moins une inutile coquetterie. Nous les laisserons dans leur sale coutume; je n'aime point mettre les pieds dans la fange, et je trouve fort déplaisant d'aller barbotter dans un ruisseau. Mais, d'après les usages de notre civilisation, la plupart de ceux qui m'écoutent, j'en suis sûr, se servent d'un linge pour essuyer les mucosités trop abondantes qui s'écoulent des fosses nasales.

Quel est le meilleur mouchoir ? Doit-il être de lin, de soie ou de coton ? Grave question, Messieurs, dans le sujet qui nous occupe ! Vous entendrez des gens bien intentionnés, sans doute, mais bien ignorants, anathématiser tous les mouchoirs de coton ; vous en entendrez d'autres dire que la soie, étant un isolant électrique, blesse les narines et tourmente notre pauvre nez. Quant aux mouchoirs de toile ou de batiste, personne jusqu'à présent n'a osé en dire de mal, c'est bien heureux !

Or, c'est en hygiéniste que je vous parle : quelle que soit la qualité du mouchoir, usez-en, ne craignez rien ; le coton, dont on avait dit tant de mal, est maintenant employé sans aucun inconvénient pour les plaies, les écorchures, et l'on a même trouvé qu'il servait de médicament aux brûlures.

La soie est fort propre, fort coquette, et j'approuve de tout mon cœur ceux qui font usage des foulards. La batiste est sans doute fort douce ; mais elle est si mince et si claire, qu'elle contraint les gens en quelque sorte à se moucher dans leurs doigts. La toile est sans doute fort propre, mais comme elle coûte assez cher, je ne veux pas trop la vanter.

Des mouchoirs, quels que soient leurs tissus et leurs qualités, pourvu qu'ils servent à débarrasser les fosses nasales, sont complétement suffisants.

Il faut non-seulement se moucher, mais il ne faut pas craindre de se laver les naseaux. Pendant la nuit, en effet, les mucosités se sèchent ; elles arrivent à l'état de croûte ; elles masquent la muqueuse qui revêt l'intérieur du nez : ce serait un fort sale moyen que de les vouloir retirer avec les doigts.

C'est pourtant la coutume d'un grand nombre. Je suis

bien désolé d'entrer dans de pareils détails; mais un hygiéniste est un médecin, et un médecin doit savoir considérer toutes les plaies; il doit y toucher souvent au risque de faire crier les malades; car son but est toujours le même : panser, soulager et guérir.

Les doigts, enfoncés dans les cavités nasales, sont armés de ces petites substances cornées que nous avons appelées des ongles. Or, vous le savez très-bien, les ongles égratignent, les ongles coupent, les ongles blessent, et comme on ne les tient pas toujours très-propres, ils font des blessures faciles à s'envenimer.

Oh! lavez, nettoyez hardiment et sans crainte; reniflez de l'eau de façon à ce qu'il vous en tombe dans l'arrière-gorge; vous la cracherez dès que vous l'y sentirez arrivée. Passez, enfoncez des tampons de linge humide! en un mot, tenez parfaitement propre la porte principale de l'appareil respiratoire et l'organe important de l'odorat.

X. — Soins spéciaux.

Comme les fosses nasales ont un double service à faire, les soins à leur donner sont de deux natures différentes; il faut les soigner comme organes de respiration, il faut les soigner comme sens de l'odorat.

Comme organe de respiration, on doit leur épargner l'air trop chaud comme l'air trop froid, l'atmosphère contenant des poussières empoisonneuses.

Expliquons-nous :

En vous parlant de l'hygiène de la vision, j'ai crié contre la déplorable coutume des penseurs et des frileux, qui, se tenant devant un bon feu, non contents d'y mettre les pieds, voudraient y mettre la tête. L'air ordinaire, je vous le disais tout à l'heure, est essentiellement siccatif; mais l'air chaud, l'air embrasé, l'est bien davantage, et il est impossible que des gens qui se mettent la figure au-dessus du feu, qui penchent leur nez au-dessus d'un poêle, qui vont gaiement respirer l'air enflammé par les ardeurs d'un soleil de midi, n'éprouvent pas cette sécheresse nasale que subissent forcément les chauffeurs attisant sans cesse leur fournaise. Or, je vous l'ai dit, les mucosités sont nécessaires à nos fosses nasales, et si vous les desséchez par des fautes ou des imprudences, vous manquez aux règles de de l'hygiéne et aux lois dont l'observation entretient une parfaite santé.

Nous avons supposé la chaleur; supposons maintenant le vent du nord, les vents d'automne et les froids noirs de l'hiver. Vous vivez au milieu de cette température; il ne s'agit pas d'y soustraire les fosses nasales en vous bouchant niaisement le nez. Soyez tranquille, l'architecte qui vous a bâtis a prévu tous les accidents et toutes les secousses. Un air trop froid, aspiré au centre pulmonaire, produirait les pernicieux effets d'une boisson glacée, avalée glouton-nement et tombant lourdement au centre digestif.

C'est précisément pour obvier à cet inconvénient, que vos deux cavités nasales sont criblés de cavernes, de pro-montoires et d'anfractuosités. L'air s'engouffre dans les narines, tourbillonne forcément dans tous les creux formés par les cornets que je vous ai décrits. En tourbillonnant, il séjourne, en séjournant il s'échauffe, et il n'arrive dans les poumons qu'après avoir pris à toutes les surfaces qu'il a parcourues une dose de calorique que répare bien vite l'incessant foyer de la chaleur vitale.

Il faut cependant éviter par un temps froid de courir le nez au vent, et d'y faire de trop fortes aspirations.

Pour s'opposer à l'engouffrement d'un air trop refroidi, la mode a mis en avant l'usage des tissus de laine, qu'elle a pompeusement appelés cache-nez. L'usage des cache-nez est-il sage et bien hygiénique? Non. Si vous ne placiez votre tissu de laine que sur les narines, j'en admettrais l'usage et j'y applaudirais; mais ce sont de lourdes cravates qui, non-seulement défendent le nez, mais bouchent l'ouverture de la cavité buccale. Les aspirations nasales ne se faisant qu'imparfaitement, l'homme qui veut respirer est bien obligé d'ouvrir la bouche : non-seulement il l'ouvre pour aspirer, mais il l'ouvre pour respirer, et chacune de ces expirations, renvoyant à l'extérieur un air humide et chaud qui se trouve arrêté par l'obstacle du cache-nez, cet air imprègne la laine, l'humidité condensée par le froid mouille l'immense cravate, et alors le nez et les narines, humectées par le cache-nez, refroidi par la température extérieure, s'irritent, s'enflamment et se gercent.

Les poussières empoisonneuses se rencontrent, hélas! dans un trop grand nombre d'ateliers : poussières métalliques ou poussières salines doivent être évitées autant que possible.

Remarquez bien que je dis autant que possible, je ne veux ôter à personne son industrie et son état. J'ai parlé de lunettes pour les yeux, je pourrais conseiller des masques pour les narines; je préfère indiquer les moyens de mettre à la porte les poussières forcément aspirées. Ces poussières, en effet, sont retenues un certain temps par les mucosités nasales, et si chaque ouvrier, après sa besogne quotidienne, se pliait aux précautions de propreté que je recommandais tout à l'heure, soyez-en bien sûrs, nous n'aurions pas autant de stomatites mercurielles et de coliques de plomb.

Comme l'organe de l'odorat, les fosses nasales doivent être préservées des odeurs trop excitantes et des odeurs enivrantes surtout. Car, il faut bien se le rappeler, il est des odeurs qui enivrent : l'odeur du vin grise certains tonneliers; il est des odeurs qui nourrissent : l'odeur de la viande engraisse tous ceux qui la gardent, la coupent et la débitent.

L'odeur méphitique, remuant tout le tube alimentaire, s'oppose à la digestion, détermine parfois des vomissements, et cause souvent de déplorables diarrhées.

Il est des odeurs malsaines que je ne sais trop comment intituler; elles agacent, elles ôtent le sommeil, elles déterminent tous les accidents d'un véritable empoisonnement. Ainsi, il est déraisonnable au point de vue hygiénique de séjourner dans des appartements nouvellement peints; l'odeur des couleurs et de la térébenthine énerve, émeut et rend souvent malades ceux qui ne sont pas habitués à la respirer.

XI. — Soins dans les maladies.

De même que certaines maladies générales, les fièvres éruptives par exemple, retentissent spécialement à la tête et aux yeux, de même certaines affections frappent toujours par contre-coup la muqueuse nasale. Ainsi, dans les fièvres typhoïdes, il se fait à l'intérieur une exsudation caractéristique; ainsi dans certaines crises, il survient des hémorrhagies nasales : les atteintes rhumatismales sont presque toujours compliquées de coryza, de ce que le vulgaire appelle rhume de cerveau.

Il me paraît à moi fort nécessaire de vous dire quelques mots sur ces désagréables retentissements.

Le rhume de cerveau est appelé d'un nom ridicule. Effectivement, le cerveau n'a pas avec le nez une correspondance immédiate. Bien des gens qui mouchent, s'imaginent faussement que le cerveau s'en va par là. La muqueuse qui tapisse l'intérieur des cavités nasales est enflammée, et dès lors elle sécrète une quantité considérable de mucus; mais ces mucosités sont tout simplement le produit de l'inflammation, comme les mucosités de la gorge sont le résultat d'un rhume ordinaire.

Un des premiers moyens de calmer le rhume de cerveau, est de priser de l'amidon, de renifler du lait, d'éviter l'air froid du soir et du matin ; et, quant à ce remède populaire qui consiste à mettre du suif sur la protubérance nasale, je l'admets et je l'explique :

Un corps gras, mis à l'extérieur, bouche hermétiquement les pores de la peau ; par conséquent, il concentre à cette surface la transpiration insensible qui s'en exhale. Cette transpiration, accumulée, produit extérieurement une petite irritation qui fait dériver, en d'autres termes, qui diminue l'irritation intérieure.

Quant aux hémorrhagies, si elles sont légères, il n'y a point à s'y opposer, elles sont bienfaisantes ; mais quand elles se prolongent, on les arrête, soit en reniflant de l'eau vinaigrée, c'est-à-dire de l'eau rendue astringente, soit en appliquant sur les tempes des compresses d'eau froide ; soit enfin en plaçant un corps froid dans le dos, un morceau de marbre, une clé, un caillou.

Mais parfois ces moyens ne sont pas suffisants, et j'ai vu des saignements de nez devenir presque mortels. Il faut alors recourir à l'homme de l'art, qui tamponne et fait prendre des remèdes internes.

Je ne vous citerai qu'un seul fait, parce qu'il servira à vous graver dans la mémoire le remède le plus efficacement employé. J'avais été mandé pour une hémorrhagie nasale survenue à une femme de plus de soixante ans.

Le sang perdu était considérable ; le tamponnement et tous les instruments de chirurgie connus n'arrêtaient rien. J'avais manœuvré une heure entière sans pouvoir rien arrêter ; le pouls vacillait déjà, et la malade avait sur le visage le râle d'une agonie que je croyais inévitable. De guerre lasse, je cours chez le pharmacien, j'en rapporte de l'alun en poudre, j'en fais renifler deux ou trois grosses pincées à l'agonisante, et je me retire en recommandant de réitérer souvent cette opération. J'avoue que je ne comptais plus guère sur son efficacité. Trois jours après, je vis arriver chez moi une bonne vieille qui ne savait comment me témoigner sa reconnaissance. Je ne la reconnaissais pas. — C'est moi qui me mourais l'autre jour, me dit-elle. — Mon alun avait arrêté tous les accidents.

XII. — Le tabac à priser.

Mon rôle ici est aussi embarrassant que lorsque je vous parlais de la pipe et du cigare : l'usage du tabac est entré tellement dans nos mœurs; si un grand nombre de gens ont pris l'habitude de la tabatière, que je n'obtiendrais rien, j'en suis sûr, si je voulais défendre absolument, totalement proscrire.

Mais, enfin, il m'est bien permis de dire que la poudre de tabac, que l'on fourre continuellement dans les fosses nasales, est passablement contraire à l'hygiène; je ne la condamnerai pas plus que je n'ai condamné le sel, le poivre et tous les condiments digestifs. Il paraît que la poudre de tabac entassée dans les narines, non-seulement stimule la muqueuse nasale, mais réagit sur le cerveau. Soit. Mais l'abus, Messieurs, l'exagération, la servitude!... j'ai bien le droit de m'élever contre toutes ces choses-là; or, étudiez le sujet de près, et vous en serez promptement convaincus. L'habitude du tabac, si on ne l'arrête, si on n'y prend pas garde, devient d'une épouvantable tyrannie.

Je connais des gens qui vident, deux fois dans un jour, de fort respectables tabatières; le soir en se couchant, il leur faut un nez bien bourré de tabac, et même de temps en temps, dans un demi sommeil, par une sorte de mouvement automatique, ils vont chercher de grosses prises, ils ne dormiraient point s'ils n'apercevaient pas la tabatière grande ouverte sur la table de nuit. Moi, je dis que c'est là une fort triste servitude. — Si vous ne prisez pas, n'en prenez jamais l'habitude ; si vous prisez, retenez-vous, surveillez-vous, prenez garde au fossé que l'on appelle *abus*.

XIII. — Soins pendant la convalescence.

De même que j'ai défendu l'odeur des fleurs pendant la nuit, c'est-à-dire pendant le travail absorbant du sommeil, je réprouve l'usage des fleurs et des odeurs de toute nature que l'on prodigue aux convalescents.

Dans la convalescence, je vous l'ai déjà plusieurs fois fait remarquer, tous nos organes sont éminemment impressionnables et les chocs trop violents deviennent toujours douloureux ; il y a beaucoup de personnes douées de sympathie et de commisération, riches d'un excellent cœur, qui s'imaginent qu'elles ne peuvent rendre visite à un malade, dans la saison des fleurs, sans lui porter un bouquet ou tout au moins une ou deux roses.

Le malade est tout ravi de pareilles attentions, et pour faire honneur au cadeau qu'on lui apporte, il le flaire avec extase, il le savoure avec une sorte de gourmandise. Qu'en résulte-t-il ? Une surexcitation intempestive du nez d'abord, mais du cerveau ensuite, un gros mal de tête, de la somnolence, en un mot, une perturbation telle qu'il en peut résulter une rechute dans la maladie dont on célébrait déjà le départ.

Autre détail : — Les convalescents ne sont point forts ; ils sentent à chaque instant des tiraillements d'estomac et des faiblesses générales qui leur font craindre la syncope. Alors on a imaginé de leur mettre sous le nez des bocaux remplis d'odeurs émouvantes, et bien plus, comme un bocal est toujours pesant, comme il est d'un emploi assez incommode, on a confectionné de petits flacons longs comme un doigt, gros comme le pouce, et que l'on remplit de sels ammoniacaux et d'alcalis de toutes espèces.

Le pauvre convalescent prend l'habitude de tenir toujours son flacon sous son nez, et alors il se fait mal à la tête, et alors il impressionne son cerveau d'une façon fâcheuse; il y a longtemps que je vous le répète, il faut à chacun de nos organes des moments d'exercice, mais aussi des instants de repos.

XIV. — Conclusion.

J'ai commencé par des axiomes populaires, je veux terminer de la même façon. On dit d'un homme curieux qu'il fourre son nez partout. Or, dans la politique nécessaire au bien-être de chaque famille, comme dans la politique indispensable au gouvernement, la curiosité devient de l'indiscrétion et quelquefois pire encore. Messieurs, ne fourrons pas le nez partout, si nous ne voulons pas avoir souvent... le nez cassé.

DIX-HUITIÈME LEÇON.

—◇—

HYGIÈNE DE LA VOIX.

I. — La voix et la parole.

Jusqu'à présent, Messieurs, nous n'avons guère étudié dans la splendide structure du corps humain, que des organes qui se trouvent chez un grand nombre d'animaux.

Nous avons admiré en détail la magnifique enveloppe du corps, avec ses accessoires, ses fortifications, ses moyens de défense; nous avons étudié les appareils des organes qui nous permettent la vue, l'ouïe, le toucher, le goût, l'odorat; enfin nous savon arrêté nos regards étonnés, sur cette merveilleuse usine où se fabriquent, où se distillent les éléments de notre réparation. Notre immense canal alimentaire, les transformations qu'il exécute ont mérité votre curiosité et votre admiration, puis est venu l'admirable mécanisme de la circulation du sang. Mais, encore une fois, tout cela est commun à l'homme et à beaucoup de brutes; tout cela ne sert qu'à la vie matérielle et animale.

Aujourd'hui, nous abordons l'examen d'un organe plus spécialement humain, et où resplendissent quelques-unes des paillettes d'or de ce majestueux soleil que l'on appelle l'esprit. Nous avons commencé l'étude de la respiration, nous avons étudié la bouche, c'est-à-dire les lèvres, la cavité buccale et tout ce qu'elle renferme; nous avons étudié les fosses nasales, et je vous ai fait remarquer les circonvolutions, les cornets, les circuits, toutes les anfractuosités : bouche et fosses nasales aboutissent à un même confluent que l'on appelle gorge ou gosier, et à peine ce curieux détroit franchi, nous trouvons deux conduits placés l'un devant l'autre : le pharynx, canal destiné aux aliments, et le larynx, première pièce du tube aérien.

Or, à l'intérieur de cette première pièce, est un admirable instrument, la glotte, l'organe de la voix et de la parole; la voix, ce trucheman de l'intelligence, cette espèce de télégraphe caché, chargé de transmettre à distance les sentiments et les pensées.

II. — Puissance de la voix humaine.

Bien des animaux ont une voix : les uns chantent, les autres crient, les autres mugissent; mais qu'est-ce que tous les sons échappés du gosier des brutes, à côté de la voix sortie du larynx d'un homme, à côté surtout de cette voix articulée qui varie suivant les conventions et les habitudes, en un mot, suivant le langage des différentes nations?

Voyez cet homme qui veut arrêter un cheval, un animal tellement plus fort que lui, qu'il le pulvériserait en moins de quelques minutes, si jamais il lui prenait fantaisie de secouer le joug, de renier le frein, de déployer toutes ses forces et de se révolter :

— Hôô! ahôô... holà! lui crie-t-il, et le coursier docile s'arrête à ce seul cri.

Viens ici, dit un cornac à un éléphant qu'il a dressé, et aussitôt cet animal colosse, cette espèce de ville mouvante, cet être doué d'une force prodigieuse, abaisse sa trompe, remue ses larges oreilles, cligne les yeux avec soumission, et mettant en mouvement les quatre colonnes charnues qui forment ses jambes, il avance, il obéit.

Franchement, je ne m'étonne pas trop qu'une mère aux abois ait pu arrêter par ses larmes et ses cris un lion rugissant prêt à dévorer son enfant, et je suis tenté de prendre à la lettre certaines fables allégoriques que nous ont transmises les narrateurs de l'antiquité.

III. — Deux souvenirs.

Je me rappelle deux émotions profondes que je vous demande la permission de vous raconter.

C'était au sortir de collége, au moment où je commençais mes études médicales. Jeune, ardent, impressionnable, je me passionnais pour tout ce qui était grand et beau. Un certain dimanche, je fus conduit par un ami dans la chapelle d'un collége.

Là, j'entendis un orateur qui préludait par d'admirables conférences aux discours magnifiques et pompeux qu'il a faits depuis à Notre-Dame. L'abbé Lacordaire prenait la parole pour instruire quelques centaines de jeunes gens. Je me rappelle son regard d'aigle, sa voix vibrante et enthousiaste, son geste puissant et convaincu. Pendant une heure que dura son instruction, je sentis sept à huit fois ce tressaillement qui semble se dénoncer à la peau, et que le vulgaire appelle sensation de chair de poule. A chaque instant, un frémissement commun parcourait le petit auditoire, et il fut un moment où nous fûmes obligés de nous raidir contre les impressions reçues ; car sur tous les visages enthousiasmés, on voyait que chacun aurait voulu se lever et crier pour applaudir.

C'était bien là la puissance de l'éloquence, l'effet magique de l'art oratoire, le pouvoir électrique de la parole, autrement dit : de la *voix parlée*.

A quelques années de là j'éprouvais une émotion analogue au milieu d'un vaste et magnifique concert. Je fus en effet, un des heureux auditeurs de ce concert, une fois donné dans la grande salle qui servait jadis aux expositions de l'industrie. M. Berlioz avait rassemblé là tout ce que la France possède d'instrumentistes émérites ; il avait fait appel aux choristes les plus éminents.

Le concert, intitulé : *Concert monstre,* produisit une impression non point monstrueuse, mais des plus grandioses. On y récita la *Prière de Moïse,* l'effet en fut immense : tout le monde se mit debout ; les acclamations étaient unanimes ; les femmes agitaient leurs mouchoirs ; quant à moi je pleurais comme un enfant.

C'était là l'effet de la *voix chantée ;* c'était le prodigieux résultat d'un chant bien rythmé et véritablement beau ! permettez-moi de vous rappeler ce que je vous disais en vous parlant de l'audition. Rien ne remue, rien n'anime comme une marche guerrière, comme un chant plein de courage et d'élan.

Ainsi, je ne crois pas trop m'avancer en prétendant que la plupart de nos révolutions seraient tombées à plat, sans les chants provocateurs qui, de part et d'autre, stimulaient les combattants.

Nous allons donc aujourd'hui, Messieurs, nous occuper de l'organe de la voix, et des sons qui sont nécessaires à sa conservation. Peut-être trouverez-vous une pareille leçon à peu près inutile dans un cours d'hygiène populaire. Sans doute, la plupart de ceux qui m'écoutent n'ont l'intention de se faire chanteurs ni orateurs ; mais l'organe de la voix, quand il n'est point assez ménagé, non-seulement s'enroue, et semble se fêler, mais il s'irrite, il se révolutionne, il s'enflamme, et souvent c'est dans le larynx que commence cette maladie presque toujours mortelle, que l'on appelle la phthisie ; et puis, nous sommes tous destinés à vivre en société, à nous parler, à nous interroger, à converser ensemble, et le timbre de la voix devient un moyen souvent téméraire, mais presque toujours employé pour juger un homme, pour apprécier ses bonnes et ses mauvaises qualités.

La parole et le timbre vocal, en effet, peignent d'ordinaire les idées, les facultés et l'état moral d'un individu ; il en résulte que si l'ouvrier aborde un patron avec une voix rauque et brutale, on le regarde de travers, et on refuse de l'employer. Si le petit commerçant a la parole sèche et brève, ou si son timbre est triste et caverneux, les acheteurs en ont peur et se retirent.

La voix et son instrument méritent donc bien quelques instants d'examen.

IV. — Anatomie.

Les poumons dont nous étudierons plus tard la structure, jouent un rôle très-important dans la production de la voix. C'est comme le soufflet de l'orgue et l'archet du violon. Supposons, pour n'avoir pas à nous en occuper aujourd'hui, que le vent de la respiration est toujours bien lancé, et arrive par bouffées intarissables, et nous n'aurons plus à considérer dans l'appareil vocal que trois parties :

La trachée, qui remplit le rôle de porte-voix.

Le larynx, qui contient la glotte et les cordes vocales.

Et enfin les ouvertures extérieures qui permettent au son de faire explosion au dehors, qui le modulent et qui le corroborent : je veux parler de la bouche et du nez.

ANATOMIE DES ORGANES DE LA VOIX.

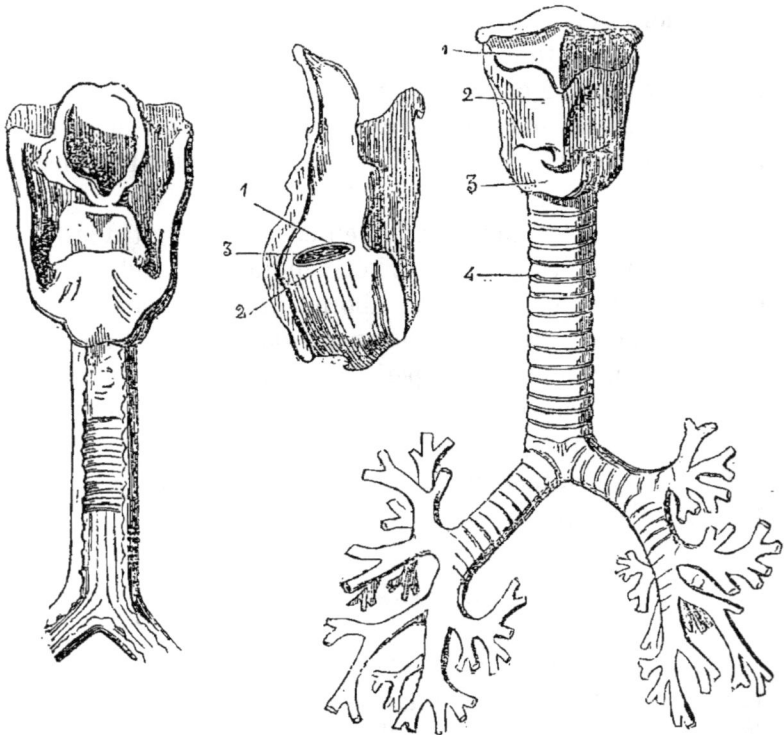

1re fig. *Larynx* vu à son embouchure et à sa partie postérieure.
2e fig. Cartilages renfermant les cordes vocales. — Larynx coupé et vu en dedans : 1. corde supérieure ; 2. corde inférieure ; 3. ventricule.
3e fig. Larynx, trachée-artère et bronches vus en avant : 1. os hyoïde ; 2. cartilage thyroïde ; 3. cartilage cricoïde ; 4. trachée-artère.

V. — La trachée.

La trachée est un tube de 150 millimètres de longueur, composée de 18 à 20 petits cerceaux cartilagineux, tronqués et réunis postérieurement par une membrane fibreuse.

La trachée monte verticalement en avant de la colonne vertébrale, pour s'adapter au larynx; sa partie inférieure se bifurque en deux tubes qui entrent dans le poumon droit et gauche, ou qui se divisent en ramifications bronchiques innombrables.

VI. — Larynx et glotte.

Le larynx est une espèce de boîte cartilagineuse qui coiffe, pour ainsi dire, la trachée; il renferme les cordes vocales et il est mu par des fibres qu'on appelle muscles, qui varient à l'infini sa largeur, sa longueur et sa capacité. Ainsi, en comparant l'instrument de la voix humaine à tous les instruments à cordes connus, nous pouvons dire que les cartilages forment la charpente, les cordes représentent tout naturellement les cordes, et les muscles font les fonctions de chevilles.

VII. — Cartilages du larynx.

Ces cartilages sont au nombre de cinq :

1° Le *cricoïde*, ainsi nommé de sa ressemblance avec un anneau.

2° et 3° Les *aryténoïdes*, ayant la forme d'un entonnoir, et servant de point d'attache aux cordes vocales. Ces cartilages forment la pièce la plus essentielle de l'appareil phonateur.

4° Le *thyroïde*, ressemblant à un bouclier ; c'est le plus considérable de tous ; il forme chez l'homme ce qu'on appelle vulgairement la *pomme d'Adam*.

5° L'*épiglotte*, cartilage plus flexible que les autres, s'abaissant sur la glotte, au moment du passage des aliments dans le pharynx, et se relevant ensuite par sa propre élasticité.

VIII. — Cordes vocales.

Ces cordes sont formées par de petits ligaments élastiques, essentiellement sonores, qui s'attachent aux parois des cartilages aryténoïdes. Leur tissu diffère de tous les autres tissus, non-seulement par la couleur et la composition chimique, mais encore par la disposition des fibres. La longueur moyenne des cordes vocales, chez l'homme, est, pendant le repos de 18 millimètres 1/4 ; chez la femme de 12 2/3.

Ces cordes ou ligaments offrent, au maximum de leur tension, chez l'homme : 23 millimètres 1/6 ; chez la femme : 15 1/3.

Aux cordes vocales seules ne se borne pas le tissu élastique et sonore ; les ligaments qui attachent les différentes pièces du larynx, ainsi que les fibres longitudinales de la membrane qui revêt les bronches et la trachée, sont également fournis d'un tissu élastique, de telle sorte que toutes les parties de la glotte sont susceptibles de vibrations et de résonnance.

Les expériences de quelques physiologistes tendraient à établir que les cordes supérieures n'ont point la même importance que les cordes inférieures, dans la production des sons de poitrine et de tête : la section de ces cordes n'entraîne pas la perte entière de la voix, tandis que la section des cordes inférieures amène toujours l'aphonie complète.

IX. — Muscles ou chevilles.

Les muscles du larynx se divisent en plusieurs groupes auxquels on a donné les noms de muscles *élévateurs,* abaisseurs, constricteurs, tenseurs, détenseurs, dilatateurs.

Ces noms déterminent leur propriété, c'est-à-dire leur mode d'action.

Nous ne disons rien sous le rapport anatomique de la bouche et des forces nasales, nous les avons déjà minutieusement étudiées; mais nous y reviendrons tout à l'heure pour donner quelques explications physiologiques généralement ignorées.

X. — Théorie du son.

Avant d'expliquer le mécanisme de la voix, quelques notions de physique nous sont indispensables.

Qu'est-ce que le son?

« Le son est produit par la vibration d'un corps dans « un milieu propre à la propager. Le corps le plus apte « à cette propagation est, sans contredit, l'air atmos- « phérique.

« On distingue dans le son la hauteur ou élévation, « l'intensité et le timbre. La *hauteur* et la gravité du son « résultent du nombre de vibrations. Plus un corps vibre « rapidement, plus le son est aigu; moins il fournit de « vibrations, plus le son est grave. »

L'intensité du son dépend de l'étendue et du volume du corps vibrant. Si le même son est donné par un tambour et une grosse caisse, le son émanant de la grosse caisse sera plus intense que celui du tambour.

Le timbre dépend de la nature du corps vibrant. Ainsi

la note *sol* étant donnée par une flûte et un cor, le timbre des deux sons sera différent.

XI. — Mécanisme de l'appareil vocal.

Le mécanisme des mouvements phonateurs est assez compliqué; il réside dans l'impulsion donné à l'air par le poumon, dans la vibration des cordes vocales et dans l'action de quatre ordres de muscles qui impriment au larynx et à la glotte divers mouvements.

Ces mouvements sont au nombre de quatre :

1° Élévation du larynx par les muscles *élévateurs*.

2° Abaissement du larynx par les muscles *abaisseurs*.

3° Rétrécissement de la glotte par les muscles *constricteurs*.

4° Élargissement de la glotte par les muscles *tenseurs*.

La tension des cordes vocales coïncide toujours avec l'élévation du larynx et le rétrécissement de la glotte.

Le relâchement des cordes vocales coïncide toujours avec l'abaissement du larynx et l'élargissement de la glotte.

Quand l'air est chassé du poumon avec force, le larynx étant relevé et la glotte resserrée, les vibrations des cordes vocales se multiplient et le son s'élève; de telle sorte que plus le larynx est relevé, la glotte resserrée et l'air chassé avec force, plus les vibrations augmentent en nombre, se rapprochent, et plus le son devient aigu.

Quand l'air sort du poumon avec moins de force, le larynx étant abaissé et la glotte plus ou moins ouverte, les vibrations des cordes vocales deviennent plus rares et par conséquent le son plus grave.

Lorsque le larynx est tout à fait abaissé, la glotte entièrement ouverte et les cordes vocales complétement détendues, si l'air est chassé violemment du poumon, la production du son n'a point lieu, l'on n'entend qu'un bruit de souffle, un soupir.

XII. — Rôles de la bouche et du nez.

Tout le monde sait qu'il faut ouvrir la bouche pour parler et pour chanter ; mais ce que l'on ignore généralement, c'est que le nez sert pour quelque chose dans le phénomène de la voix. Or les fosses nasales avec leurs circonvolutions et toutes leurs anfractuosités modulent, répètent et corroborent tous les sons échappés de la poitrine. Cette espèce d'écho naturel est nécessaire pour que le son soit gracieux et pur : cela est si vrai que, quand survient un rhume de cerveau, c'est-à-dire quand la peau qui tapisse l'intérieur du nez se trouve enflammée ; comme cette inflammation la boursoufle, elle bouche en quelque sorte les conduits naseaux, elle comble et fait disparaître par conséquent toutes les cavernes intérieures, et alors, la voix devient désagréable et sourde. On dit en pareille circonstance : ne vous étonnez pas, je parle du nez. On dit là une grosse balourdise, car c'est précisément parce que l'on ne parle plus du nez, parce que les fosses nasales sont hors d'état de moduler les sons, que la voix est si disgracieuse.

XIII. — Hygiène.

Pour comprendre l'importance des organes de la voix, considérez un instant ces pauvres muets de naissance, ou ces malheureux devenus muets par accidents.

Quelle situation, quelle privation, quelle torture ! On sent, on éprouve ; on veut demander, interroger, exprimer un sentiment, mais hélas ! l'instrument vocal refuse le service : silence ! impuissance ! impossibilité !

Je sais bien que des études éminemment philanthropiques, un enseignement essentiellement humanitaire est parvenu à substituer au langage articulé, la parole des gestes et des signes. Mais c'est un art compliqué, minutieux, difficile, qui nécessite des explications considérables; c'est un langage qui demande pour être compris de tous une véritable traduction.

Nous nous sommes apitoyés sur le sort des aveugles et sur l'infirmité des sourds, à plus forte raison devons-nous plaindre les muets.

Mais encore une fois, que cette commisération nous serve à comprendre tous les bienfaits de la parole, et qu'elle nous détermine à soigner l'appareil vocal avec une véritable sollicitude.

XIV. — Hygiène de la voix chez les enfants.

Il s'agit d'un organe intérieur; en conséquence, nous ne pourrons suivre notre méthode ordinaire.

Nous examinerons succinctement les soins qu'exige la voix chez les enfants, chez les jeunes gens, chez les hommes faits et chez les vieillards.

Nous y ajouterons quelques mots sur les précautions à prendre en cas de maladie ou de convalescence, et je crois que de cette manière, nos renseignements seront suffisamment complets.

Il est des enfants qui même avant de parler se cassent la voix, ou tout au moins se détraquent, à force de crier, le précieux organe de la parole.

Faire des remontrances à de petits êtres dont l'intelligence n'est point encore éclose, serait chose tout à fait inutile; mais il faut chercher à les apaiser, à les calmer. Si le cri est un signe de douleur, un symptôme de maladie, il faut soigner l'enfant bien vite; si c'est l'effet de la

colère ou du caprice, de la gourmandise ou de tout autre
passion naissante, il faut agir avec diplomatie, calmer les
cris, mais bien se garder de flatter la passion.

Dès que les enfants parlent et babillent; aussitôt surtout
qu'ils peuvent marcher et courir seuls, il faut les empêcher de trop crier, au milieu de leurs amusements; les
parents là-dessus sont d'une faiblesse ridicule, les enfants
surtout sont d'une niaiserie extraordinaire. Ces chérubins
s'imaginent qu'il n'y a de plaisir que quand ils crient de
tous leurs forces, que quand ils rient à rompre les poumons.

De grâce, apaisez, avertissez, modérez cette enfantine
coutume.

Autre imprudence : dès que commence l'éducation; dès
qu'on apprend à l'enfant la prononciation et tous les secrets du langage, on trouve fort gracieux de leur faire
écorcher la grammaire et la vérité.

On leur fait prononcer des *j* comme des *z*, et comme si
l'on avait peur de leur écorcher le gosier par le roulement
nécessaire à la prononciation des *r*, on ne les leur fait
point prononcer du tout. Eh bien, c'est une folie, c'est un
enfantillage. Cette prononciation peut avoir quelque chose
de pittoresque dans la bouche d'un petit enfant de trois à
quatre ans, mais vienne l'âge de raison, elle paraît profondément ridicule : alors le pli se trouve formé, la mauvaise
habitude est prise, et bien des enfants, croyez-moi, éprouvent un mal considérable pour changer leur prononciation.
Il est bien d'autres vices, d'autres imperfections dans les
modulations qu'une fausse éducation laisse prendre à la
parole.

Il y a le sifflement, le kliasement, le bredouillement,
que sais-je! je ne veux m'occuper que du bégaiement.

Les bègues comme les bredouilleurs pensent très-vite
et ils veulent parler de même. La langue a besoin d'être
convenablement exercée afin de prononcer hardiment

tous les mots. La gymnastique de la langue consiste dans des mouvements de bas en haut, et d'arrière en avant; il faut savoir la recourber et porter sa pointe vers le voile du palais. Eh bien, le bègue doit pratiquer cette gymnastique à tous les instants du jour.

Bien des médecins proposent de mettre une entrave mécanique à la langue, et de la faire travailler en gênant un peu ses mouvements. Ne sait-on pas que Démosthène s'exerçait à parler en tenant de petits cailloux dans la bouche. Il s'exerça tant et si bien que, de bègue qu'il était, il devint l'un des plus brillants orateurs de la Grèce.

XV. — Hygiène de la voix chez les jeunes gens.

A l'époque de la puberté, au moment de la transition de l'enfance à la jeunesse proprement dite, le timbre de la voix change, il devient rauque, enroué. Attention, de grâce, attention! Ne dérangez pas la nature de son travail organique, ne brusquez pas l'organe de la parole, autrement vous causerez une telle perturbation que pour tout le reste de la vie, la voix deviendra sombre ou fêlée, criarde ou voilée, en un mot, complétement désagréable.

En conséquence, je conseille à tous les jeunes gens qui chantent par passe-temps, ou qui, sous les ordres d'un professeur, apprennent à chanter, de suspendre pendant la *mue* toute gymnastique vocale.

Il est permis de ne savoir pas chanter, mais il est toujours désagréable d'avoir une voix de rogomme ou le timbre d'une personne sans cesse enrhumée.

XVI. — Hygiène de la voix chez les hommes faits.

C'est fini, l'instrument est bon ou mauvais, mais l'or-

gane a pris tous les développements qu'il devait avoir : il
n'y a plus rien à faire, plus rien à réparer.

Chez l'homme fait, effectivement, la voix ne change
plus que dans des circonstances de maladie ou d'accidents ;
nous sommes contraints, pour tracer des règles hygiéniques, de supposer la voix gracieuse et parfaite ; supposons donc.

Pour garder sa voix, tout homme doit éviter d'en abuser, soit en criant ou chantant trop fort, soit en criant en
plein air, ou au milieu de bruits étrangers.

Mon Dieu ! objecteront les fauteurs de la chose, pourquoi
tant de précautions ? Notre voix se casse, mais elle se répare, et même elle se répare toute seule, ce qui coûte
moins cher que tout autre dégât.

D'accord ! Un homme se donne une indigestion, il
est malade un ou deux jours, puis, à la fin de la semaine tout le désordre est réparé, et son estomac digère
aussi bien qu'avant ce petit accroc. Un autre se grise, et
pendant sept ou huit heures, perd complétement la raison ; il va se coucher, cuve son vin, et le lendemain
retrouve sa raison et ses jambes. C'est toujours cette
bonne nature qui raccommode et rétablit tout. Est-ce à dire
pour cela qu'il n'est point dangereux de se donner une
indigestion plusieurs fois par semaine, et qu'il est parfaitement hygiénique de se griser de temps en temps ?

Non ! mille fois non ! car à force d'indigestions successives, l'estomac se délabre et prend les plus atroces maladies. A force de se griser et de se rouler dans la fange,
l'homme perd la tête tout à fait, et aboutit à la paralysie
ou à la folie.

De même, à force d'irriter la glotte et les cordes vocales,
par des excès et par des cris, on attire là de l'irritation, de
l'inflammation, d'affreuses maladies chroniques, et comme
je vous le faisais remarquer en commençant, on court

tout droit à cette affreuse catastrophe que l'on nomme tubercule. On roule jusqu'au fond de l'abîme que l'on appelle phthisie.

Hélas! Messieurs, je ne veux causer à personne des craintes chimériques; mais, j'en suis bien persuadé, si le monde entier était appelé à contempler attentivement tous les ans une fois seulement cette affreuse maladie de poitrine que, nous autres médecins, nous sommes contraints d'examiner tous les jours, on deviendrait plus circonspect et plus sage, et l'on éviterait avec précaution tout ce qui peut déterminer une aussi atroce maladie.

XVII. — La voix des vieillards.

Celle-là a passé par le creuset de l'expérience; elle est presque toujours grave, mesurée, sage et discrète. Oh! écoutez-la bien : si le timbre n'en est plus harmonieux, c'est que tout, dans notre pauvre nature, s'use et se détériore avant de s'éteindre.

Ne traitez pas les vieillards de radoteurs. Dans leur voix chevrotante reconnaissez leur âge et respectez-le ; un vieillard a toujours de bons conseils à donner et d'excellents avertissements à répandre.

Si maintenant, emportée par des passions de violence ou de colère, cette voix s'élève et tente de crier, arrêtez-la, modérez-la de tout votre pouvoir, car le vieillard qui parle de la sorte se fait un mal inévitable et attire le sang à sa tête : il est capable de prendre une attaque d'apoplexie.

Mon Dieu! quand une maison affaissée par le temps ou l'usage commence à pencher sous le lourd fardeau de la vétusté, un choc, deux ou trois coups de pioche peuvent suffire pour la démolir et la faire crouler.

XVIII. — En cas de maladie et de convalescence.

Ce que je viens de dire au sujet de la veillesse a déjà dû vous faire entrevoir les précautions que doivent prendre les malades et les convalescents qui veulent parler.

Un malade gravement atteint est contraint de faire la diète parce que son estomac est hors d'état de digérer ; il est obligé de garder le lit parce qu'il n'a plus assez de force musculaire pour se tenir sur ses jambes, et que, s'il voulait se tenir debout, une syncope, c'est-à-dire ce que les gens du monde appellent une faiblesse, le ferait infailliblement tomber.

Pour les mêmes motifs, les malades et les convalescents doivent s'abstenir de parler très-haut, et je leur conseille, dans leur intérêt, de parler le moins possible.

Mainte fois, des cris intempestifs ont augmenté la fièvre et tous les désordres maladifs ; bien des fois aussi une conversation fatigante a compromis les plus belles convalescences.

XIX. — Conclusion.

Qu'il me soit permis en terminant, Messieurs, de vous le faire remarquer : la parole est un dépôt sacré dont nous rendrons compte un jour. Jadis, les nobles portaient l'épée au côté ; c'était leur décoration, leur signe distinctif, et quand un homme était créé chevalier, après l'accolade d'usage, on lui remettait dans les mains le glaive des combats.

Eh bien, il me semble que la parole est le signe distinctif de la noble espèce humaine ; la voix est une arme, elle

aussi, croyez-moi; mais c'est une arme glorieuse ou terrible : tantôt elle remporte des batailles, et ses victoires
sont toutes pacifiques; mais trop souvent, hélas! c'est
l'arme des spadassins, et elle frappe honteusement comme
le couteau qui tue.

DIX—NEUVIÈME LEÇON.

— ◆ —

HYGIÈNE DE LA RESPIRATION.

I. — L'original.

Les occupations médicales mettent journellement en rapport avec des gens de tous les tempéraments, de tous les caractères, de toutes les classes.

Un certain jour se trouvait dans mon petit salon d'attente, un individu qui faisait peur ou pitié à tous ceux qui s'y trouvaient avec lui. Aussi, dès que je me présentai pour introduire dans mon cabinet la première personne arrivée, on me désigna bien vite le malade en question, que je vous demande la permission de vous décrire.

Assis, ou plutôt jeté et courbé en deux sur l'un des siéges de l'appartement, se trouvait cet homme affublé du plus étrange des costumes : un chapeau tromblon, une de ces coiffures disgracieuses comme en portent nos élégants à la campagne, comme en portent tous les jours les porteurs d'eau ou les charbonniérs dans l'exercice de leurs fonctions ; une de ces antiques redingotes qu'on intitulait jadis alpaga, pauvre vêtement évidemment suranné, tanné par l'usage, décoloré par le temps, ouvert aux deux coudes, et entre-bâillé çà et là sur le trajet des principales coutures. Un pantalon de couleur problématique, et tellement en révolte contre le joug longtemps subi des tyranniques sous-pieds, qu'il remontait jusqu'au niveau des mollets, et laissait voir les deux bottes, misérables bottes, je vous l'assure, percées, éculées, grimaçantes et protestant, par une abstention forcée, contre l'obligation du cirage et les minuties de la propreté. Point de cravate, mais une chemise tellement noire, qu'elle aurait pu lutter de couleur avec les torchons de certains cuisiniers.

Dès que ce pittoresque personnage fut introduit dans mon cabinet, il s'y installa dans un fauteuil, et comme on était en hiver, il s'arma de mes pincettes et se mit à à bouleverser tout mon feu, avant même de m'adresser un seul mot.

— Puis-je savoir à qui j'ai l'honneur de parler, Monsieur ?

— Docteur, vous le voyez, à une espèce de Diogène du XIXe siècle, à un parisien mille fois moins civilisé que les paysans du Danube ; à un homme bien souffrant d'ailleurs, et qui vient vous dire, conseillez-moi, secourez-moi, soulagez-moi.

— De quoi vous plaignez-vous, Monsieur.

— De tout, docteur, du monde et de ses sottises, de la science et de son impuissance, de l'hiver et de ses rigueurs, de mon organisation et de ses défauts.

— Quelle est la situation de votre santé.

— Situation, dites-vous, mais situation signifie quelque

chose d'arrêté ; situation signifie station, repos, équilibre :
je n'ai pas de situation du tout.

— Cependant, Monsieur...

— Docteur, avez-vous jamais vu un homme respirer
sans poumons, agir et marcher sans la moindre force,
exister sans une respiration proprement dite ?

— Non, Monsieur.

— Eh bien, je suis venu pour vous montrer cette curiosité et pour vous faire toucher au doigt ce phénomène.
Tel que vous me voyez, — regardez-moi bien, — je n'ai
plus de poumons, je n'ai pas pour trois centimes de sang,
et par conséquent pas pour un centime de résistance, et je
crois bien qu'à la place du cœur j'ai un organe gros tout
au plus comme une amande. Ma poitrine contient en
guise de poumons des espèces de tuyaux d'orgue qui m'as-
somment continuellement du plus assourdissant des cha-
rivaris. Écoutez ! vous entendez des sifflements, vous ;
moi, je subis la plus atroce des musiques.

— Vous êtes asthmatique, je m'en aperçois ; mais cela ne
doit pas vous faire peur : l'asthme est le plus souvent une
maladie nerveuse fort agaçante, fort tenace, mais sans aucune espèce de gravité.

— Il vous plaît à dire, docteur.

— Vous avez autant de poumons qu'un autre, et un
cœur très-probablement plus développé qu'une personne
en bonne santé.

— Ta, ta, ta, je me sens bien, je crois.

— Vous ne pouvez, Monsieur, vous juger vous-même ;
un médecin à votre place ne le pourrait pas ; or, comme
vous n'avez pas sans doute étudié la médecine...

— J'ai étudié de tout un peu, et puis, attiré par une vo-
cation spéciale, je me suis attaché à ce qu'il y a de plus
sérieux au monde, la physique et la géométrie : je suis à la
recherche de la quadrature du cercle, et j'espère avoir

enfin résolu le grand problème du mouvement perpétuel.

En formulant cette déclaration, mon interlocuteur s'était redressé le plus qu'il avait pu, et il avait pris un ton si sérieux, si convaincu, que je me gardai bien de tenter sur ce sujet la moindre objection. Seulement, le ramenant bien vite au motif de sa visite, recherchant dans ses antécédents et dans les symptômes de sa maladie, quelques caractères qui pussent motiver de ma part un jugement médical, utile et consciencieux, je me hâtai de prononcer ma sentence, c'est à dire de lui donner une ordonnance. Cette tâche remplie, je congédiai mon original visiteur.

II. — Le pot-au-feu d'un célibataire.

A quelque temps de là, un matin que, libre d'assez bonne heure de toutes mes visites en ville, je me hâtais de rentrer chez moi pour goûter pendant quelques instants de ce repos intérieur que nous apprécions tant, nous autres, pour savourer quelques minutes les douces joies de la famille, et les riens aimables du foyer, je m'entendis appelé dans la rue par une voix fêlée, mais énergique.

En me retournant, j'aperçus mon original toujours vêtu du même pantalon, du même chapeau et surtout de la même redingote. Seulement les poches de ce dernier vêtement étaient remplies d'ingrédients hétéroclites, et semblaient protester par leurs grimaces contre l'emploi dont on les avait investies ; elles contenaient tout un approvisionnement de légumes, carrottes, poireaux, navets, etc. M. X..., sans en avoir le moindre souci, portait triomphalement dans sa main droite, sur un morceau fort étriqué de papier gris, un demi-kilogramme de viande toute saignante dont il avait fait emplette chez le boucher du coin.

— Docteur, s'écria-t-il en s'élançant vers moi, et en

ayant l'air de me menacer du contact contaminant de son
achat, ne passez pas si vite, j'ai besoin de causer longuement avec vous; il faut absolument que vous m'expli-
quiez le mécanisme de la respiration.

— Mon cher Monsieur, je ne puis vous faire une leçon
d'anatomie et de physiologie en pleine rue sur un trottoir; venez chez moi ou, si vous ne demeurez par loin et
que vous me permettiez de monter chez vous...

— Vous viendriez chez moi, vous! ma foi c'est une
épreuve que je suis tenté de vous faire subir, un honneur
que j'ai grande envie d'accepter. Dame! vous ne trouverez
point un logement analogue au vôtre.

— Qu'importe?

— Quand on n'est pas riche, on vit comme l'on peut,
on se loge là où l'on trouve.

— J'ai vu plus mal que tout ce que vous pourrez me
montrez, soyez tranquille.

— C'est donc pour tout de bon?

— C'est très-sérieux.

— Eh bien, alors suivez-moi; c'est à deux pas d'ici et
pas plus haut que le quatrième. Venez.

Je ne m'arrêterai point à vous décrire trop minutieusement l'intérieur bizarre de *l'appartement* qu'occupait mon
original. Représentez-vous le plus affreux désordre et la
plus étrange malpropreté. Des linges sales sur des débris
d'assiettes, des pots fêlées avec des lambeaux de vêtements;
sur la muraille, de grandes pancartes crasseuses représentant des plans, des coupes, des instruments d'optique, un
tas de machines impossibles à exécuter. Là, cinq ou six
fagots et deux ou trois chaises vermoulues; ici une simple
fontaine de terre flanquée d'un vieux balai, entouré d'un
amas de charbon.

— Asseyez-vous, docteur, me dit le maître du logis en
me présentant un vieux fauteuil de cuir, le seul meuble

supportable, malgré la plus évidente vétusté, asseyez-vous, et je vous en prie, expliquez-moi le mécanisme de la respiration? Si je suis satisfait de votre leçon, je vous ouvre la cage et je vous permets de sortir de cette pittoresque prison; sinon, je vous tiens là deux ou trois heures, je vous harcèle de questions, d'objections et de curiosité! Ah! vous avez consenti à monter chez moi, vous ne saviez pas mettre les pieds dans la taverne d'un tourmenteur, dans le repaire d'un vrai bandit!

— Mon cher Monsieur, répondis-je, en hochant la tête pour démontrer que je n'étais pas très-effrayé, j'ai dans ma vie affronté bien des périls; mais quant aux dangers dont vous voudriez me faire peur, je les regarde comme une bonne fortune, et je crois que, si l'un de nous deux est à plaindre, c'est vous qui vous mettez dans l'obligation de m'écouter.

— Joli! joli! fit M. X...

Et ouvrant la porte d'un petit poêle de terre qui trônait au milieu de la chambre, il en remua les quelques tisons. Or, sur le poêle en question, dans un trou pratiqué spécialement pour cet usage, se trouvait un grand vase vernissé, sagement recouvert et rempli d'une eau tiède qui semblait n'attendre qu'un peu de chaleur pour arriver jusqu'à l'ébullition.

— Qu'est-ce que cet ustensile? demandai-je à mon hôte sur un ton tant soit peu doctoral.

— C'est mon pot-au-feu, docteur! Je viens d'acheter mon petit demi-kilogramme de viande, les légumes nécessaires à la prépation du bouillon, et sans cérémonie, pendant que vous allez parler, je vous demanderai la permission de faire ma modeste cuisine; nous autres célibataires, vous savez, nous n'avons personne pour nous servir : à la guerre comme à la guerre, à la solitude comme à la solitude; ne vous effrayez pas de mes petites manœuvres et donnez-moi le plus clairement possible les explications que je sollicite.

III. — Organe de la respiration.

Je présume, mon très-cher Monsieur, puisque vous êtes venu me dire, je suis un phénomène, je n'ai point de poumons et cependant vous m'entendez respirer, je présume, dis-je, que vous connaissez suffisamment les bronches, la trachée-artère, c'est-à-dire les canaux destinés à l'introduction de l'air dans la poitrine, les poumons, c'est-à-dire l'organe principal de la respiration.

— Docteur, répliqua mon original avec un ton soumis et tant soit peu étonné, car il était surpris, j'en suis sûr, de me voir répondre sérieusement à la question, je connais à peu près le tissu pulmonaire, attendu que j'ai eu long-temps un chat pour compagnon, et que j'allais lui chercher tous les jours pour son déjeuner un peu de mou, c'est-à-dire un peu de poumon chez le tripier le plus voisin ; j'ai même assez souvent remarqué les conduits cartilagineux auxquels vous venez de faire allusion ; mais là s'arrête ma science, et je vous prie de me parler comme à l'homme le plus ignorant en pareille matière.

— Ces notions sont suffisantes. Maintenant, permettez-moi de débuter par une comparaison :

Vous allez vous préparer du bouillon, c'est-à-dire pour me servir de termes de cuisine, mettre votre petit pot-au-feu ; eh bien, il vous faut d'une part de la viande et de l'eau, de l'autre un foyer sagement bâti, et je m'aperçois que votre poêle remplit cette dernière condition.

La viande toute crue, non-seulement vous semblerait un aliment nauséabond, mais se transformant très-mal dans l'estomac, pourrait y produire tous les désordres causés par les indigestions ; c'est pour cela que vous êtes contraint de la faire cuire, c'est-à-dire de lui faire subir une préparation toute chimique. Pour que le bouillon se fasse et pour que la viande cuise, il vous faut nécessairement du feu ; pour que ce feu s'organise et travaille sans danger au milieu de votre appartement, il est urgent de le renfermer dans votre poêle, c'est-à-dire dans un appareil tout spécial.

— Mon Dieu! docteur, est-ce que vous allez remonter au déluge ou à la création ?

— Vous m'avez demandé des explications, je vous les donne, tant pis si vous les trouvez trop longues.

— Allez, allez toujours, mais je vous déclare franchement que je n'y comprends encore absolument rien !

— Sans doute, mon cher Monsieur, vous savez que pour faire du feu dans un appartement il faut non-seulement de l'air atmosphérique, mais une cheminée quelconque, c'est-à-dire un foyer et des canaux qui établissent un courant d'air. Voyez votre poêle, le feu se trouve là, et le courant d'air se fait par le tuyau. Or, puisque vous vous êtes occupé de physique, vous savez aussi bien, peut-être mieux que moi, comment s'opère la combustion. L'oxygène de l'air se combine avec les éléments du bois et du charbon : il en résulte de la fumée, du gaz acide carbonique et de la cendre ; mais il en résulte aussi une chaleur considérable, et c'est, grâce à cette élévation de température, que l'eau de votre pot-au-feu va bouillir, que votre viande va se cuire et devenir un excellent aliment, et que vous pourrez, dans quelques heures, tremper une soupe plus ou moins appétissante. Et bien, quelque chose d'analogue se passe dans la respiration ; le sang fourni par les aliments est noir et froid, et si peu capable de soutenir notre existence, que transporté par malheur dans les canaux artériels, ce sang noir ou sang veineux produit un tel désordre, qu'il détermine tous les symptômes, non pas seulement d'une indigestion, mais d'un empoisonnement. Ce sang primitif est comme votre viande, il contient tous les éléments nourri-

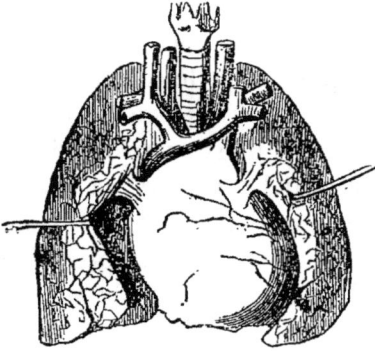

Poumons, trachée-artère et gros vaisseau. — Les poumons sont écartés pour laisser voir le cœur.

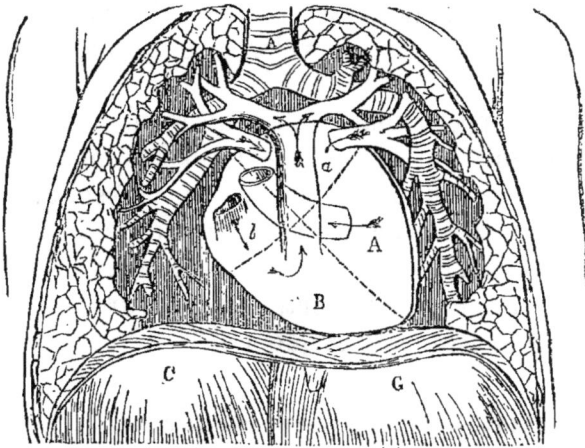

Poumons à moitié disséqués pour montrer les bronches et les veines pulmonaires. — *Nota*. Le cœur est exagéré pour en faire remarquer les oreillettes et les ventricules.
C G. Diaphragme.

ciers, il lui faut une préparation et une espèce de cuisson. Le poumon est le fourneau où doit s'opérer cette cuisson nécessaire, la poitrine proprement dite, c'est-à-dire cette grande cavité que les anatomistes appellent thorax, dont le plancher est une grande toile musculaire qu'on appelle diaphragme, dont les murailles et les parois sont composées d'arceaux mobiles qu'on appelle côtes, la poitrine, dis-je, est l'appartement où se trouve posté le fourneau, le poêle, en un mot le foyer dont nous avons besoin; les bronches et la trachée-artère sont les tuyaux, la cheminée qui établit un courant d'air; seulement nous devons remarquer deux particularités importantes : la première, c'est que, dans la poitrine, il n'est pas besoin de bois pour faire du feu : l'aliment de cette combustion mystérieuse n'est autre chose que ce souffle vital qui semble une parcelle d'un souffle puissant de la Divinité. La seconde, c'est que les mêmes conduits servent au passage de l'air atmosphérique et au passage de l'air chargé d'acide carbonique, absolument comme la fumée qui s'élance dans votre tuyau de poêle.

Je vous ai rapporté toute cette conversation, Messieurs, parce qu'elle m'a semblé expliquer assez clairement et l'appareil respiratoire et le rôle important de la respiration. Je sais qu'il est bien peu de comparaisons qui ne clochent, et je ne vous livre la mienne que pour ce qu'elle vaut; bonne ou mauvaise, vous me permettrez de la faire servir aux renseignements hygiéniques que je tiens à vous donner.

IV. — Hygiène proprement dite.

La respiration comme la circulation est une de ces fonctions vitales qui ne souffrent aucune intermittence et qui s'exécutent en dehors de la volonté; mais bien plus que pour la circulation du sang, il est pour la respiration des précautions à prendre, des excès à éviter et des périls à craindre.

En effet, bien que les éléments premiers du sang dépendent de la nourriture que nous prenons et du tempérament qui nous est départi, il n'en est pas moins vrai qu'il est bien difficile, à nous, de modifier le sang qui nous anime. Je dis difficile, remarquez-le bien, car nous avons le fer et les aliments animaux pour enrichir le sang trop pauvre, comme nous avons les acides et la nourriture végétale pour liquéfier le sang trop épais, mais enfin tous ces effets ne sont point directs, ils dépendent d'un travail organique dont nous ne pouvons être les maîtres.

Pour le grand acte de la respiration, au contraire, il dépend de nous de fuir un mauvais air et de rechercher une atmosphère vivifiante : il dépend de nous d'aspirer beaucoup ou de ne respirer que lentement; il dépend de nous, par conséquent, de nous mettre dans les conditions nécessaires pour que la respiration cuise et transforme parfaitement le sang veineux, c'est-à-dire produise un bon sang artériel. J'ai comparé la sanguification à la cuisson prosaïque d'un pot-au-feu mis sur un poêle; eh bien, si le poêle n'est pas bien allumé, le pot-au-feu languit et le bouillon se fait très-mal; si au contraire le poêle est chauffé outre mesure, la marmite bouillonne et tempête, elle fuit, elle bave, elle écume mal, quelquefois même elle finit par éclater. Il en est ainsi de la poitrine; si le courant d'air s'y fait mal, c'est-à-dire si l'homme vient à respirer un air peu chargé d'oxygène, la sanguification ne s'opère qu'avec lenteur et la circulation artérielle devient nécessairement languissante. Si au contraire on s'expose à des occasions fréquentes de respiration forcée, si l'on monte, si l'on court outre mesure, si sans habitude et sans transition on ose exposer sa poitrine à l'air vif et souvent brutal des montagnes escarpées, si l'on crie, si sous prétexte de musique on jette dans de pitoyables instruments le bon air que Dieu nous donnait pour nous sustenter, oh! alors, il y a du désordre : la marmite bout avec exagération, le bouillon se fait trop vite, le poêle ronfle et quelquefois finit par éclater.

C'est par des fautes toutes personnelles qu'un bon nombre de gens deviennent poitrinaires. C'est par des imprudences réitérées que de pauvres malades arrivent à cette mort à petit feu, dont je vous parlais en traitant de l'hygiène de la voix.

V. — Nos recommandations antérieures.

Nous avons à peu près traité déjà toute cette importante matière. Au sujet des habitations et des vêtements, je vous ai dit toute la nécessité du bon air, tous les inconvénients d'une atmosphère corrompue; je crois donc inutile d'y revenir, et pour la question hygiénique, je n'ai besoin aujourd'hui que de traiter quelques points oubliés, de m'arrêter à quelques considérations spéciales, en un mot, par tout ce que j'ai dit dans les autres séances, ma leçon d'aujourd'hui se trouve à peu près faite, et la question anatomique et physiologique une fois vidée, il ne me reste à vous adresser que peu de recommandations complémentaires.

VI. — Danger des caves et des cuves.

Ainsi, il est excessivement dangereux de descendre et de s'enfermer dans des caves où des boissons sont en fermentation, soit le vin, le cidre, la bière, etc. Pendant la fermentation d'un liquide, il se passe quelque chose d'identique aux phénomènes de la combustion. Du liquide qui fermente, s'exhale une quantité considérable de gaz carbonique, et ce diable de gaz tue sans pitié, sans pardon.

VII. — Danger des marécages.

« Il faut éviter le plus qu'on peut, écrivait un savant du siècle dernier, d'aller pendant l'été après le soleil couché le long des marais, des étangs, de toute eau croupissante : l'air qu'on y respire est mauvais et donne lieu à des fièvres. » Les miasmes qui s'élèvent des marais pleins d'eau sont cependant moins dangereux que ceux des marais dont la vase est à sec; car sur la vase mise à nu, s'étend un limon composé en grande partie d'insectes morts, de végétaux pourris, et de ces résidus s'échappent en quantité des émanations dangereuses.

VIII. — L'air dans les maladies.

Si l'air est nécessaire à l'homme bien portant, il est encore plus nécessaire à l'homme devenu malade; c'est la meilleure ressource, c'est la consolation physique de quiconque est en souffrance. L'estomac refuse tous les aliments, les digestions deviennent impossibles, les forces vitales s'évanouissent, toutes les fonctions se suspendent : plus de locomotion, plus de travail intellectuel ; heureusement la respiration subsiste : l'air, le bon air devient une ancre de salut pour la vie en péril.

Combien je voudrais graver profondément cette vérité dans toutes les intelligences qui m'écoutent! Car il existe parmi vous, Messieurs, un préjugé vraiment déplorable. Dès que vous avez un malade dans votre famille, dans votre petit logement, vite vous fermez hermétiquement toutes les portes, vous calfeutrez toutes les fenêtres ; on dirait que vous vous faites les geôliers du mal, et que vous prenez toutes les précautions nécessaires pour que la maladie ne s'échappe pas.

Il faut de temps en temps au contraire ouvrir les fenêtres ; il faut donner de l'air à la chambre d'un malade. Je vous en ai fourni la raison, le motif, l'explication. L'air que nous respirons devient promptement méphitique, l'air que respire un malade surtout. D'ailleurs le malade n'est point seul dans la chambre ; et puis les émanations d'un corps mal portant, l'odeur des plaies et des remèdes, tout concourt à rendre promptement l'air impur et nauséabond.

Mais ne court-on pas le danger d'une perturbation, le péril d'un refroidissement? Point du tout. Vous n'avez qu'à couvrir suffisamment votre malade.

IX. — Moyens désinfectants.

Il est des maladies qui infectent l'air, et dont tous les produits répandent une odeur insupportable ; s'il fait froid ou s'il fait trop chaud, on ne peut ouvrir assez souvent les fenêtres pour neutraliser et chasser les miasmes délétères ; il faut avoir recours à des moyens désinfectants : il faut y avoir recours, moins pour ceux qui gardent les malades que pour les pauvres malades eux-mêmes, car les premiers peuvent de temps en temps sortir quelques instants pour respirer à leur aise, et peuvent au moins par intervalles se mettre près d'une fenêtre ouverte, humer et savourer un peu d'air pur. Mais le patient, lié à son chevet par la faiblesse ; le malade, terrassé par la souffrance, le malheureux, enchaîné en quelque sorte dans son milieu méphitique, a besoin qu'on lui vienne en aide pour le débarrasser de tout cet air impur.

Il faut de temps en temps brûler du sucre ou du papier ;

Ou bien on fait rougir une pelle, et sur le fer incandescent on jette du vinaigre ou de l'alcool aromatisé.

Le savant Guitton de Morveau a préconisé un moyen chimique qu'il proclame le meilleur de tous les moyens désinfectants. En voici la recette dans le style obligé du genre :

— Mettre dans un flacon de verre ou de grès :

    120 grammes d'acide sulfurique ;
    8 grammes d'oxyde noir de manganèse ;
    et 2 grammes d'acide nitrique.

Il s'élève aussitôt de ce mélange un gaz volatil très-expansible, très-pénétrant, dont on arrête à volonté le dégagement en bouchant exactement le vase qui contient le mélange.

X. — Effet de l'air sur les convalescents.

Quand la maladie a cédé, quand apparaissent les jours si désirés de la convalescence, le grand air devient un auxiliaire, un moyen d'en finir promptement, un remède des plus efficaces. Aussi, moi, je le conseille aussitôt que je juge le convalescent en position de le supporter. Sous sa bénigne influence, toute l'organisation se retrempe, les chairs étiolées reprennent et fleurissent, les forces reviennent presque par enchantement.

XI. — L'air natal.

Qui ne connaît l'influence de l'air natal? Qui n'a entendu parler de cet air vivifiant, excitant, électrique, qu'on rencontre au bord de la mer, et que semblent épurer sans cesse les vagues bondissantes qui viennent écumer sur la plage? Oui, l'air a des propriétés médicales ; bien des maladies se trouvent dépaysées et guéries souvent parce que le malade a pris le parti de changer de climat.

XII. — Le dernier soupir.

C'est au bord de la tombe, dans le râle de l'agonie, en face du dernier soupir, que l'on comprend toute la valeur, que l'on conçoit le prix inestimable de l'air que chacun de nous, tant qu'il est en bonne santé, respire avec indifférence. Cette réflexion me frappait l'autre soir devant le lugubre spectacle d'une mère de famille expirante, face à face avec une moribonde que les soins les plus assidus, que toutes les ressources de la science ne pouvaient arracher à un inévitable trépas. Elle était là, la pauvre femme, hâve, haletante, suant déjà la mort, gisante sous l'étreinte d'une fièvre pernicieuse qui lui portait ses derniers coups.

— J'étouffe ! j'étouffe ! murmurait-elle.

Et son regard déjà vitreux se tournait vers la fenêtre grande ouverte. On lui releva la tête, j'activai l'air sous ses narines avec un éventail de rebut.

— J'étouffe toujours, répétait-elle. Elle n'avait déjà plus la force de parler. — De l'air ! de l'air! de l'air !

Telle fut sa dernière demande aux personnes qui la soignaient..... Moi, je la regardais avec l'anxiété d'un homme obligé de considérer un malheureux qui se noie, et contraint de le voir mourir, sans pouvoir lui porter le moindre secours.....

Alors un prêtre vint, qui l'aida si bien de ses douces paroles, qui l'encouragea si bien par ses bonnes prières, qu'à travers cette respiration devenue sifflante et précipitée, pas un cri, pas une plainte ne se mêla. Enfin, quand l'âme, franchissant sa terrestre enveloppe, s'élança de la terre pour remonter aux cieux, la figure de la mourante sembla s'illuminer de je ne sais quelle expression de triomphe.

XIII. — L'athéisme est une asphyxie intellectuelle.

Il était tard quand je quittai la maison mortuaire ; des circonstances qu'il est inutile de vous dire m'y avaient retenu jusqu'a la fin. Entre dix et onze heures Paris est aussi bruyant qu'en plein jour. Le spectacle de la rue me fit une impression pénible. Le bruit des voitures, l'éclat des boutiques, la voix des passants, tout me semblait insulter au deuil que j'avais quitté. Dans la rue même que j'habite roulait une agitation insolite : la barrière du Mont-Parnasse·rendait à la capitale le flot tumultueux de ses habitués, et comme je frappais à ma porte, je fus heurté par un ivrogne qui m'apostropha par un juron.

— Pauvre humanité ! me disais-je.

Je n'avais point le cœur au sommeil, j'ouvris ma fenêtre et je me pris à méditer. La nuit était calme et splendide ; à la voûte du firmament brillaient des millions d'étoiles qui scintillaient comme des diamants ; l'air du soir venait me caresser le visage, et j'éprouvais au fond du cœur les plus religieux sentiments.

Oh ! ne croyez pas que je veuille vous étaler ici une religiosité poétique ; je vous dis les choses comme elles sont, et je vais en quelques mots vous analyser mes pensées.

— En vérité, me disait la raison, on ne comprend pas l'incrédulité devant les merveilles de la nature.

On dit qu'il est des athées dans ce monde ; pour mon compte, je n'en crois rien. On fait l'incrédule par forfanterie, on se dit sceptique pour paraître esprit fort, on ridiculise la religion pour se donner un genre ; mais j'ai la conviction que la croyance en Dieu se trouve cachée, étouffée, obscurcie sans doute, mais se trouve jusque chez les plus misérables bandits.

Il y a longtemps qu'on l'a dit : nier Dieu c'est vouloir

nier la lumière. Mais si nous mettions un peu plus de logique dans nos réflexions, il me semble que l'air, que l'atmosphère que nous respirons, l'élément qui nous fait vivre, devrait sans cesse nous rappeler le Créateur qui nous l'a donné; du reste, il m'en paraît une incontestable image. Dieu est l'être nécessaire : l'air est à l'existence un aliment indispensable.

L'Écriture nous l'a dit, nous sommes en Dieu, nous vivons en lui, nous nous agitons en lui. Trouvez-moi un seul être vivant qui ne soit pas dans l'air, qui ne s'agite pas dans l'air, et qui puisse vivre en dehors de lui !

L'ivrogne qui blasphémait l'autre soir à ma porte, aspirait Dieu à pleine poitrine, et l'incrédule semble nier l'existence de l'air qu'il respire, quand il ne veut point admettre l'existence du Dieu qui l'a fait.

Otez l'air à un être vivant, il est asphyxié, il meurt. L'incrédulité si elle existe, n'est autre chose qu'une asphyxie intellectuelle.

VINGTIÈME LEÇON.

— ◆ —

HYGIÈNE DU SYSTÈME NERVEUX.

———

I. — Progrès de notre siècle!

Messieurs, je ne suis point de ces pessimistes sévères qui ne trouvent rien de bien dans le présent, et qui s'extasient à chaque instant sur les lumières du passé au détriment de l'avenir.

Vous voyez que je débute par quelque chose d'analogue à une profession de foi. C'était l'exorde obligé de tous les orateurs qui jadis se faisaient entendre dans les clubs. C'est parfois encore l'entrée en matière de certains bavards émérites qui cachent les oripeaux du charlatanisme sous le manteau vénéré de la science. C'était, par conséquent, pour moi deux raisons d'éviter une pareille préface, mais j'y suis contraint par des objections verbales et par des récriminations écrites qui me sont parvenues.

Franchement, Monsieur, m'a-t-on dit, vous calomniez notre siècle. Vous rapetissez d'une façon fort inconvenante les plus belles inventions de l'esprit humain. Pour mieux faire ressortir l'architecture du corps humain, vous dénigrez tout ce que produisent les hommes. Ainsi à votre avis, les télescopes et les lunettes d'approche ne sont que de misérables copies; les machines admirables chargées de distribuer dans une cité l'eau nécessaire à tous les habitants, ne sont que des plagiats. Pour vous, la chimie n'est qu'une affaire de cuisine et la physique qu'une puérilité.

Je proteste contre de semblables allégations, j'ai fait de la chimie et de la physique une étude toute spéciale; c'est avec une attention pleine de curiosité que j'ai jeté les yeux de temps en temps sur les travaux de nos grandes usines, et sur toutes les machines de notre puissante industrie. Est-ce calomnier une idée devenue féconde que d'en montrer le germe ou la source? Est-ce déprécier un artiste que d'indiquer les modèles qui lui ont servi pour la représentation de ses chefs-d'œuvre? Non! mille fois non! et si, sans mauvaise intention, j'ai blessé quelques susceptibilités, j'en demande très-humblement pardon.

II. — Deux de nos inventions modernes.

Bien loin, Messieurs, de me poser en critique et en dépréciateur, je veux aujourd'hui appeler votre admiration sur des découvertes toutes modernes, sur des inventions qui marqueront notre siècle du sceau pompeux de la célébrité.

J'étais encore jeune homme, à peine échappé de collége, lorsque tout à coup apparut la merveilleuse découverte de la daguerréotypie. Tous les bavards la célébrèrent, tous les journaux en retentirent, et dans les réunions du grand monde comme dans les assemblages d'écoliers, on ne s'occupa pendant un certain temps que de cette moderne invention.

On plaisanta aussitôt l'étude de cet art difficile que l'on appelle dessin. Qu'était-il besoin désormais de crayons ou de pinceaux, de couleurs ou de palettes; la lumière dirigée par un instrument de physique se chargeait de tout dessiner, de tout représenter, de tout reproduire, et cela presque instantanément, avec la rapidité d'un tour de passe-passe et avec une régularité et une exactitude mathématique. Oh! j'avoue que la narration de tous ces prodiges me parut tellement exagérée que je la pris d'abord pour une mystification.

Mais voilà que je fus emmené chez un artiste où se répétaient journellement les plus étonnantes expériences, les preuves les plus convaincantes et les prodiges les plus renversants. En moins de quelques minutes, je vis dessiner sur une plaque de métal préparée à cet affaire, le superbe monument de Notre-Dame-de-Paris, et je me souviens que, prenant un verre grossissant, je pus admirer dans ce dessin mille charmants détails que l'œil ordinaire ne pouvait distinguer et que l'artiste lui-même ne soupçonnait pas.

Depuis cette époque, la photographie marchant de progrès en progrès est arrivée à des résultats que je proclame prodigieux!

Cependant, Messieurs, il est une invention plus merveilleuse encore, et dont les bienfaits incalculables enrichiront, j'en suis persuadé, les générations qui doivent nous succéder.

En vous parlant de la voix et de la parole, j'ai tâché de vous en faire comprendre toute l'importance; puis je vous ai dit qu'aux sourds et aux muets, on avait trouvé le moyen de donner un langage artificiel, d'enseigner des signes tout particuliers, capables de représenter les mots et de formuler la pensée. Eh bien, entre chaque nation il existait jadis un alphabet de signaux, un langage de convention, une correspondance tout aérienne. Cette science s'intitula par notre amour étrange des synonymes grecs ou latins, du mot retentissant de *télégraphie*. La télégraphie des anciens était bien pauvre, bien inexacte : elle se résumait dans la clarté de quelques lanternes ou dans l'aspect de plusieurs feux allumés. La télégraphie de nos pères était beaucoup plus avancée et beaucoup plus ingénieuse : Une espèce de grand poteau, perché sur une hauteur, se trouvait muni de bras articulés, qui tantôt tournaient comme les ailes d'un moulin, tantôt se coudaient de la façon la plus grimaçante, qui, somme toute, représentant toutes les lettres de l'alphabet, permettaient de correspondre à une distance de 10 à 12 kilomètres ; mais si vous saviez que de lenteur et que de difficulté dans cet ingénieux langage ! La mécanique toujours exposée aux vicissitudes atmosphériques se rouillait, et ne se remuait qu'avec peine ; ou bien les vents contre-carraient ses mouvements ; ou bien les nuages et le brouillard venaient lui défendre toute communication, aussi ne fallait-il pas moins de vingt-quatre heures pour se parler ainsi de Paris au bout de la France. Maintenant, Messieurs, on se parle en quelques minutes, que dis-je ? en quelques secondes : plus de brouillards importuns, plus de dérangements possibles ; nos télégraphes ont désormais la régularité d'une horloge, la promptitude et l'instantanéité de la foudre : nos télégraphes, en effet, sont devenus des télégraphes électriques, c'est admirable, surprenant, déconcertant, extraordinaire, ingénieux, fantastique, aussi précieux que puissant, aussi prompt que merveilleux. On ne me reprochera pas, j'espère, d'économiser les épithètes admiratives !

Cependant je viens vous parler aujourd'hui de prodiges plus éclatants encore. Je veux vous entretenir de notre système nerveux, et je me sens contraint de vous le déclarer, rien dans les sciences ou dans les plus belles manœuvres de l'industrie n'approche des miracles quotidiens de la vie humaine.

Ainsi on avait décoré, on avait fait une glorieuse pension à l'inventeur du daguerréotype : on avait rendu justice au talent, car si jamais vous avez vu fonctionner cet ingénieux instrument, sans doute vous aussi, vous êtes demeurés stupéfaits devant les images qu'il produit. Messieurs, nous avons dans notre cerveau un daguerréotype intellectuel, bien autrement extraordinaire, je vous le certifie ; tenez, je vous regarde, vous à droite, vous à gauche, vous là-bas, et soudain vos différents portraits sans se mêler, sans se confondre, se produisent, se dessinent, se gravent dans ma tête, dans ma mémoire, ils s'y gravent si bien qu'ils restent ineffaçables dans mon souvenir, et si l'un de ces jours je vous rencontre dans mon chemin, je vérifierai l'exactitude de votre ressemblance, c'est-à-dire que je vous reconnaîtrai.

J'apprécie tous les services rendus par les télégraphes électriques, mais je n'en dois pas moins déclarer que dans chacun de vos filets nerveux vous avez un télégraphe bien autrement puissant, bien autrement expéditif. Ainsi vous voulez prendre un livre, un instrument, que sais-je, aussitôt ce désir conçu, instantanément, remarquez-le bien, votre main se lève et va saisir l'objet que votre volonté demande ; l'idée de marcher vous arrive, immédiatement votre corps obéit, vos jambes se mettent en mouvement, et vous transportent d'un lieu dans un autre.

Certes, loin de moi la pensée de vouloir matérialiser les mystères de l'existence, et les prodiges de la pensée ! Si j'ai combattu avec toute l'énergie dont je suis capable, les

explications que certains chimistes ont données des transformations digestives, je ne suis pas disposé, vous le comprenez, à regarder le cerveau comme une machine, et à ne
voir dans l'intelligence qu'un phénomène d'électricité.
Mais les comparaisons, si boiteuses qu'elles soient, prêtent
à tout enseignement un appui souvent efficace, et je présume que vous n'auriez pas si bien compris les fonctions
de l'œil, ni les mouvements du cœur, si je ne vous avais
pas montré les différentes pièces d'une lunette d'approche,
ou si je ne vous avais point décrit les mécanismes d'une
pompe à feu.

En conséquence, avant de chercher à vous décrire succinctement les différentes pièces de notre système nerveux,
je vous demanderai la permission de vous expliquer les
appareils qui fonctionnent dans un télégraphe électrique.
Vous avez tous vu, je suppose, ces longs fils de fer qui
longent la plupart des chemins de fer, vous avez remarqué
peut-être qu'ils étaient tous isolés les uns des autres, qu'ils
étaient attachés avec des précautions toutes spéciales aux
nombreux poteaux chargés de les soutenir; mais il est peu
de mes auditeurs, je le pense, qui en sachent davantage,
qui aient pu examiner le point de départ, la machine ou
plutôt le télégraphe électrique proprement dit. Les fils de
fer, en effet, ne sont que des appendices, des compléments,
des conducteurs, ce sont les fils qui transmettent les mouvements opérés par l'électricité, mais ce ne sont point ces
fils qui dégagent le fluide électrique. C'est un instrument
de physique que l'on appelle pile de Volta.

III. — La pile de Volta.

Qu'est-ce donc que la pile de Volta ?

Il n'y a pas excessivement longtemps qu'un savant observateur nommé Galvani, découvrit la possibilité de faire

dégager de l'électricité par deux métaux mis en contact, et stimulés par certains ingrédients. Notre savant, après avoir écorché une grenouille morte, l'avait voulu faire dessécher au grand air : en conséquence il l'avait transpercée avec un fil de cuivre, et il l'avait suspendue au balcon de sa croisée.

Ne riez pas, Messieurs, en me voyant entrer dans ces détails; bien souvent les découvertes dérivent de faits analogues : on dit que Newton ne découvrit les lois de la pesanteur qu'en voyant tomber d'un arbre un fruit trop mûr détaché par le vent, et que Papin arriva aux applications de la vapeur par de profondes méditations faites devant une marmite !

Galvani dont les croisées étaient garnies de balcons en fer, y jetait les yeux machinalement, il regardait sans voir, il examinait sans aucune attention lorsque tout à coup une espèce de miracle lui fit tendre le cou, battre le cœur et dilater les yeux. La grenouille morte depuis plusieurs heures et balancée par les vents, remuait et simulait les secousses vitales de la locomotion ! n'était-elle qu'à moitié morte, était-ce une résurrection ? Chaque fois que le vent jetait sur le balcon en fer le cadavre encore humide de l'animal écorché, ses jambes se mouvaient, tout son corps était secoué par une action spasmodique... Le savant remarqua, étudia, constata, réfléchit. — Évidemment la grenouille était morte, mais elle était transpercée de part en part par un fil de métal, par un morceau de cuivre. Cuivre et fer en se rencontrant dans l'état ordinaire ne produisent aucun phénomène remarquable, mais ayant pour intermédiaire une masse humide et charnue, le contact était tout différent, il produisait une action motrice, puisque l'animal mort simulait alors quelques-uns des mouvements de la vie. Comment cela se faisait-il, à quoi tenaient ces mouvements ? là était le problème, la question. — Semence scientifique heureusement tombée dans une terre féconde, c'est-à-dire dans une intelligence d'élite. A force d'observations, de réflexions et d'expériences, le problème fut résolu, l'idée germa, et produisit non-seulement des feuilles et des fleurs, mais des fruits précieux, fruits dont jouit aujourd'hui notre active génération.

Galvani comprit que le contact de deux métaux différents, aiguisés, stimulés, mis en travail par un liquide plus ou moins corrosif, étant capable de produire une dose considérable d'électricité, devenait une source de force, un moteur considérable, un foyer tout-puissant. Dès lors, le *galvanisme* était trouvé, le fluide électrique était conquis; dès lors commençaient les premières notions du télégraphe électrique.

La pile dite de Volta n'est pas autre chose qu'une ingénieuse application des observations de Galvani.

C'est une boîte en chêne plus ou moins allongée, bien et dûment mastiquée à l'intérieur, de façon à garder consciencieusement les liquides, digne vraiment de lutter avec le verre de caractère et d'imperméabilité. Cette boîte est pourvue à l'intérieur, d'intervalle en intervalle, de plaques métalliques de différente nature, plaques de cuivre et plaques de zinc, deux métaux qui ne se ressemblent pas. Ces plaques sont oblongues ou carrées de façon à séparer la boîte d'un côté à l'autre; elles sont soudées ensemble afin de rester toujours juxta posées, elles sont posées de champ comme on dit en style de menuisier et d'architecte, disposées par couples - placées parallèlement et placées de telle sorte qu'entre chaque couple se trouve un vide plus ou moins considérable des interstices à peu près égaux.

Voilà bien l'appareil, mais si nous le laissions à sec, il ne produirait aucun résultat. Il ne suffit pas d'avoir une lanterne pour y voir clair, il faut que cette lanterne soit allumée; il ne suffit pas de mettre de la viande dans l'eau pour se procurer du bouillon, il faut que le pot qui la contient soit mis au feu et subisse pendant un temps donné une élévation de température ; de même, il ne suffit point d'avoir une pile de Volta pour produire et récolter de l'électricité, il faut que cette pile soit mise en activité ; pour arriver à cette activité, il faut que chaque couple métallique soit baignée, stimulée, aiguillonnée par un liquide, par une eau savonneuse, acidulée ; bref, pour mettre la pile de Volta en action, on remplit les vides, les interstices d'une quantité d'eau suffisante pour tout combler et contenant environ un vingtième d'acide chlorydrique ou nitrique. C'est ce que les physiciens appellent pittoresquement la sauce. Sans sauce peu de ragoûts sont supportables, sans sauce point de dégagement notable du mystérieux fluide qu'on appelle électricité.

La sauce est versée, non-seulement elle travaille, mais elle tempête, elle bouillonne, il y a une production notable d'électrique : comment le prouver, comment recueillir cet important produit ?

Le fluide électrique, tout corps simple qu'on le prétend, est un composé de deux forces contraires, de deux électricités différentes que l'on appelle électricité négative et électricité positive. Or, pendant le travail de la pile qui les produit, l'électricité positive se rend d'un côté, l'électricité négative se précipite à l'autre bout. Si à ces deux extrémités se trouvent des récipients, des plaques garnies de fils métalliques, c'est-à-dire des conducteurs, on a d'un côté une dose d'électricité spéciale, et de l'autre une dose égale d'électricité différente. Mais si ces deux genres d'électricité se sont momentanément séparés, elles le regrettent bien vite et tendent sans cesse à se réunir ; il en résulte que si l'on met en présence, même à une distance relativement considérable, les deux conducteurs chargés des deux électricités, comme les deux électricités se précipitent l'une au devant de l'autre, il y a courant, mouvement, sensation, action manifeste; c'est sur cette action qu'est basé le télégraphe électrique, et si j'ai pris plaisir à vous l'expliquer, c'est que cette action est capable de vous faire comprendre l'instantanéité et la susceptibilité de tout notre système nerveux.

Abordons bien vite les détails anatomiques.

IV. — Anatomie.

Comme l'appareil circulatoire, comme l'appareil diges-tif, le système nerveux a un centre, et ce centre mérite toute notre attention, car ce n'est rien moins que l'organe considéré, par beaucoup de physiologistes, comme le siége de l'âme et de la pensée, ce n'est rien moins que le cerveau.

Mais en dehors de ce centre primordial, nous avons à examiner les branches, les rameaux, les efflorescences, c'est-à-dire les papilles dont j'ai déjà eu l'occasion de vous parler.

Et de plus, nous avons à considérer deux systèmes ner-veux, le système nerveux cérébro-spinal qui préside aux fonctions des différents sens, aux fonctions de mouve-ment et de sensibilité; et le système nerveux ganglionnaire, celui qui préside aux importantes fonctions viscérales.

V. — Le cerveau.

Le cerveau, *la cervelle*, comme disent les gens du monde, est un organe à configuration pittoresque, carac-térisé, d'une part, par sa tournure, et de l'autre par sa substance.

J'ai dit tournure parce que, effectivement, les circonvo-lutions cérébrales semblent modelées par un artiste tour-neur; elles sont si multipliées, elles offrent des rainures si profondes, que la masse cérébrale déplissée, étendue sur

ANATOMIE DU SYSTÈME NERVEUX.

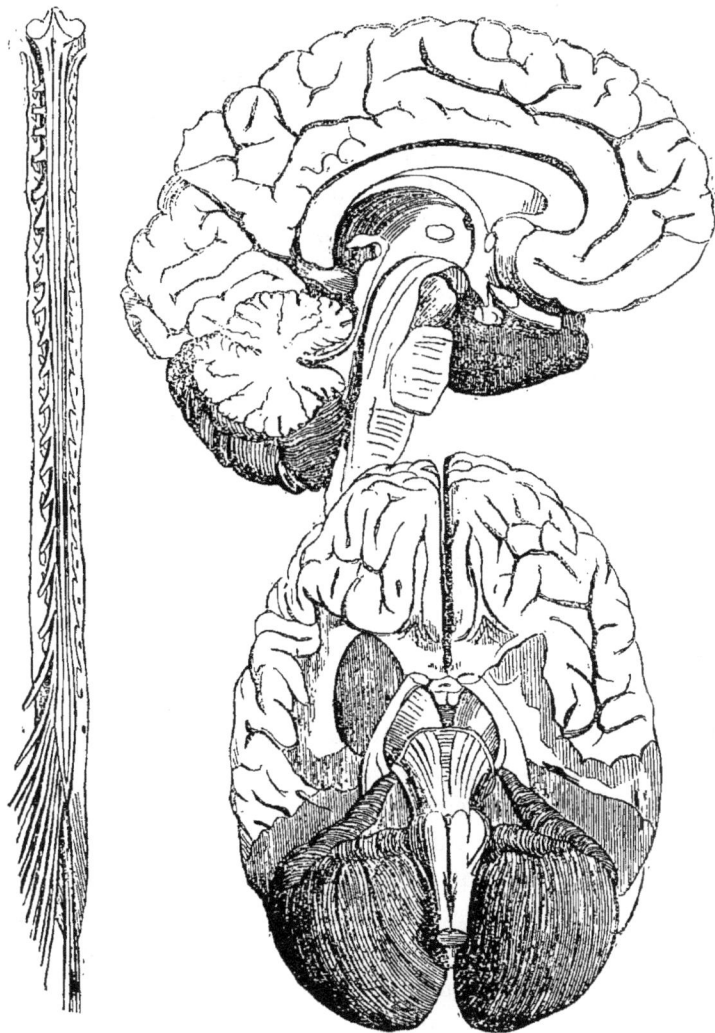

Moelle épinière. — Cerveau placé dans sa position normale et partagé en
deux pour laisser voir les ventricules et la texture du cervelet. —
Cerveau vu par sa base.

un linge, présenterait, même avec une notable épaisseur, une surface d'une largeur considérable.

J'ai dit substance : si l'on porte un scalpel au milieu de la substance cérébelleuse, et si l'on examine la tranche produite par l'instrument, on remarque bien vite que le cerveau est composé de deux substances : une substance grise, ardoisée, souvent jaunâtre et sans caractères bien tranchés, en fait de couleur brune ou foncée ; et une substance blanche, un peu jaunâtre, tranchante toujours par sa couleur sur la substance voisine. La substance foncée se trouve placée extérieurement, et c'est pourquoi les anatomistes l'ont appelée substance corticale. La substance blanche, au contraire, se trouve au centre, à l'intérieur, et forme en quelque sorte le cœur de la masse cérébrale.

Ce n'est pas tout ; ces deux substances, juxtaposées l'une à l'autre, présentent des sillons et des rainures qui parcourent et souvent divisent la masse tout entière du cerveau ; souvent elles laissent entre elles des vides, des interstices que l'on appelle ventricules. Or, dans ces rainures et surtout dans les ventricules, on trouve un liquide acidule fourni par une membrane séreuse, que les savants ont appelée arachnoïde, parce qu'elle est mince comme une toile d'araignée.

C'est de la masse cérébrale que partent la plupart des nerfs chargés d'une mission spéciale ; c'est à la base du cerveau que viennent s'implanter les nerfs chargés des fonctions particulières, que l'on a surnommées les cinq sens : fonction de la vue, fonction de l'ouïe, fonction de l'odorat, fonction du toucher et du goût.

Je sais bien que les nerfs de la sensibilité cutanée, les nerfs, par conséquent, qui président aux opérations du oucher, sont multiples et complexes ; mais il n'en est pas moins vrai que les gens frappés d'apoplexie, que les individus soumis aux agents anesthésiques, ne sentent presque plus rien et se trompent grossièrement dans les appréciations qu'ils retirent du tact et du toucher, par le seul fait de la compression du cerveau.

VI. — Le cervelet.

A la partie inférieure et postérieure du cerveau se trouvent accolées deux masses nerveuses d'une configuration particulière. Les anatomistes les ont appelées petits cerveaux ou cervelets.

Dans le cervelet, plus de contours pittoresques, plus de sillons irréguliers, mais des cercles parallèles, concentriques, qui se bifurquent et s'harmonisent à l'intérieur, de telle sorte que si l'on coupe en deux tranches une des portions du cervelet, on aperçoit sur chacune des surfaces une foule d'embranchements ; c'est la figure que les anatomistes ont appelée arbre de vie.

Longtemps, en effet, on a cru le cervelet plus important que le cerveau : on lui attribuait notre existence matérielle et une suprême influence dans chacune de nos fonctions principales. Mais le flambeau de la logique à la main, prenant pour guides des expériences plusieurs fois répétées et des observations consciencieusement recueillies, nos physiologistes modernes ont démontré que le cervelet n'avait aucune importance, ni au point de vue intellectuel, ni au point de vue vital, et c'est par commisération, en quelque sorte, qu'ils lui ont laissé une influence spéciale sur des fonctions dont je n'ai pas à vous entretenir.

VII. — La moelle allongée.

Du cerveau s'échappe une tige considérable, un tronc compact, dont la base s'appelle moelle allongée, dont le prolongement s'intitule moelle épinière. La moelle allongée, Messieurs, est le confluent de la plupart des branches nerveuses qui animent les organes les plus importants. Le mot allongé ne doit pas vous induire en erreur; la partie médullaire, que l'on a revêtue de ce titre, est longue de 3 centimètres tout au plus : elle a la configuration d'un large anneau, d'une grosse bague, tant et si bien, qu'on l'a surnommée corps annulaire.

C'est à cette moelle allongée que viennent s'implanter les plexus, c'est-à-dire la réunion des nerfs thoraciques et brachiaux. C'est à cette moelle allongée que prend naissance le nerf qui anime les poumons et l'estomac, et que les anatomistes ont appelé pneumogastrique.

VIII. — La moelle épinière.

De la moelle épinière naissent deux espèces de nerfs, qui s'échappent par chacun des trous de la colonne vertébrale, colonne dont nous vous dirons tout à l'heure quelques mots.

De ces deux genres de nerfs, les uns président à la sensibilité, les autres aident à tous nos mouvements. La moelle épinière, comme la moelle allongée, comme le cervelet et le cerveau, se trouve baignée d'un liquide particulier qui, nous le verrons plus tard, sert de stimulant et de sauce à tout ce grand appareil électrique.

IX. — Moyens préservateurs naturels.

En vous parlant de la peau et des papilles nerveuses qui s'y épanouissent, je vous ai fait admirer les précautions de la Providence, qui avait répandu sur toute notre surface cutanée cette espèce de vernis insensible que l'on appelle épiderme. Mais ici, comme il s'agit du centre nerveux, les précautions sont bien plus grandes. Examinons et admi-rez!...

Tout d'abord, le cerveau est renfermé dans une toile compacte et résistante, dans une de ces peaux que l'on appelle séreuses, mais qui est si dense, si serrée, que les anatomistes l'ont surnommée *dure-mère*. De plus, il se trouve logé dans une boîte entièrement osseuse, boîte arrondie, ayant la conformation et la résistance de toutes les voûtes, enfin, par-dessus cette boîte osseuse, la peau devient si compacte, est si dense, qu'en anatomie on l'appelle cuir chevelu. Je vous l'ai fait remarquer dès ma seconde leçon, en traitant de l'hygiène de la chevelure; cette peau est plantée d'une forêt épaisse qui sans cesse croît et se renouvelle, et qui, non-seulement met le cerveau à l'abri des variations atmosphériques, mais qui dégage le trop plein d'électricité, et puis prévient les chocs et amortit tous les coups.

La moelle allongée et la moelle épinière ne sont ni moins bien revêtues, ni moins bien préservées : une séreuse, une habitation osseuse et une surface cutanée, doublée d'une masse musculaire des plus épaisses et, par conséquent, des plus résistantes.

Enfin, les filets nerveux importants, les conducteurs de gros calibre, rampent à l'intérieur des chairs, derrière un bouclier de muscles, de graisse et de peau.

X. — Le grand sympathique et ses fonctions.

Vous croyez que nous en avons fini avec nos descriptions anatomiques? Point.

Dans tout établissement de télégraphie électrique se trouvent des machines supplémentaires, des piles de rechange, des instruments prêts à fonctionner, si l'instrument principal périclite ou éprouve quelque grave accident. — Et, en vérité, c'est une précaution nécessaire, c'est un acte de prévoyance et de sagesse. — Quand les chefs d'un important État se font transporter d'un endroit à un autre, derrière la voiture qui les porte, roulent d'ordinaire des voitures que l'on croit inutiles et qui sont des *en cas*, des véhicules de précautions. S'il arrive un accident à la voiture employée, si une roue s'y brise, si quelques ressorts cassent, il n'y a ni retard, ni embarras, on change de véhicule et tout est dit.

Messieurs, la bonne Providence, le créateur prévoyant, nous a dotés de deux systèmes nerveux. Avec l'appareil que je viens de vous décrire, et que les anatomistes appellent cérebro-spinal, nous avons un système nerveux intérieur que l'on appelle grand sympathique.

Il siége dans les profondeurs de la poitrine et du ventre, il rampe le long de la colonne vertébrale, mais tout à l'intérieur des cavités thoraciques et abdominales; il est humble et tenu comme la modestie, mais puissant et souvent victorieux comme le mérite.

Le grand sympathique est au système nerveux général ce que l'appareil des vaisseaux lymphatiques est à la grande circulation. On dirait un long écheveau de fil, tantôt étalé sur les parois internes de nos grandes cavités, tantôt ramassé et pelotonné comme emmêlé, mais dans ses expansions comme dans ses intrications il n'y a ni dangers, ni désordres. On appelle plexus chacune des pelotes de ces systèmes nerveux, et bien des physiologistes ont prétendu que ces plexus étaient des cerveaux en miniature. On a même avancé que le grand sympathique était l'appareil nerveux le plus important, que c'est lui qui présidait aux fonctions de la respiration et de la circulation du sang; que la masse cérébrale et la moelle épinière n'étaient que ses dépendances. Je crois qu'on est tombé dans l'exagération, et bien qu'on nous ait fait remarquer qu'il existait des

animaux acéphales, c'est-à-dire sans tête, c'est-à-dire sans
système nerveux cérébro-spinal ; la décapitation et l'apoplexie sont là pour démontrer qu'un homme sans tête
n'existe plus.

XI. — Parité du fluide électrique et du fluide nerveux.

Il est certain qu'il existe une certaine analogie entre
ce fluide impondérable que l'on appelle électricité, et la
puissance mystérieuse dégagée par le merveilleux appareil que l'on appelle le système nerveux.

Je vous l'ai fait remarquer, le cerveau est composé
d'une substance grise qui se trouve à la partie extérieure,
et d'une substance blanche qui constitue toute la portion
intérieure de la masse cérébrale. Ces deux substances intimement unies, appliquées l'une sur l'autre se replient
en circonvolutions, forment des protubérances ou des
anfractuosités, mais sans jamais se séparer ou se confondre ; de plus, elles sont baignées, humectées sans cesse
par un liquide particulier que l'on appelle le liquide céphalorachidien. Eh bien, l'on a comparé les deux substances
du cerveau à deux métaux mis en contact, et le liquide
céphalorachidien à la sauce des piles électriques, en sorte
que, d'après cette théorie, le cerveau ne serait autre chose
qu'une pile véritable dégageant incessamment de l'électricité, et les filets nerveux qui animent le corps entier
seraient les conducteurs de ce fluide.

Je répète qu'il y a dans cette opinion une exagération
tout imprégnée de matérialisme, mais j'admets cependant
qu'entre l'électricité et le fluide nerveux, il existe une
certaine parité. Ainsi on a pu faire digérer artificiellement
et à l'aide de la pile de Volta des lapins auxquels on avait
coupé les nerfs pneumogastriques, c'est-à-dire les nerfs

qui mettent l'estomac en communication directe avec le cerveau.

Voici ce qu'écrivait naguère un des plus ardents partisans du galvanisme :

« Prenez deux lapins de même âge et à peu près de la
« même force; après les avoir fait jeûner assez de temps
« pour que leur estomac puisse être libre de tout aliment,
« faites manger à la fois à chaque lapin une même quan-
« tité de choux. Immédiatement après que les lapins au-
« ront mangé, coupez les deux nerfs pneumogastriques
« de chaque animal, renversez l'extrémité stomacale des
« nerfs, de manière à interrompre toute communication
« essentielle avec le cerveau. Mettez en communication
« les deux extrémités d'un des nerfs coupés du lapin A,
« l'une avec le bout d'un fil métallique, l'autre avec le
« bout opposé du même fil. Laissez les extrémités des
« nerfs coupés du lapin B dans un état d'isolement; après
« huit ou dix heures, ouvrez l'estomac de chaque animal.

« Si l'expérience a été faite avec soin, les aliments qu'a-
« vait pris le lapin A seront entièrement digérés ou près
« de l'être; ceux qu'avait pris le lapin B auront subi seu-
« lement une légère altération. » C'est-à-dire que le fil
métallique, conducteur électrique, aura pu remplacer le
filet nerveux coupé.

Il est peu de personnes probablement qui n'aient entendu
parler des secousses galvaniques communiquées à des cadavres. A l'aide de courants électriques, on a pu obtenir
des mouvements dans la figure, faire ouvrir la bouche et
les paupières, j'ai même vu remuer les yeux.

Arrêtons-nous! car sous les ailes de l'électricité nous
pourrions nous élancer jusque dans les nuages, et nous
pourrions bien nous y perdre ou en retomber fort compromis.

XII. — Hygiène proprement dite.

On pourrait faire tout un gros livre sur l'hygiène du système nerveux; car, à propos du système nerveux, on pourrait traiter de l'hygiène tout entière.

C'est au cerveau en effet que viennent retentir toutes les sensations, toutes les impressions, et il a bonne part dans tous les accidents, dans toutes les souffrances : il se ressent de toutes les fautes.

Le système nerveux est non-seulement l'organe de la sensibilité, mais il est l'instrument de l'intelligence; il est le principe de toute locomotion. — C'est lui qui perçoit les douleurs, qui pense et qui nous fait mouvoir, jugez du travail, des secousses et des contre-coups ! — Nous ne pouvons l'étudier minutieusement dans l'exercice de chacun de ses différents emplois, parce que nous serions contraint de répéter bon nombre des préceptes que nous avons déjà donnés, et puis surtout parce que le temps nous presse, et que sur l'hygiène du système nerveux nous ne pouvons consacrer qu'une seule leçon.

Donc il faut se borner; c'est pourquoi reprenant nos ordinaires subdivisions, nous allons étudier ensemble la culture du système nerveux; nous vous dirons son besoin d'exercice, mais aussi son besoin de repos, et à ce sujet nous vous parlerons des indigestions intellectuelles. Enfin nous examinerons le système nerveux des malades et les sensations exagérées des convalescents.

XIII. — Culture du système nerveux.

Holà! holà! vont crier les critiques, l'appareil nerveux n'est point une plante; votre mot de culture pouvait passer quand vous parliez des cheveux, des dents ou de la peau;

mais puisqu'il s'agit du cerveau, de la moelle épinière et du grand sympathique, l'expression est déplacée, le terme est tout à fait inapplicable.

Vous vous trompez, mes chers Messieurs : ne dit-on pas cultiver une science, cultiver un art, cultiver une amitié, des relations? Eh bien, on commet un solécisme : ce n'est point la science que l'on cultive, c'est le cerveau dans lequel on veut l'ensemencer. Quant un laboureur jette du grain dans la terre, dit-il qu'il cultive son grain ou qu'il cultive son champ?

Au reste, Messieurs, depuis que nous causons ensemble vous avez pu vous apercevoir que je ne m'effrayais guère de ces récriminations. Je prends les expressions qui me semblent bonnes pour me faire comprendre ; je les prends sans forfanterie, mais sans scrupule. Tant pis pour les puristes qui s'en trouvent offensés.

Si au lieu de dire culture du système nerveux, j'avais dit culture de l'intelligence, tout le monde sans doute m'aurait compris et personne n'aurait rien à reprendre ; mais mon conseil n'aurait point été assez général : il faut non-seulement cultiver le cerveau, mais ses nombreuses ramifications, ses multiples dépendances.

Tenez, je vous ai beaucoup parlé de l'importance et de l'influence des habitudes; eh bien, je ne crois pas exagérer en disant que toutes les habitudes dépendent de la bonne culture du système nerveux.

Il est de bonnes habitudes, et il en est de mauvaises, vous le comprendrez quand, dans les leçons prochaines, je traiterai de l'hygiène des passions .

Je dois vous prémunir cependant contre les excès et les monstruosités. Comme hygiéniste, j'ai horreur des enfants phénomènes et j'ai grande crainte des intelligences déclassées.

Expliquons-nous :

Un jardinier qui connaît son métier ne poussera jamais par un surcroît d'engrais une plante qu'il craint de faire mourir. Pour tailler ou étaler un arbre fruitier, il attendra patiemment que cet arbre soit poussé et que ses rameaux soient d'une certaine résistance. On n'en agit pas toujours aussi sagement dans la manière d'élever les enfants, on les accable de leçons intarissables, on les étouffe d'une lourde et indigeste instruction. A trois ans, le petit monsieur ou la petite demoiselle savent lire et compter, ils répètent comme des perroquets les admirables fables de La Fontaine. A quatre ans, ils touchent du piano ou noircissent une grande page d'écriture... et l'on s'étonne après cela qu'il y ait tant de maladies chez les enfants, tant de convulsions, tant de fièvres cérébrales; la faute en est, soyez-en sûr, aux imprudences de ceux qui ne savent pas les élever.

Pour les jeunes gens, on commet des fautes analogues.

Hélas! depuis deux à trois ans nos cultivateurs proprement dits subissent bien des épreuves, bien des misères : ils trouvent leurs blés mangés par les charançons; leurs pommes de terre pourries avant d'être récoltées, et les raisins sont couverts de cet affreux petit champignon qu'on appelle oïdium... Messieurs, dans la culture du système nerveux il est des maladies aussi terribles, et que je me crois obligé de dénoncer aux cultivateurs intellectuels; tout le monde cherche à grimper quelques-uns des degrés de l'échelle sociale, et on le fait si inconsidérément que l'on arrive aux plus déplorables accidents. Écoutez-moi bien :

Sans doute la plupart d'entre vous ont assisté à ces dîners d'amis dans lesquels on se réunit pour fêter un mariage, un baptême, un bonheur quelconque; chacun s'y rend avec sa toilette faite, sa gaieté au visage et l'estomac affriandé.

On se réunit d'abord dans une pièce d'attente. Là on

cause fraternellement, jusqu'à ce qu'une voix joyeuse vienne donner le signal de la fête en annonçant le dîner servi. Soudain la salle du festin est envahie, et chacun y prend place. Il est évident que, bien qu'assis à la même table, tout le monde n'est pas aussi bien placé : les uns sont auprès du maître, qui découpe et qui les soigne ; les autres sont au bout de la table, et sont quelquefois oubliés. Souvent les gens frileux se trouvent auprès d'une porte qui, toutes les fois qu'elle est ouverte, leur envoie ses vents coulis. Mais qu'importe, le repas commence, et dans le plaisir général, les sacrifiés oublient tous ces petits inconvénients.

Messieurs, il doit en être ainsi au grand banquet de l'existence : il arrive un moment où la destinée, comme un amphitryon, nous convie tous au festin de la vie sociale. En place ! en place ! nous crie-t-elle, et il faut que chacun se presse et cherche un petit coin pour se caser. Pour vous parler sans figure, il arrive un moment solennel où chacun de nous doit choisir une profession.

Certes, toutes les professions ne se ressemblent pas, il y en a d'élevées, il y en a de moyennes, enfin, il y en a d'excessivement modestes ; mais vous l'avez compris tout à l'heure. *Tout le monde ne peut pas être assis au milieu de la table*.

Messieurs, toutes les professions s'enchaînent, toutes ont besoin les unes des autres, toutes sont honorables et respectables, et vous connaissez cet axiome populaire : *Il n'y a pas de sots métiers, il n'y a que de sottes gens*.

Pour mon compte, j'estime autant l'artisan avec sa blouse que le banquier avec son habit ; j'admets avec l'Évangile l'égalité et la fraternité de tous, mais je ne veux pas que, sous le prétexte que nous sommes égaux, on s'imagine que l'on a droit à ma place, on veuille me grimper sur les épaules, ou l'on me prenne pour un tabouret.

Quand l'heure de choisir une profession vient à sonner '
nous sommes en général pour notre famille d'un aveugle-
ment et d'une ambition malheureuse.

L'artisan rêve pour son fils, non pas seulement la con-
sidération et la fortune, mais les niaiseries du fashio-
nable et le rôle du beau Monsieur. Le négociant prétend
que le sien devienne millionnaire; l'homme d'État veut
que son rejeton soit ministre! Je sais qu'il est des intelligences d'élite qui, des derniers rangs de la société, soule-
vant tout un monde d'obstacles, arrivent à de grandes ré-
putations; mais, dites-le moi bien franchement, n'est-ce
pas l'exception? et à côté de ces rares réussites, voyez que
de mécomptes, que de tristes revers!

Chacun son rang, Messieurs, chacun sa place, chacun
la profession que le ciel nous indique, écriteau mysté
rieux qu'on appelle la naissance!

Je voyais, l'autre jour, sur les boulevards, défiler un de
nos régiments de ligne; eh bien, j'aime à vous le dire, parce
que je suis persuadé de remuer dans vos cœurs une fibre
française, c'était avec un orgueil tout patriotique que je
voyais défiler nos soldats à nous : chaque compagnie marchait alignée, droite, unie comme un seul homme, et
la musique militaire aidant, je sentais mon cœur bondir
de vanité et mes yeux se dilater d'admiration.

Certes, s'il n'y avait eu là ni obéissance ni discipline, si
le troisième rang, jaloux du second, si le second, envieux
du premier, avaient voulu prendre l'avance et marcher
sur la même ligne, que de désordre j'aurais vu dans ce
défilé!

C'est le malheur de notre siècle, chacun veut être au
premier rang; quelquefois la tranquillité publique en
souffre, mais notre santé, la santé de nos familles en souffre
bien davantage.

XIV. — Exercice et repos.

Non-seulement chaque être vivant a une mission à remplir, mais chaque organe d'un animal en vie a son travail nécessaire, chacune de ses fonctions a une tâche à faire. Je je vous ai dit que la vie était labeur et mouvement : le système nerveux qui n'agirait pas du tout, se rouillerait, s'étiolerait, et finirait par mourir.

Les fonctions de notre appareil sensitif sont multiples. Je n'ai point à m'occuper des sensations qui sont en dehors de notre volonté, je ne veux point comme hygiéniste considérer le système nerveux, présidant à tout le travail de la vie, mais je crois nécessaire de vous dire quelques mots sur le cerveau pensant, étudiant, réfléchissant.

De même que la lumière est nécessaire à nos yeux, le son à nos oreilles, les contacts à notre surface cutanée, la pensée est indispensable à l'intelligence.

La paresse d'esprit mène à l'incapacité, à ce qu'on appelle énergiquement la bêtise.

Oui, mais il faut prendre garde du défaut contraire : car les excès de travail produisent de véritables indigestions intellectuelles.

Nous vous avons montré que si l'estomac se trouvait rempli outre mesure, tout d'abord un afflux sanguin, une concentration vitale accourait au secours de l'organe en péril ; il en arrive ainsi pour le cerveau : l'homme qui a trop réfléchi, trop longtemps travaillé, sent à la tête une effervescence et une chaleur fatigante.

Quand l'estomac se trouve incapable de transformer la dose d'aliments qu'on lui a donnée, il y a régurgitation, vomissement. Quand le cerveau est surchargé d'idées, de notions et de pensées diverses, il a recours à un débarras analogue, il met tout à la porte et ne veut plus rien retenir.

Donc, point d'études exagérées, point d'exercices intellectuels trop longtemps prolongés.

Et puis, Messieurs, des temps d'arrêt, je vous le recommande, du repos, du sommeil en un mot. J'ai déjà eu l'occasion de vous vanter l'action réparatrice du sommeil, dans l'histoire de mon petit philosophe de douze ans; je vous en ai montré tous les bienfaits. Mais le sommeil, je vous le dirai dans ma leçon prochaine, n'est pas seulement agréable, il nous est indispensable et tout aussi nécessaire à l'existence que le boire et le manger.

XV. — Eréthisme des malades et surimpressionnabilité des convalescents.

Quelle que soit l'importance de ces deux questions, nous les traiterons fort brièvement, nous ne nous y arrêterons que pour mémoire.

Effectivement, il ne s'agit plus d'expliquer minutieusement; nous l'avons fait! il suffira de mentionner, de rappeler, de formuler en quelque sorte.

Dans le courant de ces leçons hebdomadaires, en étudiant séparément l'hygiène de chaque organe, en parfaite santé, nous avons cru d'une utilité incontestable d'adjoindre quelques prescriptions, quelques avis, quelques recommandations pour les cas de maladies, et pour les lentes épreuves de cette résurrection toute naturelle, qu'on appelle convalescence.

Or, si nous remettons sous vos yeux nos conseils, ou, pour parler plus médicalement, nos ordonnances, vous verrez que tous se rattachent à cette émotion spéciale du système nerveux que nous intitulons éréthisme et qui survient dans toutes les maladies tant soit peu prolongées, et à cette surimpressionnabilité excessive qui est l'apanage des convalescences.

Nous avons dit les soins nécessaires dans les maladies et dans les convalescences :

De la chevelure ;

Des yeux ;

Des oreilles ;

De la peau ;

Des pieds et des mains ;

De la bouche ;

Des dents ;

Du tube digestif ;

Des appareils circulatoires et respiratoires.

Or, il est facile de s'en convaincre, la plupart de nos préceptes ont été nécessités par les ménagements qu'exige tout notre appareil nerveux ; inutile donc de tomber dans des redites ennuyeuses.

Si le système nerveux est si susceptible dans les maladies, si impressionnable après les douleurs, c'est que, pendant toute espèce de souffrance, il est en action extraordinaire, en surexcitation perpétuelle. D'un autre côté, les autres fonctions obligées de se taire, le laissent agir seul, et, ne formant plus contre-poids, ne travaillent plus à l'équilibre général.

Ainsi la réparation alimentaire est en partie suspendue.

La respiration et la circulation sont entravées, toutes les sensations sont désordonnées, il faut ramener peu à peu le calme et le silence. Il faut comme je l'ai déjà dit tant de fois, des transitions, de l'adresse, de la diplomatie.

Je comparerais volontiers le système nerveux d'un malade ou d'un convalescent aux cordes d'un violon tendues outre-mesure. Gare aux sons faux et criards, gare aux moindres chocs, car plus il y a tension, plus les vibrations sont sensibles.

XVI. — Conclusion.

Messieurs, en vous décrivant les organes de nos différents sens, en vous en expliquant le mécanisme et les services, bien souvent il m'est arrivé de stimuler votre enthousiasme, en vous disant : admirez donc.

Quand je vous ai parlé des merveilles de la circulation du sang et du miracle continuel de nos différentes transformations digestives, j'ai tâché de vous faire partager mon enthousiasme, et je vous ai crié : Chapeau bas !

Aujourd'hui, après vous avoir analysé les prodiges incessants de tout notre système nerveux, je vais bien plus loin que jamais, et c'est tout instinctivement, tout fraternellement que je vous dis :

— A genoux !

A genoux pour remercier celui qui nous a faits et qui nous a doués d'une si admirable organisation ! A genoux devant celui qui, non content de nous donner la vie et le sentiment, nous a dotés de l'intelligence et de la pensée ! A genoux enfin devant notre maître à tous, devant l'immortel créateur de la terre et des cieux !

VINGT-UNIÈME LEÇON.

————•◦•————

HYGIÈNE DES PASSIONS.

————

I. — Une visite à Charenton.

Il est une étude qui m'a toujours vivement impressionné, et des observations médicales qui ont produit en moi une véritable frayeur. Vous savez qu'un voyageur novice, engagé dans de hautes montagnes, ne peut contempler sans frémir les rochers qui, dressés droits au-dessus de sa tête, semblent menacer de tomber sur lui, ni les profondeurs de certains abîmes qui sont à ses pieds, et s'ouvrent béants comme pour l'engloutir. Toutes les fois que j'ai fixé mon pauvre esprit sur les rocs menaçants de l'idiotisme et de la folie, toutes les fois que j'ai voulu sonder les abîmes de cette affreuse maladie que l'on nomme aliénation, j'ai senti mon cœur se serrer, mes idées s'effrayer et s'obscurcir. J'ai toujours éprouvé un effroi indéfinissable, une sorte de fièvre nerveuse, et un mal de tête fort décourageant.

Souvent pourtant, trop souvent, hélas! j'ai passé par cette pénible épreuve.

Un jour entre autres, je fus obligé de condescendre aux désirs de toute une famille, de rendre visite à un malade qui se trouvait à Charenton.

Je connaissais le médecin en chef. J'allai le trouver chez lui à l'heure de son départ; il m'offrit une place dans sa voiture, et bientôt, assis en tête à tête, nous traversions en équipage les boues et les embarras de notre immense capitale.

Naturellement, la conversation s'engagea sur la folie et sur ses causes, sur sa marche, sur ses symptômes, sur ses moyens de guérison.

La folie aiguë, me disait mon savant confrère, est sans contredit la moins pénible à traiter, d'abord, parce qu'elle offre l'espérance d'une guérison, et ensuite, parce que sa marche est toujours identique, toujours régulière. En pareil terrain, par conséquent, on ne craint pas d'agir et d'avancer.

Tout d'abord, il se fait au cerveau un afflux sanguin qui en surexcite les perceptions, qui en aiguise les sentiments, qui en multiplie les sensations ordinaires. L'homme qui, par une cause ou par une autre, glisse sur le penchant terrible qui mène à la folie, trouve tout à coup ses facultés intellectuelles plus vivaces, il sent vivement, il se rappelle avec effervescence, il communique à tout venant ses sensations, ses peines et ses plaisirs, alors se déclare une loquacité pittoresque mais pénible, imagée mais désastreuse. Les yeux s'allument, le regard s'exaspère, la commotion est exorbitante. Bientôt arrive l'insomnie, la tête est pleine, les idées sont si multipliées qu'elles fermentent, qu'elles débordent et s'opposent mécaniquement au sommeil.

Le sommeil, vous le savez, est l'acte réparateur, l'aliment en quelque sorte du système nerveux. Quand il est mauvais ou qu'il manque, on voit survenir tous les inconvénients de l'abstinence et du jeûne trop prolongé; plus d'équilibre : la chaîne des idées rompue, brisée, n'offre plus que des anneaux confusément épars, et puis, un homme qui n'a pas dormi, comme un homme qui n'a pas mangé, est sujet à des absences, à des incohérences, à des hallucinations; peu à peu ces hallucinations s'installent dans sa pauvre tête comme des idées réelles, comme des locataires reconnus et fêtés. De là, les sottises, les extravagances, la fureur.

Peu à peu, à toute cette effervescence succède une sorte de réaction contraire : mutisme tranquillité, somnolence, abattement, découragement, tristesse. Il faut alors vigoureusement agir sur le moral, et chercher à relever l'organisation physique en la tonifiant.

Mon savant confrère me parla assez longtemps de la sorte, et tout à coup il s'arrêta : nous étions arrivés à Charenton, et je me trouvais en face des fous.

Les hommes, — C'est par eux que nous commençâmes, — étaient rangés en bataille pour l'inspection médicale et la visite du médecin. — Si vous aviez vu tous ces visages blafards, niais, fantasques, idiots; si vous aviez contemplé ces regards éteints ou sottement énergiques, ces mises hétéroclites, ces poses prétentieuses, ces maintiens bâtards et affaissés, oh! vous auriez compris comme moi ce qu'il y a d'épouvantable dans l'aspect de l'aliénation, et dans la minutieuse inspection d'un certain nombre de gens atteints de folie.

— Mon cher ami, me dit mon confrère après avoir terminé sa visite médicale, vous venez de voir bien des in-

sensés, n'est-ce pas? Eh bien, la plupart des fous que
vous avez vus le sont par incurie, par excès, ou par sottise, par leur faute. Les neuf dixièmes seraient aussi sensés
que vous et moi, sans deux causes terribles qui peuplent
les maisons d'aliénés, l'intempérance intellectuelle, c'est-
à-dire l'ambition, les excès de travail, l'envie, etc., etc.,
puis l'intempérance animale, c'est-à-dire la gourmandise,
les fautes de régime, la table et les bouteilles.

II. — Conséquences.

Puisque tous les excès mènent véritablement à ce dangereux abîme que l'on appelle folie, puisque les passions
animales ou intellectuelles nous jettent infailliblement au
bout d'un certain temps dans ce gouffre effrayant de l'a-
liénation, il m'a paru indispensable de vous en entretenir
pendant une ou deux séances.

L'homme, vous le savez maintenant, Messieurs, est un
tout admirable, composé de deux parties bien dissem-
blables, le corps et l'âme, les organes matériels et l'esprit
insaisissable, émanation directe de Dieu qui l'a créé.

Il y a chez l'homme, comme le disait si ingénieusement
M. de Maistre, *la bête et l'autre*, c'est-à-dire l'intelligence
et la pensée : par conséquent nous avons à étudier chez
l'homme deux séries de faits, deux sortes de résultats.

Pendant vingt leçons consécutives, nous nous sommes
occupés de l'homme matériel et physique, nous avons
examiné minutieusement, complaisamment, et producti-
vement, je l'espère, son architecture, son organisation,
son mécanisme et sa vie. Il est juste, il est nécessaire que
nous disions quelques mots de l'homme considéré comme
être pensant et agissant intellectuellement sous l'œil de
la Providence qui le garde, agissant avec volonté, discer-
nement et liberté.

Il est indispensable par conséquent que nous disions quelques mots de ces sentiments bons ou mauvais, voilés ou exubérants, tyranniques ou serviles, que les philosophes ont appelés *passions*.

Qu'il me soit permis avant de commencer, de vous bien faire remarquer que le mot passion vient du mot *pati*, qui veut dire souffrir. On souffre pour un bon ou pour un méchant motif. Dès que l'on souffre, on transgresse les lois de l'hygiène, car la souffrance, je vous l'ai dit, est un cri d'alarme, un appel au secours, un avertissement. Maintenant, j'admets avec bien des philosophes, voire même avec un certain nombre d'hygiénistes, qu'il y a des passions bonnes et des passions mauvaises. Il y a quelque chose de bien et de sensé dans la souffrance physique d'un homme qui, porté par les meilleurs sentiments, souffre pour ses amis, pour sa famille, pour son pays. Mais n'est-il pas déplorable, nauséabond, inepte, de voir un malheureux, qui, par ambition, par envie, par intempérance, se jette bénévolement dans la honteuse ornière de la satiété, de l'indigestion et de la décrépitude?

III. — Les systèmes et les classifications.

Soyez tranquilles, Messieurs, mon intention n'est pas de vous perdre et de vous ennuyer dans les théories ou classifications des Gall, Spurzein, Lavater et consors. Gall est parti d'une appréciation anatomique qui n'est pas toujours probante : il a doté chacune des protubérances du cerveau, d'un sentiment et d'une appréciation spéciale ; il a cru trouver dans le centre nerveux des cases de catégories, des tiroirs toujours identiques : son système me paraît entaché d'exagération et de sophisme ; il porte l'empreinte de l'anatomiste, et comme un cachet de cette désespérance que l'on appelle fatalité.

— Vous êtes vertueux, Monsieur, plein de courage, plein d'héroïsme ! Mais vous n'avez aucun mérite, vous aviez une organisation spéciale qui a causé toute votre valeur, toute votre vertu.

— Vous, au contraire, que l'on traite de scélérat et de bandit, vous qui avez tué, volé, incendié, que sais-je, vous ne devez pas être regardé comme un coupable, vous avez obéi à votre constitution, à votre organisme. — Vous aviez la bosse de tous vos crimes. — Vous êtes aussi innocent de vos actions que l'est un myope qui ne voit pas de loin, un impotent qui ne peut pas courir, un homme en syncope qui ne peut plus rien remarquer.

Franchement, Messieurs, est-ce là un système à populariser, une théorie à enseigner, des explications à répandre ?

Le système de la physiognomonie est moins dangereux, moins répréhensible. Il est évident qu'un homme colère dont le front et les sourcils se crispent à chaque instant, garde sur le visage un ou deux sillons accusateurs des marques de sa colère habituelle, et cependant vous devez l'avoir remarqué tout comme moi, il est nombre de gens à figure rébarbative qui sont plus doux que des agneaux, tandis qu'on trouve des énergumènes qui ont la bouche en cœur, le regard placide, et une figure pleine d'aménité.

Donc, laissons de côté les classifications émérites et les examens inutiles, nous ne vous parlerons ni de la constructivité, ni de la sociabilité, ni de tous les sentiments en *té* inventés par ces messieurs.

Deux catégories bien nettes et bien tranchées m'apparaissent et me frappent : je vois d'un côté les passions mauvaises, passions proprement dites ; de l'autre j'aperçois les bonnes passions, ce que les moralistes appellent les vertus.

Les premiers représentent le mal, une maladie intellectuelle. Les seconds représentent l'antagonisme, le contraire, le remède.

Choisissons et examinons :

Parmi les passions méchantes, capables de bouleverser les constitutions individuelles et toute l'économie de l'ordre social, j'en choisirai trois : l'envie, qui s'attaque à la société ; l'intempérance, qui ruine les familles, et la colère, que je comparerai à un déplorable incendie qui mine les individus.

Examinons ces maux et tâchons d'en indiquer le remède.

IV. — Invidia morbus.

J'ai passé ma première enfance à 160 kilomètres de Paris, dans une de ces villes manufacturières qui ressemblent à un vaste et majestueux atelier. Là tout s'agite, tout remue sans cesse : c'est un de ces milieux inconnus d'un bon nombre, où le mouvement est dans l'air, où la vie semble sortir de dessous les pavés. Trente à quarante mille âmes vont, viennent, s'assemblent, se séparent, s'interrogent, se répondent, se vantent, se dénigrent, chantent et travaillent. Le Parisien qui s'entiche si facilement de son pays, de sa grande ville ; le bon bourgeois qui croit les bornes du vrai monde à la barrière de Pantin et à celle des Bonshommes, qui s'imagine tout compris entre la grille du faubourg Saint-Antoine et le monument qui domine les Champs-Elysées ; le Parisien pur sang, en un mot, va me traiter de provincial ou de campagnard, car il appelle campagne tout ce qui se trouve au delà des boulevards extérieurs, ou tout au moins tout ce qui est par delà les fossés fangeux de ses fortifications.

Eh bien ! soit, je suis provincial, et, bien qu'élevé dans une ville, je puis dire que j'ai passé mes premières années à la campagne, car à la maison paternelle se trouvait annexé un vaste jardin. J'ai dépensé dans ce jardin bien des heures de récréation, bien des pelles, bien des rateaux, bien des brouettes, j'y ai taché plus d'un tablier et usé bien des pantalons ; j'y restais la moitié du jour, et j'étais au comble du bonheur quand je croyais venir en aide à notre bon vieux jardinier. Nous étions des amis inséparables : il avait soixante-cinq ans, j'en avais quatre à cinq ; mais les extrémités se rapprochent, et rien ne m'émeut encore aujourd'hui comme le spectacle d'un vieillard en conversation avec un petit enfant.

Dans notre jardin se trouvait un magnifique poirier, pour lequel j'avais une affection toute particulière. C'était un arbre colossal, qui nous ombrageait l'été, et qui donnait à l'automne des fruits en très-grande quantité. J'en avais ramassé bien souvent comme supplément à mes tartines de confitures.

Un certain printemps le grand poirier resta tout sec. Le jardinier l'examina d'un air inquiet, creusa autour de ses racines, et l'arrosa bien régulièrement tous les jours. Hélas ! hélas ! tous les lilas étaient en fleurs, tous les autres arbres se garnissaient de feuilles, le poirier resta nu comme un gigantesque balai.

— Il est mort, me dit un matin le père Baptiste.

— Mort ! répondis-je avec effroi, et je me mis à pleurer de si bon cœur que ma mère accourut pour savoir la cause de mon chagrin.

Quelques jours après on abattit le gros poirier. La curiosité l'emporta chez moi sur la douleur, et j'assistai, l'œil sec et grand ouvert, à cette cérémonie funèbre.

Sous l'écorce de l'arbre était une sorte de tanière ; un animal destructeur avait rongé tout l'intérieur, toute la séve ; Baptiste me le fit toucher du doigt et me dit d'un ton doctoral : Voilà ce qui l'a fait périr.

Messieurs, l'histoire de mon poirier est un peu l'histoire de la société actuelle. Un défaut rongeur y creuse sans cesse une tanière qui pourrait bien la faire mourir.

Des démons méchants ont mis, au cœur des classes laborieuses, un ver rongeur dont les dégâts augmentent tous les jours. Dans les rangs de la grande famille du genre humain, on a soufflé les rivalités... et l'envie.

— Envie! voilà mon gros mot prononcé. Je considère l'envie comme une maladie morale, et, au point de vue hygiénique, il me paraît urgent de vous en entretenir.

V. — L'envie est injuste.

J'ai fait une étude spéciale du jargon qu'on appelle éloquence populaire; malheureusement depuis quelques années les occasions ne m'ont pas manqué. Je puis donc en essayer l'analyse, et vous en donner le secret.

L'orateur doit être doué d'une voix formidable; il est grand, ou il est petit : s'il est petit, il monte sur un tabouret; s'il est de belle taille, il se pose bien carrément sur ses deux pieds. Le costume exclut toute recherche, l'originalité fait bien, un peu de malpropreté ne nuit pas. Voici le canevas sur lequel il brode tous ses discours :

— Les riches nous exploitent.

— Les propriétaires s'engraissent de nos sueurs.

— Assez et trop longtemps ils ont goûté de la fortune; à notre tour maintenant.

— Nous sommes tous égaux dans ce monde : c'est pourquoi ceux qui possèdent doivent devenir nos serviteurs.

Toutes ces merveilleuses raisons sont habillées de phrases redondantes, assaisonnées de cris et de points d'exclamation; si bien qu'on s'extasie et qu'on applaudit à outrance. Hélas! que resterait-il de toutes ces sottises si on les passait au creuset du bon sens?

Notez que tous ces beaux discours sont aussi anciens que le vice, et mille fois plus vieux que nos rues.

Il y a quelques mille ans qu'on les faisait à Rome, sur la place du Forum, et ils amenèrent une révolution. Le peuple se mit en guerre ouverte contre le sénat, et il se réunit en dehors de la ville ; il se disposait à en venir aux mains. Mais voilà que de l'une des portes de Rome sortit un sénateur, avec son costume d'apparat ; il était sans armes, sans escorte, et devant cet acte de courage les plus furibonds restèrent ébahis. Ménénius, c'était son nom, s'avança majestueux jusqu'au beau milieu de la foule, et après avoir demandé le silence, il raconta la petite histoire que voici :

« Romains, vous savez tous qu'il faut manger pour
« vivre. Un beau jour les membres de l'homme s'en-
« nuyèrent de remplir l'estomac. En vérité, se dirent-ils,
« cet organe est par trop paresseux, nous nous mettons en
« quatre pour le nourrir, et lui, bien tranquille à sa place,
« ingère, digère, le tout sans la moindre fatigue. Il nous
« exploite, c'est évident, il est temps d'en finir, nous
« ne lui donnerons plus absolument rien. Aussitôt les
« membres se mettent en grève ; les jambes ne marchent
« plus, les bras n'agissent pas, les mains ne saisissent
« quoi que ce soit ; l'estomac eut des tiraillements du diable ;
« il souffrit seul les premiers jours ; mais bientôt l'inani-
« tion arriva, les membres alors s'en ressentirent. Les
« jambes et les bras devinrent aussi maigres que des ba-
« liveaux, les mains n'avaient plus la force d'aller cares-
« ser les douleurs. Alors les révoltés s'aperçurent de leur
« sottise. — Le fait est, dit le pied, que j'étais plus à l'aise
« quand l'estomac mangeait. — Moi, dit la main, j'avais
« de l'exercice, mais je pouvais en prendre au moins. —
« Tenez, dit le bras droit, les digestions de l'estomac
« nous sont indispensables, cela me semble démontré. Je

« vote pour une réconciliation et je suis prêt à le servir
« encore. »

On dit que les Romains comprirent l'apologue et que,
rentrés dans la ville, ils se réconcilièrent avec le sénat.

Messieurs, je vous sais assez d'intelligence pour saisir,
vous aussi, toutes les démonstrations de cette allégorie.
Aux méchants discoureurs qui vous soufflent l'envie contre
ceux qui possèdent, vous n'avez qu'un seul mot à répondre : injustice.

On vous montre des équipages qui vous éclaboussent et
l'on vous crie : N'allez-vous pas à pied? Vous allez à pied,
c'est vrai; mais si les riches n'allaient point en voiture, que
deviendraient les carrossiers, les marchands de chevaux et
la myriade d'ouvriers qu'ils emploient? On glose contre les
propriétaires, contre les gens qui ont assez d'argent pour
faire bâtir; et sans eux, mes chers amis, que deviendraient
les carriers, les maçons, les charpentiers, les menuisiers,
les peintres, les serruriers, en un mot toute cette catégorie
de métiers employés dans le bâtiment?

On crie haro sur les beaux habits, sur le luxe et sur
les toilettes; mais ce luxe, ces toilettes, ces habits ne font-
ils pas vivre mille et mille familles? Injustice! je vous
l'ait dit, injustice, et je défie qui que ce soit de me prouver
le contraire.

Injustice! car, dites-moi, je vous en prie, quelle est la
loi qui défend à l'ouvrier de devenir propriétaire? Il n'y
a pas de loi, mais il existe assez souvent un obstacle; c'est
un peu le café, un peu le cabaret, un peu la barrière, un
peu le tabac, et beaucoup le lundi. Et, remarquez-le bien,
ce sont les plus prodigues, d'ordinaire les plus dépensiers,
qui se plaignent davantage de ne pas être propriétaires.

VI. — L'envie est niaise.

J'ai dit que l'envie n'était pas seulement injuste, mais que c'était une niaiserie, et c'est le bonhomme La Fontaine qui va se charger d'en donner des preuves. Écoutez-bien :

> Une grenouille vit un bœuf
> Qui lui sembla de belle taille.

Que d'ouvriers frôlent chaque jour des élégants qui leur paraissent merveilleusement mis ! Continuons :

> Elle, qui n'était pas grosse en tout comme un œuf,

Pauvre petite grenouille !

> Envieuse, s'étend, et s'enfle, et se travaille,
> Pour égaler l'animal en grosseur.

Envieuse! vous entendez.

Dites-moi franchement si ce n'était pas là le comble de la niaiserie. Eh bien! l'envie n'est jamais plus spirituelle. Un père de famille a mis 200 francs dans sa bourse aux épargnes; un voisin, un ancien camarade, un homme de bonne chance, celui-là, en a quatre mille; ce dernier n'a pas d'enfants et content de ses succès pour jouir un peu de son profit, il achète de beaux habits, des meubles d'acajou ou de palissandre; le bonhomme aux 200 francs fait la grimace sur le luxe de son voisin; il en plaisante avec son entourage.

— Fait-il ses embarras! murmure-t-il; est-ce qu'il croit, par hasard, que l'on ne peut pas avoir d'aussi beaux meubles que lui? Ah bien, par exemple!

Et par vanité il imite, il achète, il se met dans la gêne. Sa famille en souffre : heureux quand il n'aboutit pas à de mauvaises affaires, pour ressembler tout à fait à la grenouille, qui

S'enfla si fort qu'elle creva.

C'est un des malheurs de notre siècle ; chacun aspire aux premières places. On nous a prêché une égalité chimérique ; et, de là, la jalousie de tous ceux qui se trouvent devancés dans quelque carrière que ce soit.

Vous enviez la fortune du riche ; mais vous ne savez donc pas que bien souvent le riche donnerait toute son opulence pour posséder votre santé et votre force ? Que de fois j'ai vu des rentiers goutteux, des propriétaires invalides, regarder avec convoitise l'ouvrier aller au travail et le commissionnaire du coin manger un peu de fromage avec un morceau de pain bis !

Vous rêvez la richesse et ses brillants dehors ; mais vous ne savez donc pas que sous le clinquant de toutes ces fausses grandeurs il y a bien des soucis, bien des ennuis, bien des inquiétudes. On voudrait rester seul chez soi, se coucher, travailler à son aise ; il faut se plier à toutes les mesquines obligations d'un monde véritablement tyrannique, il faut tenir un rang en rapport avec sa richesse ; et voilà que les rentrées ne se font point et que la caisse se vide. Pourtant il faut paraître, *avoir l'air ;* alors les embarras, les créanciers, les on dit de tout l'entourage.

Oh ! si l'envie réfléchissait un peu ! On a dit qu'il était mille fois plus facile d'acquérir que de conserver ; et si je ne craignais d'abuser de l'apologue, je plaiderais encore, La Fontaine à la main. Je vous citerais dans son entier la fable du *Savetier et du Financier*. Mais j'ai hâte d'arriver aux considérations plus spécialement hygiéniques.

VII. — L'envie est terrible pour la santé.

Les poëtes et les artistes nous représentent l'envie avec des yeux hagards, des joues creuses, des cheveux en désordre, avec des mains sèches et des doigts crochus ; moi, je viens vous dire tout prosaïquement : l'envie est le plus dangereux ennemi d'une bonne santé.

Voici un enfant de sept à huit ans qui était rose, frais et joufflu comme un ange de Rubens ; tout d'un coup les roses de ce charmant visage s'étiolent et tombent, l'appétit se perd, l'enfant maigrit et devient étique ; bientôt une petite toux sèche annonce une poitrine qui se délabre. Voulez-vous que je vous explique ce changement ? L'enfant a un frère ou une sœur plus jeune que lui, caressé outre mesure par le père et la mère, fêté comme un vrai Benjamin. L'enfant dépérit et se meurt parce qu'il est jaloux, parce qu'au fond de son cœur il est entré un ver rongeur qui le mine ; il est envieux.

Voyez cette jeune personne qui, environnée de tendresse, est parvenue bien portante à sa quinzième année ; tout à coup cette jeune fille tombe en langueur, toute son organisation se détruit, et le motif ? c'est qu'autour d'elle, elle a vu des compagnes comblées d'un luxe ridicule et accablées de flatteries exagérées. La pauvre enfant concentre et cache un chagrin dont elle comprend toute la honte, elle est bien malade ; elle est envieuse.

Cet artisan que l'on citait pour sa conduite régulière, qui mettait tant de zèle à la besogne, qui apportait à son travail tant d'ardeur et de gaieté, est devenu paresseux, querelleur, colère, ivrogne ; et la pauvreté vient frapper à sa porte. Qu'est-ce qui a causé tout cela ? L'envie !

En voilà un qui ne mange plus, qui digère mal, qui bat son entourage. — Encore l'envie !

Celui-là devient jaune comme un coing, bourru comme un sergent de ville, maigre et sec comme un manche à balai. — L'envie, — toujours l'envie.

Or, Messieurs, remarquez bien ce que je vais vous dire. Si l'envie est une maladie, la raison est un remède; si l'envie nous fait au cœur des blessures profondes et dangereuses, la religion peut y verser un baume réparateur et sait la guérir par de douces paroles. Aux pauvres, aux éprouvés de ce bas monde, le Ciel a promis une protection particulière; il les a dotés de sa prédilection.

VIII. — Dangers de la colère.

Quelques mots sur la colère, et je termine cette première leçon sur les passions. — Comme elle ressemble passablement à un sermon, je ne veux pas la faire trop longue. Il en sera de même de la leçon suivante.

La mauvaise humeur, prise au point de vue intellectuel, a plusieurs degrés; c'est une vilaine échelle qui possède au moins quatre ou cinq bâtons; tout en bas est l'impatience, puis la surexcitation, puis la colère; la colère est l'antagoniste de la patience, de la belle vertu qu'on appelle résignation.

Quand un homme sanguin se met en colère, tout son sang d'abord s'accumule au centre et bouillonne dans le cœur; mais bientôt chassé à la surface, il y produit tous les effets de la fièvre : la peau rougit, le regard s'anime, les veines se dessinent; il se fait au cerveau une congestion qui parfois détermine les plus redoutables accidents.

Si le sujet est bilieux, s'il est simplement lymphatique, le sang refoulé au centre y reste, s'y épanche et semble séjourner dans un gros viscère qu'on appelle le foie; alors le pouls devient serré, petit, le visage se décolore, parfois un tremblement convulsif agite les membres, jusqu'à ce que l'impatient paye sa colère d'une résorption bilieuse qui le rend jaune comme un coing.

Franchement, toutes ces maladies ne seraient-elles pas évitées par une sage résignation?

Je sais fort bien que l'impatience n'a pas toujours des effets aussi funestes; elle ne produit souvent qu'une légère excitation, de la brusquerie dans les mouvements. Entre ces derniers résultats et ceux que je mentionnais tout à l'heure, il y a la distance d'un coup d'épingle à un coup de sabre.

Mais remarquons tout de suite que l'excitation de l'impatience dure bien plus longtemps que la commotion de la colère; et s'il fallait choisir entre un coup de sabre et des coups d'épingle donnés sans interruption, je ne sais vraiment quelle serait la préférable torture.

Avec l'impatience au fond du cœur on mange peu, on digère mal, on dort plus mal encore; or, le sommeil et les bonnes digestions sont absolument nécessaires à la *conservation de notre santé.*

Examinons maintenant le côté intellectuel.

Un homme impatienté, irrité, égaré, n'a plus d'intelligence parfaitement saine; il n'a plus la plénitude de son jugement, il a fait le premier pas dans le vilain chemin qui conduit à la manie. Je vous laisse à penser les fautes de régime qui en sont souvent la conséquence.

Un homme qui n'est pas de sang-froid est capable de mille sottises au point de vue hygiénique, et ces sortes de sottises sont toujours suivies de malaises et d'indispositions.

Enfin, il doit être évident pour tout le monde que si l'homme bien portant, pour conserver sa santé, a besoin d'une grande tranquillité d'esprit, l'homme malade en a besoin bien davantage pour se guérir.

IX. — Conclusion. — Confiance en Dieu.

L'homme s'agite, et Dieu le mène, a dit le grand Bossuet. A quoi bon tant nous agiter quand nous avons un pareil guide ? Et puis ne sommes-nous pas dans ce monde pour y être éprouvés, pour y souffrir ? La religion ne promet-elle pas aux souffrances chrétiennement supportées des compensations, des récompenses, des couronnes ?

Il me souvient d'un sermon que le Père de Ravignan prononçait un soir à Notre-Dame, pendant le carême : il nous dépeignait le Sauveur du monde au jardin de Gethsémani, et il y eut un instant surtout où l'assemblée tout entière fut secouée comme d'une commotion électrique : le prédicateur venait de rapporter cette sublime parole.

Mon Père ! mon Père ! que votre volonté soit faite et non la mienne.

En sortant de là, je rendis visite à une petite fille de neuf à dix ans, pauvre orpheline recueillie par un couvent charitable, patiente malade qui, deux jours avant, avait courageusement subi une douloureuse opération.

— Eh bien ! mon enfant, comment vous trouvez-vous ?

Les yeux étaient flamboyants, la peau brûlait, la fièvre était terrible.

— Vous ne souffrez donc pas beaucoup ? dis-je à la petite malade.

— Elle ne s'est pas plainte une seule fois, répondit l'infirmière.

— Mon Dieu ! ma sœur, reprit le petit ange, Notre Seigneur a souffert bien davantage.

Messieurs, le discours du Père de Ravignan m'avait ému, mais la réplique de la petite fille ne me sortira jamais du cœur.

VINGT-DEUXIÈME LEÇON.

——◇——

PASSIONS.

———

I. — L'intempérance.

L'intempérance est un vice ignoble, je n'aurai pas de peine à vous le démontrer; mais avant d'entamer cette discussion, il est bon de vous faire remarquer que l'intempérance est de deux sortes, qu'elle a deux genres, deux catégories.

Tantôt elle se jette brutalement sur l'aliment proprement dit, sur le manger, sur le pain et la viande; elle en dévore outre mesure, elle s'en remplit d'une façon problématique, elle prend, elle mâche, elle avale tant et tant, qu'elle menace d'arrêter la respiration. Dans ce cas elle s'appelle gourmandise.

Tantôt elle ne recherche que les boissons fermentées, que les liqueurs alcooliques, il lui faut du vin à satiété, et peu lui importe qu'il soit choisi et de qualité supérieure; souvent même le vin frelaté lui semble préférable à tous les autres, parce qu'il est plus dur, qu'il contient plus d'alcool, et qu'il gratte mieux. Après le vin c'est de l'eau-de-vie, c'est cette épouvantable liqueur que le populaire appelle du fil en quatre, et dont quelques gouttes seulement seraient capables d'enflammer la poitrine d'un homme tempérant. Dans ce cas l'intempérance s'appelle ivrognerie.

Nous avons donc à examiner les désordres hygiéniques et moraux, journellement causés par l'ivrognerie et la gourmandise. Commençons par cette dernière, nous garderons l'ivresse pour le bouquet.

II. — La gourmandise est souvent une faute d'éducation.

La gourmandise en effet commence souvent dès l'enfance, et cela par la sottise des parents qui cherchent non-seulement à flatter tous les appétits de leurs enfants, mais qui, dénaturant cette sensation par leurs complaisances et leurs caresses, la transforment souvent en un pitoyable défaut.

III. — Elle devient une habitude, une tyrannie.

Vous avez dû le comprendre si vous avez bien suivi toutes nos digressions physiologiques. Plus on exerce un organe, plus il devient puissant; plus on donne à l'un ou l'autre de nos appareils vitaux, plus il demande, plus il exige. Stimulez habituellement la glande salivaire par le chiquage ou par la fumée de tabac, et cette glande voudra sans cesse sécréter, sans cesse être stimulée, et nécessitera de fréquentes expulsions, de très-abondants crachements. Accordez de l'exercice à tout le système musculaire, mais donnez-vous bien garde de l'exercer avec exagération, autrement il vous faudra chaque jour, marcher, courir, agir, vous lasser enfin physiquement sous peine d'encombrement et de douleur. Que vos poumons et tout l'appareil respiratoire soient soumis pendant un certain temps à un air vif et pur, les poumons ne pourront plus s'habituer à l'aération lourde et méphitique des habitations rétrécies et des villes encombrées.

Il en est ainsi de l'estomac; si vous le remplissez plus qu'il ne devrait l'être, tout d'abord il s'irrite un peu, il réclame, et puis en serviteur docile il se distend complaisamment, il veut absolument faire son devoir, tout son devoir, et il accélère son travail digestif. Mais prenez-y bien garde, une fois dans cette ligne de conduite, votre estomac ne voudra plus reculer. Autrefois, il se contentait d'une assiettée de soupe, d'un gros morceau de pain, d'un peu de viande ou de légumes. Vous l'avez gavé, distendu, gâté. D'une part, vous l'avez habitué à ces terribles épices qui, prises en exagération, escamotent en quelque sorte la réparation alimentaire, et ne produisent que des digestions factices, artificielles. De l'autre, vous l'avez rempli de manière à doubler sa capacité. Une fois distendu, l'estomac se plaint si on ne le remplit pas tous les jours avec abondance. Surexcité pendant quelques jours, l'estomac languit et travaille mal, s'il lui manque quelques-uns de ses moyens de surexcitation.

Qui a bu boira, dit le proverbe; qui s'habitue à manger outre mesure est contraint bientôt de manger avec exagération. Or, vous le savez tous comme moi; dans les ménages on n'a pas toujours la table bien garnie, on ne saurait accorder toujours une abondante et excitante cuisine. D'une part, les mets coûtent plus ou moins cher, et la

bourse bien dirigée ne peut s'ouvrir à de continuelles dé-
penses. D'autre part, le marché se trouve mal approvi-
sionné, le restaurateur est mal fourni, la ménagère n'a
pas le temps de préparer un copieux repas. Dans toutes ces
hypothèses, pauvres et malheureux gourmands, vous souffrez, votre estomac crie et tiraille, vous n'êtes plus dans
votre assiette, vous vous êtes donné un tyran, vous lui
avez désobéi et vous en êtes punis.

Oh! les habitudes, je vous ai fait voir combien elles
étaient puissantes au physique comme au moral; tout
homme sage ne doit adopter que de bonnes habitudes, et
avec les armes d'un régime sage, il doit combattre et
vaincre toutes les mauvaises.

IV. — Elle met l'homme au-dessous de la brute.

Qu'est-ce que la brute? Un animal sans âme, sans intelligence, sans raison. Aussi, dans l'admirable épopée de
la création voyons-nous l'homme dominer les animaux de
son regard majestueux; seul il se tient debout, seul il a été
créé libre, seul il a pris possession de cette substance im-
matérielle que l'on nomme esprit, esprit qui doit toujours
lui garder sa suprématie et sa royauté, esprit qui rejaillit
au dehors par ses actes intelligents, et par des pensées tra-
duites au moyen de l'écriture ou de la parole.

Messieurs, l'homme gourmand, l'homme assez glouton
pour devenir l'esclave de son estomac et de son ventre,
abdique honteusement sa supériorité sur tous les autres
êtres de la création; il met sa raison plus bas que l'instinct,
et rampe volontairement au-dessous de la bête.

Prenons un cheval, un mouton, une bête de somme;
conduisons-les à l'étable ou à l'écurie; remplissons, com-
blons le ratelier : tous ces animaux mangeront s'ils ont
faim, mais soyez bien sûrs d'une chose, c'est qu'ils ne

mangeront pas au delà de leur appétit, c'est qu'ils ne pren-
dront rien au delà du besoin.

Si quelques animaux, comme les chiens ou les chats, se
gavent quelquefois jusqu'à l'indigestion, c'est que ces
pauvres bêtes sont des animaux domestiques; c'est-à-dire
qu'ils vivent avec nous et passent par les rudes épreuves
de notre civilisation; il semble que par servitude ils se
plient aux mauvais exemples que, chaque jour, leur donne
la nature humaine. Mais dans l'état sauvage, c'est-à-dire
en pleine liberté, jamais, au grand jamais, les bêtes ne
mangent outre mesure; jamais elles n'ont encouru les secousses d'une indigestion.

L'homme intempérant, le gourmand qui fait un dieu
de son ventre, l'imbécile qui n'a d'autre ambition que de
manger, n'est-il pas au-dessous d'un animal sans raison
qui s'arrête après avoir contenté son appétit, et qui ne voit
dans ses aliments que le moyen de réparer ses forces?

V. — Elle est une cause de ruine.

Ruine morale, ruine physique, ruine proprement dite.
Ne comprenez-vous pas qu'un homme gavé de nourriture,
qu'un homme assez honteux pour se rendre l'esclave de
son estomac est un individu sans raison, sans conscience
et sans morale? Mais quand l'estomac est plein, exagérément et ridiculement distendu, cet estomac souffre, il appelle à lui toutes les forces vitales, il dépense à lui seul
toutes les facultés humaines, afin de prévenir la catastrophe
d'une indigestion. L'homme gavé, repu, réfléchit mal,
comprend de travers; car c'est à peine s'il peut penser, il
s'est mis plus bas que la bête, et voilà que son intelligence
s'est cachée et craint en quelque sorte de se montrer. Le
corps a vaincu l'âme, les instincts ont pris la place de la
raison, et quels instincts? instincts de débauche, instincts

animaux, instincts tout matériels. Je vous le demande, que deviennent les lois morales dans un si déplorable chaos ? Mais ces lois, le gourmand les oublie, les transgresse, les combat et les réprouve ; pour lui plus de vertu, plus de courage, plus de victoires intellectuelles. Encore une fois, il est moins que la bête, et la morale n'est point faite pour les animaux.

J'ai dit ruine physique ; oh ! c'est que l'estomac, d'abord complaisant, ensuite tyrannique, finit par se détériorer et par se perdre. De là, la perte de la santé et l'occasion d'une foule de maladies.

Dans les premiers temps de sa gourmandise, l'homme acquiert une obésité remarquable ; la graisse s'accumule dans tous ses organes et distend sa peau d'une façon disgracieuse ; cette graisse accumulée pèse sur les vaisseaux sanguins, empêche le mouvement des muscles, encombre les plus importants viscères, et de là, du désordre, des engorgements, des encombrements, obstructions, en un mot, toute espèce de maladies.

Mais quand l'estomac, lassé par ses travaux quotidiens, se détraque, se révolutionne et refuse le service, toute espèce de maux tombent sur le gourmand. Je vous ai dit que le canal alimentaire était en quelque sorte le pilier de la vie matérielle ; quand ce pilier est ébranlé, quand la colonne qui soutient l'édifice, sapée par ses fondements, tombe et s'écroule, l'édifice est bien prêt à tomber lui-même. Tant pis pour les mangeurs exagérés ! tant pis pour les gourmands !

J'ai ajouté ruine proprement dite. Comme je vous le disais tout à l'heure, les aliments ne se donnent pas pour rien : pour les avoir bons, il faut les payer assez cher, et pour les assaisonner suivant les goûts des forts mangeurs, il faut dépenser pas mal d'argent. Or, la gourmandise n'est pas toujours le fait des gens riches ; alors on emprunte, on vend tout, on *mange* jusqu'à sa chemise. Pauvre humanité!

VI. — L'ivrognerie.

J'ai dit qu'outre l'intempérance des aliments il y avait une autre intempérance, celle des liquides, celle des boissons alcooliques, et que cette intempérance se nommait ivrognerie.

Nom honteux! dénomination abjecte et qui dépeint parfaitement le vice nauséabond qu'elle dénonce! — En vous parlant des boissons, j'ai eu l'occasion déjà d'appeler votre attention sur les inconvénients de l'ivresse; je vous l'ai montrée comme la source et la cause première d'une foule de sottises, que dis-je de sottises! l'habitude de l'ivresse après avoir lacéré le corps, anéanti l'intelligence, jette l'homme dans l'abjection et la fange, le pousse à toutes sortes de crimes, à la débauche, au vol, au suicide, à l'assassinat.

VII. — Les sociétés de tempérance.

Depuis près d'un siècle déjà, l'ivresse, c'est-à-dire l'abus des liqueurs alcooliques, s'est répandue dans la plus grande partie de l'Europe: traversez notre beau pays, passez les frontières, et allez rendre visite aux autres nations: dans chaque ville, dans chaque bourg, dans le moindre petit village vous trouverez une boutique ouverte où l'on débite des vins impurs et de l'eau-de-vie frelatée. Pourquoi tant de marchands? Probablement parce qu'il y a beaucoup d'acheteurs, parce qu'une foule de gens, les ouvriers, les malheureux surtout, prennent sur le peu d'argent qu'ils gagnent de quoi se procurer chaque jour une liqueur corrosive qui détruit leur santé, et finit par les abrutir.

Pour arrêter la funeste extension de l'ivrognerie, non content d'avertir, de surveiller, de supplier même, on a voulu employer l'efficace stimulant de l'émulation, et la chaîne solide d'une promesse solennellement faite. On a institué des réunions de sociétés qui ont pris la dénomination de sociétés de tempérance. Quiconque veut être admis dans ces réunions vraiment sages, et fort adroitement hygiéniques, doit prendre l'engagement de ne jamais boire aucune liqueur fermentée, ni vin, ni cidre, ni bière, ni boissons alcooliques. Les adeptes s'en tiennent à cette bonne eau pure dont j'ai eu l'occasion de vous signaler tous les bienfaits.

C'est par delà le grand Océan, tout au fond de l'Amérique, au beau milieu des États-Unis, que germa tout à coup cette idée philanthropique. Les sociétés de tempérance, établies d'abord aux États-Unis, furent importées en Angleterre vers l'année 1829. De là, elles s'étendirent en Irlande, en Écosse, et l'on prétend que nous en avons en France quelques échantillons. Elles eurent un plein succès en Suède, en Norwége, en Allemagne; mais en Russie le pouvoir autocratique leur ferma la porte. Il paraît qu'il faut de l'eau-de-vie pour faire digérer les chandelles.

Messieurs, on a beaucoup plaisanté sur ces pauvres sociétés de tempérance, et cependant, je dois vous le dire, elles ont rendu plus d'un peuple accessible aux idées de morale; elles ont enrayé la course toujours croissante de la mortalité. Un journal anglais a donné des détails statistiques excessivement curieux sur l'état actuel des sociétés de tempérance, et sur les bons résultats qu'elles ont produits dans cette étrange contrée d'Angleterre, dont la plupart des habitants courent, travaillent, se remuent et boivent sans cesse.

L'Angleterre, l'Irlande et l'Écosse comptent actuellement 850 sociétés de tempérance ayant 1,640,000 membres adhérents. Dans le Canada, la Nouvelle-Écosse et le Nouveau-Brunswick, il y a 950 sociétés de tempérance, avec 370,000 membres. Dans l'Amérique, 70,000 personnes portent les médailles de tempérance. En Allemagne, sans compter la Prusse et l'Autriche, où, de même qu'en Italie, il n'y a pas de sociétés de tempérance, le nombre de ces dernières monte à 1,500, et celui des adhérents à 1,300,000. La Suède et la Norwége possèdent 510 sociétés de tempérance ; 120,000 personnes en font partie. Dans les îles Sandwich, 5,000 personnes se sont vouées à l'abstinence des spiritueux, et 900 au Cap de Bonne-Espérance. Il est prouvé que, dans la Grande-Bretagne, 7,000 personnes périssent chaque année par suite d'accidents occasionnés par l'ivrognerie, et que 550 millions de dollars sont dissipés en boissons dans le même espace de temps par les classes ouvrières.

VIII. — Division.

L'ivrognerie, en effet, est une folie, mais une folie volontaire ; l'ivrognerie est une honteuse abdication ! l'ivrognerie est une impiété !

IX. — L'ivrognerie est une folie volontaire.

Ce n'est pas sans intention qu'avant de traiter l'hygiène des passions, je vous ai conduits tous par l'imagination dans cette maison de Charenton où se trouvent renfermés tant d'aliénations, tant de malades ; ce n'est pas sans intention qu'en vous racontant ma conversation avec un médecin occupé depuis de longues années du traitement des aliénés, je vous ai initiés à la marche, à tous les symptômes, aux phases effrayantes de la folie.

Dans les effets produits par l'excès des boissons alcooliques, nous retrouvons tous les caractères de l'aliénation. Tout d'abord, sous l'influence d'une sur-stimulation qui se passe du côté du cerveau, l'ivrogne devient agité, bavard et fantasque; il est pris d'une loquacité intarissable, d'une gaieté déplacée ou d'une tristesse absurde.

Peu à peu arrive l'incohérence dans les idées, l'absurdité des jugements, la lourdeur et le désordre du langage.

Bientôt la mémoire se perd, l'intelligence s'envole, les hallucinations se dénoncent. Et après l'intelligence, l'appareil physique, la force musculaire, l'instinct animal disparaît.

L'homme ivre est un véritable fou qui ne sait plus ce qu'il fait, qui ne comprend pas ce qu'il dit, qui voit trouble et fait mal en quelque sorte malgré lui; — il bat et brutalise les gens qu'il vénère et qu'il aime, il caresse et flatte par mille protestations d'attachement ses plus dangereux ennemis. — Il trahit ses secrets les plus chers, il s'irrite et s'exaspère des plus patientes remontrances; quelquefois il devient furieux, perturbateur, casseur, énergumène. Heureusement qu'il est ivre et que son ivrognerie lui lie les mains en quelque sorte, lui enchaîne les bras et lui met un boulet au pied. Il veut frapper et il n'en a pas la force; il veut marcher, courir, et c'est à peine s'il peut se tenir debout. J'ai toujours regardé la faiblesse musculaire et la démarche mal assurée des ivrognes comme une permission de la Providence, qui met ainsi ces espèces de fous hors d'état d'exécuter leurs stupides projets, et d'obéir à toutes leurs méchantes et diaboliques inspirations.

Je l'ai dit, je le répète, c'est un épouvantable accident que la folie : demandez à tout homme raisonnable, à tout être doué de sentiments et de cœur; demandez à un père de famille, à un jeune homme plein d'émulation et de bons désirs, à un vieillard si heureux de ses souvenirs, si justement glorieux du respect et des attentions qu'on lui prodigue : Est-ce que vous ne seriez pas bien malheureux de perdre la raison et de devenir tout à coup insensé? A cette question vous les verrez effrayés, impressionnés, aussi épouvantés que le voyageur qui regarderait imprudemment au fond d'un abîme; et tous répondront avec un élan carastéristique :

— Dieu me préserve d'une pareille catastrophe !

Eh bien, Messieurs, l'ivrogne se rend momentanément fou ; l'ivrogne se fait tout à coup stupide, absurde, insensé, et cela volontairement, de gaieté de cœur, tout simplement pour tuer le temps et pour éprouver le plaisir d'enflammer son gosier, de brûler son estomac et de se casser la tête.

X. — L'ivrognerie est une abdication.

L'homme, vous le savez, Messieurs, a été créé maître et roi de toute la nature. Magnifique royaume que le monde, étranges mais admirables sujets que tous les êtres de la création !

— N'avez-vous jamais réfléchi à l'histoire de notre premier père debout au milieu de ce séjour splendide, resplendissant et pompeux comme un paradis ! Tous les animaux dociles et soumis lui obéissaient au moindre geste ; la terre fertile sans aucune culture était parée pour lui de ses plus admirables bijoux !... Messieurs, quoique puni et déchu, l'homme tempérant et sage domine encore, avec toute la majesté de son intelligence, le reste des animaux et les merveilles terrestres du monde qu'il habite. — Voyez un paysage sans un homme, parcourez une longue route sans rencontrer un seul habitant, restez dans une campagne, isolé en véritable cénobite, et complétement solitaire; tout cela vous paraîtra ennuyeux, pourquoi ? Parce que le maître

est absent, parce que le chef manque, parce que la création
sans l'homme est comme un corps humain mort et dé-
capité.

Eh bien, Messieurs! quand ce monarque terrestre, que le
Créateur a voulu faire à son image, se traîne dans le ruisseau de la débauche et dans le fossé fangeux de l'ivrognerie, il perd son intelligence et ne garde même plus
aucun de ses instincts conservateurs : il perd par conséquent sa supériorité, sa suprématie, son pouvoir! il se
dégrade et il abdique!

Et pourquoi abdique-t-il? Hélas! pour le sot plaisir de
caresser l'organe du goût, pour se traîner par terre, s'em-
poisonner lentement, et démolir à coups d'épingle la magnifique architecture de son organisation.

En vérité, n'est-ce pas une honte de voir des gens, qui
préfèrent une bouteille de vin à leur suprématie intellectuelle, qui mettent leur ventre bien au-dessus de leur
conscience, et qui sacrifient leur raison aux caprices tyranniques de leur gosier et de leur estomac !

XI. — L'ivrognerie est une impiété.

J'ai ajouté que l'ivrognerie était une impiété. Figurez-
vous un homme que vous auriez amicalement invité à
venir jouir de tous les bénéfices d'une campagne qui vous
appartient. Vous avez un grand verger et un magnifique
parterre ; tout cela vous le mettez à sa disposition : libre à
cet homme de manger deux ou trois fruits, de cueillir et
de savourer les fleurs qui lui font plaisir. Voilà que cet
intrus coupe et ravage toutes les fleurs ; non-seulement il
cueille les fruits, mais il abat et détruit les arbres qui les
portent. Enfin, si vous vous présentez pour mettre le holà
et pour lui reprocher son impudence, cet homme vous dit
des sottises et tente de vous mettre à la porte. Je vous le

demande, Messieurs, n'est-ce point là une insulte véritable, un ignoble et odieux procédé?

Eh bien! ce que cet insolent vous ferait en pareille circonstance, l'ivrogne, toutes les fois qu'il s'enivre, le commet à l'égard de la Divinité.

Qui nous a donné la vigne? Qui la fait pousser, germer et mûrir? A qui devons-nous ces liqueurs spiritueuses qui stimulent la digestion et aiguillonnent le système nerveux?

Nous les devons à la Providence qui nous a dit: Prenez et usez suivant votre convenance; à la Providence qui, d'un autre côté, nous a donné la raison, l'intelligence, toute la puissance qui en dérive, et qui nous a laissés maîtres et dispensateurs de toutes nos actions; qui nous a donné cette spendide permission que l'on appelle liberté! Or, l'ivrogne mésuse de cette liberté; il en mésuse et pourquoi faire? Pour se gorger d'une liqueur dont l'excès l'abrutit, pour se tuer non-seulement au physique, mais se tuer surtout au moral. Chez l'homme ivre, je vous l'ai déjà fait remarquer, plus d'intelligence, plus de raison: s'il agit, c'est pour faire quelque faute, et s'il prononce le nom de Dieu, c'est pour le blasphémer et se perdre.

Franchement, Messieurs, n'est-ce pas là un acte de flagrante ingratitude, et l'ivresse n'est-elle pas une dégoûtante impiété?

Ainsi, non-seulement, au nom de notre santé physique, mais au nom de notre santé morale, pour le salut de notre âme comme pour le salut de notre corps, nous devons nous garder de l'intempérance.

VINGT-TROISIÈME LEÇON.

———◇———

HYGIÈNE DES MOUVEMENTS.

———

I. — Les secrets de la reine Médée.

L'histoire antique nous rapporte qu'il existait une grande princesse, puissante jusqu'à l'exagération, bienfaisante d'une façon incroyable. Cette femme, au dire des chroniqueurs, n'était pas seulement reine, mais surtout elle était magicienne, et elle excellait dans l'art si difficile de guérir les maladies, et dans cette puissance irrévocablement perdue de rendre aux vieillards la force et la vigueur de la jeunesse.

Cette reine s'appelait Médée. Il est un jeu de mots que connaît tout le monde et qui, peut-être, a servi à la célébrité de la princesse dont nous nous occupons, bien plus encore que sa puissance magique et tous les services

qu'elle a rendus. Vous savez tous cette burlesque épi-
gramme :

— Viens, Médée ; non, viens, Jason.

Mais ce que la plupart d'entre vous ignorent, ce sont
les détails donnés sur les moyens qu'employait Médée pour
guérir tous ceux qui venaient la consulter.

Aussitôt, dit la chronique, qu'elle voyait un invalide,
un malade, un impotent, elle le faisait entrer dans une
des salles de son palais mystérieux, et le soir, quand le
soleil avait quitté la terre, quand la nuit et ses ombres
descendaient sur le globe, la reine Médée se glissait auprès
des malades, elle y arrivait avec une nuée de serviteurs,
elle ordonnait un feu considérable, elle y faisait placer
une immense chaudière remplie d'eau, et quand le liquide était en ébullition, elle y plongeait tous les valétudi-
naires afin de faire cuire leur chair, et dans le but de
les guérir et de les sauver. Cette épreuve, vous le comprenez, Messieurs, était bien rude, bien pleine de souffrances ;
mais après quelques heures de torture, les malades, retirés
du bouillon, se trouvaient guéris, dispos et rajeunis,
et ils ressortaient le lendemain pour aller raconter la
merveille qui leur était arrivée et répandre sur toute
la terre la magique réputation de leur royale bienfai-
trice.

Messieurs, la plupart des récits que nous ont laissés les
historiens de ce temps-là, étaient des enseignements en
forme d'apologues. Cette cuisson des chairs, ne vous y
trompez pas, signifiait la cuisson supportable, déterminée
par un fougueux exercice ; et si la reine Médée guérissait
tant de maladies, c'est qu'elle connaissait la puissance des
mouvements, c'est qu'elle prescrivait à tous ceux qui
venaient la consulter une vigoureuse gymnastique.

C'est de la gymnastique que je viens vous entretenir
aujourd'hui.

Avant de commencer, je vous en ferai l'aveu bien sincère, je n'avais pas tout d'abord prévu la nécessité de cet enseignement! Ayant examiné l'homme en détail, après avoir étudié séparément les différents organes de nos sens, après avoir parlé, autant qu'il me l'a paru nécessaire, de la digestion, de la circulation du sang, de la respiration et du système nerveux, je m'imaginais être au bout de la nature humaine. J'en avais oublié ce que la plupart de vous regardent généralement comme l'homme proprement dit; je ne pensais plus ni à cette merveilleuse charpente qui constitue le squelette, ni à ces étonnants paquets de chair qui constituent le système musculaire tout entier, et permettent ces mouvements multiples qui, aux yeux de tant de gens, prouvent la force et démontrent la vie.

Heureusement que, pour réparer cet oubli, il me reste une leçon tout entière; j'y serai forcément très-bref, très-succinct, mais enfin j'y dirai tout ce qu'il me paraît important de vous faire savoir.

II. — Anatomie.

Sur cette seule subdivision je pourrais vous entretenir pendant bien des heures, et j'aurais à vous faire une foule de révélations qui, non-seulement contenteraient votre désir d'apprendre, mais piqueraient votre curiosité; car nous avons trois choses à considérer dans l'appareil spécialement destiné aux mouvements du corps. Nous avons:

Les os;

Les ligaments qui les attachent,

Et les muscles qui les font mouvoir.

III. — Les os.

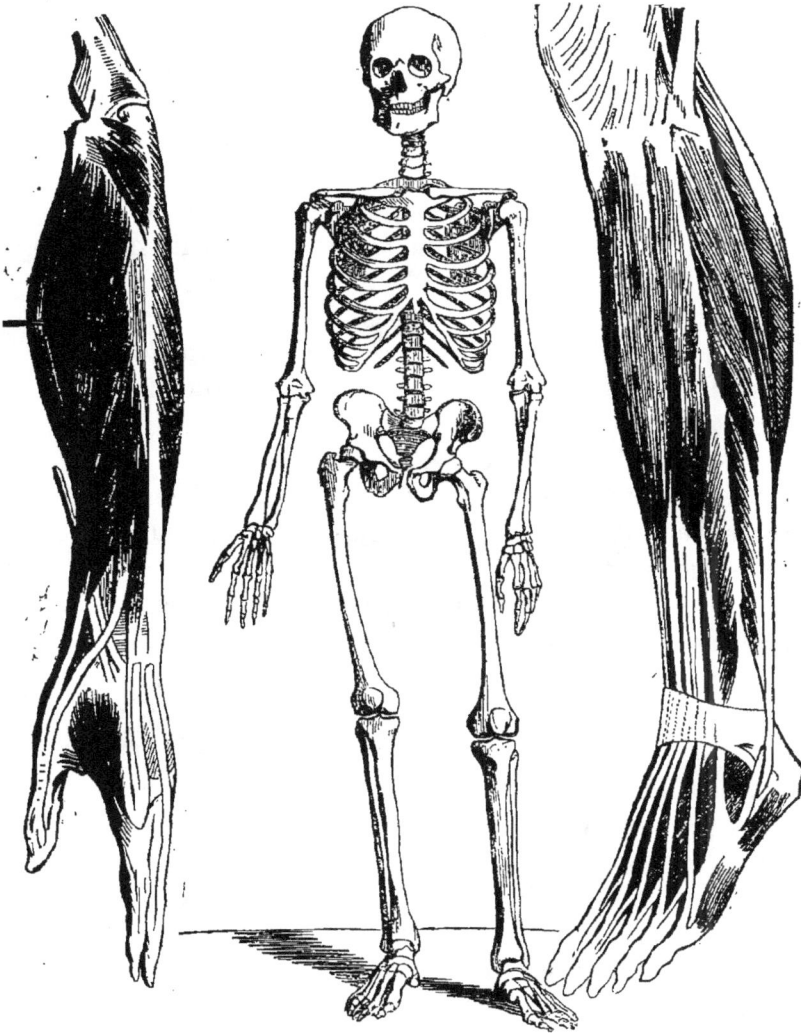

Muscles du bras. — Squelette. — Muscles de la jambe.

Les os servent de soutien à toutes les autres parties du

corps, de moyens de protection à plusieurs, et de moyens d'attache aux muscles au milieu desquels ils sont situés. Aux membres, les os sont des colonnes inflexibles comme celles qui supportent nos édifices, ou comme les fondations sur lesquelles ceux-ci reposent. Au tronc, les os, sans cesser d'être les organes du soutien, jouent en même temps le rôle de charpente. Ils concourent à former les cavités dans lesquelles sont renfermés les organes de la pensée, de la respiration, de la circulation, de la nutrition, etc.

Mais l'édifice humain doit se mouvoir, et sur lui-même, et par rapport aux objets qui l'entourent.

A cet effet, ses fondations osseuses ont été rendues mobiles par la multiplicité des pièces dont la réunion forme des colonnes brisées, et dont l'ensemble constitue ce qu'on appelle vulgairement le squelette, et en termes scientifiques le système osseux.

Les os sont très-nombreux dans le corps de l'homme, et cela se conçoit à cause de la mobilité très-grande qu'offrent toutes nos parties.

A l'époque à laquelle se complète le développement du système osseux, c'est-à-dire de vingt-cinq à trente ans, on compte, dans le corps humain, devinez combien d'os : deux cents !...

Ces os, vous le savez, ont différentes conformations : les uns sont longs et munis à l'intérieur d'un canal qui contient un tissu particulier que l'on nomme moelle; les autres sont larges, les autres sont courts; je ne veux point, sur un sujet semblable, me perdre dans trop de détails; qu'il me suffise de faire remarquer la légèreté de toute cette charpente osseuse qu'on appelle le squelette, et non-seulement sa légèreté, mais son harmonie, sa souplesse et sa providentielle résistance.

IV. — Les muscles.

Je ne veux pas, comme le fils de Diaphoirus, vous mener à une séance de dissection, afin de vous amuser et de vous distraire. Qu'il me soit permis de vous dire cependant ; ne plaisantez pas, Messieurs, sur l'étude de l'anatomie, elle est close pour bien des gens par une palissade fort commune que l'on appelle répugnance ; mais quand on sait passer par-dessus cette barrière, derrière cette haie peu difficile à franchir, on se trouve dans un pays ravissant, enchanteur, on côtoye mille curiosités, on aperçoit mille merveilles, et l'on comprend cette belle parole de Galien :

L'étude du corps de l'homme est un hymne sublime qui s'adresse au Créateur.

Mais enfin, je ne veux pas faire de vous des anatomistes émérites ; je ne veux vous apprendre de la structure humaine, que ce qu'il est indispensable de vous en démontrer.

Par conséquent, mettons-nous à table, examinons ensemble un appétissant morceau de bœuf, ou une friande poularde. — Ah ! ah ! l'eau vous vient à la bouche. Vous préférez ce spectacle de gourmet à celui d'un cabinet d'anatomie. Tranchons.

Voyez-vous ces fibres rouges, qui semblent de gros filaments de chair? c'est le tissu musculaire, c'est le muscle proprement dit. Chacune de ces fibres est douée de propriétés contractiles, c'est-à-dire qu'elle s'étend ou se rétrécit, absolument comme la gomme élastique ; mais aussi, remarquez bien une chose, c'est que ces filaments charnus n'ont pas une bien grande résistance. Si vous tirez dessus, si vous voulez appuyer avec un corps un peu tranchant, vous les séparez avec une facilité extrême.

C'est pour cette raison que toutes les attaches des muscles sont ligamenteuses, c'est-à-dire que la fibre charnue se transforme, au moment où elle va s'attacher à la charpente osseuse, en un tissu excessivement résistant ; si résistant, Messieurs, que lorsque vous en rencontrez dans les chairs déjà cuites, c'est-à-dire macérées par l'ébullition, vous avez beau vouloir les mâcher et les diviser avec les dents, vous ne pouvez y parvenir.

V. — Ligaments. — Articulations. — Synovie.

Vous avez peut-être examiné quelquefois les charnières de ces portes majestueuses qui ne s'ouvrent jamais que devant les équipages, et que pour cette raison on appelle portes cochères ; non-seulement vous avez dû remarquer que ces charnières étaient bien faites, c'est-à-dire que leurs surfaces se touchaient, glissaient les unes sur les autres, en un mot, se rapportaient (terme technique) avec une extrême exactitude, mais encore qu'elles étaient vigoureusement attachées, et enfin qu'elles étaient huilées, graissées de manière à assouplir tous les frottements, et à rendre tous les mouvements plus faciles.

Nous retrouvons toutes ces qualités dans les charnières humaines, c'est-à-dire dans les diverses articulations du corps humain :

1° Les surfaces sont admirablement en rapport ;

2° Des ligaments, beaucoup plus résistants encore que les attaches ligamenteuses dont nous parlions tout à l'heure, se croisent, s'entre-croisent, se multiplient autour de nos surfaces articulaires ;

3° Enfin, à l'intérieur de chaque articulation se trouve une poche toute particulière, qui a la propriété de sécréter sans cesse un liquide glissant et onctueux, c'est la synovie. C'est en séparant brutalement les surfaces articulaires qui se trouvent à chacune des phalanges de nos doigts, et que colle l'une contre l'autre le liquide synovial, que nous produisons ce craquement pittoresque qui amuse tant de grands et de petits écoliers.

Je ne puis en dire davantage sur la question anatomique : les os, les muscles, les ligaments forment trois immenses chapitres dans les traités ordinaires d'anatomie, et j'aurais pu, sur cette matière, parler une journée tout entière, écrire un énorme volume. J'abrége, ou plutôt j'analyse, mais je ne veux pas clore cette partie anatomique sans vous faire remarquer :

Que les os se fracturent, mais ont la propriété de se ressouder quand on fait tenir en place et assez longtemps immobiles les deux bouts de l'os cassé ;

Que c'est à la déchirure de certains ligaments articulaires que nous devons les douleurs interminables des entorses et des luxations ;

Et qu'enfin, si tant de rhumatisants et de goutteux semblent avoir des membres soudés, agissent avec difficulté et marchent avec peine, c'est que le rhumatisme et la goutte ont la propriété de tarir la synovie, ou plutôt de la solidifier.

Abordons bien vite l'hygiène proprement dite, et complétons ce que nous avons déjà conseillé dans les leçons précédentes relativement à l'exercice physique.

VI. — Dégénération de l'espèce humaine.

Il n'y a point à le nier, me disait il y a deux ans un partisan effréné de la gymnastique, la dégénération de l'espèce humaine est évidente.

« La dégénération physique et morale de notre espèce n'est pas moins progressive chez le riche que chez le pauvre, chez la femme que chez l'homme, » a écrit le docteur Lallement, de Montpellier; et comment s'en étonner, l'équilibre humain est complétement détruit.

L'action illimitée de certains organes les développe outre mesure au détriment des autres, qui s'étiolent et s'amoindrissent d'autant : de telle sorte qu'aux yeux d'un homme qui a étudié l'anatomie humaine ou qui, dans une appréciation d'ensemble, remplace cette étude par un sentiment élevé du beau; aux yeux de cet homme, dis-je, le corps d'un individu de notre époque est souvent une véritable monstruosité. Revenons aux appréciations de mon gymnasiarque.

Une comparaison : Qu'un mécanisme sorti de la main de l'homme, reste inactif; il se rouille ou il se développe d'une manière exagérée dans quelques-unes de ses parties, ou il s'amoindrit et se rétrécit dans d'autres; finalement, par son action même, il devient incapable d'agir, il meurt autant qu'il est en lui. Ni plus ni moins que lorsque, fonctionnant au-delà de sa force réelle, il éclate et s'arrête. Il en est de même lorsqu'il ne fonctionne que dans quelques-unes de ses parties; ces parties s'usent, et cessent d'être en proportion avec les autres. Aussi, bientôt devenues trop faibles, elles se tordent, se cassent et la machine complète est détraquée.

A plus forte raison en est-il ainsi de la machine humaine, dont l'organisme est infiniment plus compliqué.

VII. — Exigences de notre civilisation.

Hélas! malgré la dégénération croissante des forces physiques, la force, ou plutôt le travail moral devient chaque jour plus nécessaire.

Il faut, à qui veut seconder son labeur, un effort continu, obstiné, pénible, pour arracher les secrets à la nature, comme à la science ses mystères; il faut des veilles, des privations, des jours sans repos et des nuits sans sommeil.

. Là est le mal. En quel temps, en effet, une organisation puissante et vigoureuse a-t-elle été jamais plus nécessaire ?

Dans un petit nombre d'années, nous consommons aujourd'hui plus d'émotions, plus de désirs, plus d'espérances, plus de craintes, plus de passions de toutes espèces, qu'il ne s'en accumulait chez nos aïeux dans tout le cours d'une longue existence.

Les variations politiques, l'instabilité des positions, le mouvement de l'industrie, le débordement de l'ambition, le désir effréné de s'enrichir, etc., etc., tout fait de notre vie actuelle une fièvre incessante dont le feu consume notre siècle et notre vitalité.

Où sont aujourd'hui les beaux vieillards d'autrefois, ces hommes avec une jeunesse qui ne s'éteignait jamais, avec une verdeur et une force qui les suivaient jusqu'au tombeau ?

Il y a trois siècles, à la bataille de Saint-Denis, le connétable de Montmorency, âgé de quatre-vingts ans, et frappé de trois blessures mortelles, allait et guerroyait encore ; il se battait si bien que d'un coup du pommeau de son épée, il cassa la mâchoire d'un lansquenet.

Combien de jeunes gens d'aujourd'hui faudrait-il pour combattre un seul de ces gentilshommes d'autrefois ?

VIII. — Nécessité de l'exercice et de la gymnastique proprement dite.

« Donnez à l'homme l'air, la lumière et la chaleur, la nourriture et le mouvement, en quantité suffisante et de bonne nature : — ce n'est pas assez. — Il faut encore que ces conditions essentielles à la vie soient réparties dans

toute l'économie d'une manière convenable et propor-
tionnelle aux besoins de chaque organe ; besoins dont les
lois de l'organisme même ont marqué les limites et la
puissance ; non-seulement en raison de la constitution des
races, des familles et des individus, de l'âge et du sexe,
mais aussi en raison de la position géographique, de la
saison, du jour et de la nuit, même de l'heure, »

« Or, le mécanisme de nos membres et la contraction de
nos muscles, activés par des exercices réguliers et dans un
parfait rapport avec le jeu naturel de ces organes, sont les
seuls moyens naturels mis à notre disposition pour opérer
cette répartition d'une manière normale et harmonieuse.
— Mais l'activité partielle dont nous nous sommes fait
une habitude, crée nécessairement un monopole au profit
des uns, au détriment des autres, et finalement un appau-
vrissement de tous. »

IX. — Les bons effets de l'exercice imposé dans certaines professions.

En vérité, Messieurs, au lieu de vous donner toutes ces
explications, tous ces détails, pour vous bien faire comprendre l'importance et les bienfaits de l'exercice, j'aurais
pu, dans une espèce de lanterne magique, faire passer sous
vos yeux un échantillon de toutes les professions agissantes.

Je vous aurais montré le maçon, le terrassier, le menuisier, qui, grâce au fardeau, à la truelle, à la pioche et au
rabot, sont doués presque tous d'une constitution vigoureuse et robuste, d'une santé qui ne fléchit presque jamais.

X. — L'agriculteur.

Voyez ce paysan, ce fermier, cet agriculteur, quelles

épaules, quelle résistante carrure, quelle face florissante
surtout, et cependant, dès l'aube matinale, cet homme
s'empresse de sortir de son lit : vite la blouse et le pantalon de toile, les gros souliers ferrés ou les rustiques sabots ;
il y a de l'ouvrage qui presse : le foin à rentrer, les trou-
peaux à conduire, le grain à vanner, et la charrue surtout,
la charrue qu'il faut guider sans cesse. Cet homme, à peine
levé, mange gaiement son morceau de pain bis et son res-
tant de fromage. Qu'il fasse froid ou chaud, qu'il vente ou
qu'il pleuve, peu lui importe, il agit ; il reste chez lui, ou
il sort, mais il se met sans cesse à la besogne, il court, il
crie, il marche, il va, il vient, il se met en transpiration,
il cuit sa chair, en quelque sorte, au grand fourneau du soleil ; il rentre chez lui la sueur au front, la fatigue au visage, mais avec cet appétit campagnard qui assaisonne si
bien tous les aliments.

Après le repas même travail, même exercice, même
transpiration, même appétit ; aussi quand vient l'heure
du souper domestique, après lequel il se couche, il dort
mille fois mieux que les malheureux atteints d'obésité,
que les paresseux ennuyés, et que les gens malades de
100,000 livres de rentes.

XI. -- Le soldat.

Maintenant je vous présente un homme en pantalon
rouge, veste bleue, schako ou bonnet de police ; vous le
voyez, c'est un soldat. Ne vous paraît-il pas d'une santé
luxuriante ? Quelle vivacité de circulation sous ce teint
hâlé et bruni par le soleil ! Quelle force dans ces épaules
qui portent tout un attirail de guerre sans en être fatiguées !
Quelle énergie dans ces jambes et dans ces jarrets, qui
peuvent faire par jour des étapes de 48 et 60 kilomètres

et encore ne voyez-vous là que le soldat pacifique, le soldat qui n'a d'autres corvées que l'exercice et la faction. Mais si je vous le montrais au milieu des batailles, en temps de guerre et de conflit : au milieu des privations de tout genre, à travers les fatigues de toute nature, malgré les préoccupations inhérentes à de semblables situations, vous le verriez encore vaillant et robuste, vous lui trouveriez avec un courage de feu, une résistance de fer.

Croyez-moi, quand nos armées, sous un grand général, promenaient à travers l'Europe nos vieux drapeaux troués partant de victoires, c'est qu'elles renfermaient des colosses de santé comme des colosses de vaillance.

Certes, il fallait plus que du cœur pour aller jusqu'au fond de l'Égypte, au nombre de quelques milliers, loin de tout secours, braver et résister aux attaques de tout l'Orient réuni. Et croyez-moi, quand au milieu de ces déserts inconnus, immenses, nos pères formaient ces carrés invincibles devant lesquels venaient se briser toutes les cavaleries ennemies, c'est que nos pères étaient des gens durs à la fatigue, et qu'ils avaient autant de force physique que de force morale.

Eh bien! franchement, je ne crois pas l'exagérer en attribuant toute cette santé aux marches forcées, à la gymnastique, à l'exercice physique! Vous savez bien que le soldat français n'est pas trop gâté dans ses casernes ; on ne le nourrit point avec des truffes, et son pauvre sou de poche ne lui permet pas beaucoup d'extra ; on ne le couche pas non plus sur la plume, et si la retraite se fait entendre à neuf heures, la diane le réveille à quatre heures du matin ; mais par contre, il y a grande régularité dans son régime alimentaire, il y a des corvées, des exercices, de la gymnastique, enfin ; et c'est là, soyez-en sûrs, ce qui le rend si vigoureux.

XII. — Le Marin.

Encore un petit tableau et je termine.

Transportons-nous dans un port de mer.

Ne remarquez-vous pas sur le port ou dans les bateaux qui filent sur les ondes comme l'oiseau dans les airs, ces robustes gaillards avec leur grande chemise de couleur, leur col rabattu et leur chapeau ciré? Ce sont des matelots, les hommes qui, pendant huit ou dix mois de l'année, vivent au milieu des flots, des orages et des tempêtes.

Vous savez toutes les privations qu'il faut subir quand on suit une pareille carrière. Le pain, cet aliment principal de la classe travailleuse, est remplacé par un biscuit fade comme du carton, dur comme de l'acier; la viande et les légumes ont laissé tout leur suc dans ces préparations chimiques que l'on appelle conserves. Le vin tourne, l'eau vient à manquer, et tout cela n'altère en rien la vigueur de tous ces hommes trapus que l'on remarque dans la marine.

Oh! c'est qu'ils font de l'exercice, c'est que la gymnastique pour eux est d'une quotidienne nécessité; c'est qu'il faut monter dans les hunes, courir sur les cordes, ou replier les voiles. C'est qu'il faut à chaque instant recuir ses chairs au bienfaisant foyer des mouvements.

XIII. — Conclusion.

A quoi bon prêcher davantage? Vous des hommes de labeur et de travail, vous si souvent obligés à des exercices physiques, ne savez-vous pas combien la gymnastique est bonne à la santé? Chargez-vous de le redire à ces pauvres casaniers qui semblent envier l'immobilité des végétaux et la léthargie des marmottes.

VINGT-QUATRIÈME LEÇON.

———◆◇◆———

CAUSES DES MALADIES.

————————

I. — Est-ce une question de notre ressort?

Il vous paraîtra peut-être étrange que, dans un cours d'hygiène populaire, je vous fasse une leçon sur les diverses causes des maladies qui nous entourent; l'hygiène, en effet, n'est point la thérapeutique; mais d'une part, j'obéis au programme académique; de l'autre, je crois cette digression pleine d'utilité.

Ne vous imaginez pas, toutefois, que je veuille entreprendre d'examiner avec vous toutes les causes possibles de maladie; parmi les causes il en est de cachées, il en est qui sont totalement inconnues.

D'un autre côté, il est des causes de maladies qu'il est

impossible d'éviter et de fuir, ce sont des causes héréditaires, des causes constitutionnelles, des causes qui tiennent aux différents tempéraments.

Mais, si vous avez bien compris les renseignements que je vous ai donnés dans toutes les leçons que nous avons faites jusqu'ici, vous avez pu voir que les règles de l'hygiène étaient faites toutes dans le but de conserver la santé et de prévenir les maladies.

Toute maladie, grande ou petite, légère ou grave, est le résultat d'un désordre, la preuve d'un manque d'équilibre entre les différents appareils du corps humain ; c'est l'effet d'une mauvaise distribution des forces vitales, et le meilleur moyen d'apaiser la souffrance, d'ôter le mal, d'abréger une maladie, c'est de ramener l'ordre et l'équilibre, et c'est de prendre tous les moyens possibles pour que cet équilibre se maintienne longtemps.

II. — Dangers des excès.

Tout excès, de quelque nature qu'il soit, est une cause de souffrance, et les excès répétés plusieurs fois amènent inévitablement une maladie. Si vous mangez outre mesure, si vous agissez pendant trop longtemps, si vous vous couvrez avec exagération, si vous travaillez de tête d'une façon désordonnée, vous amenez dans l'estomac, dans l'appareil musculaire comme dans la tête, et dans la surface cutanée, un encombrement, une irritation, une pernicieuse plénitude.

Au contraire, si vous ne mangez pas suffisamment, si vous ne prenez aucun exercice, si vous exposez votre corps à toutes les vicissitudes atmosphériques, si vous laissez votre intelligence totalement inactive, vous tombez dans un excès aussi dangereux que celui de l'intempérance et de la prodigalité.

Voilà pourquoi je vous ai répété si souvent cet important axiome hygiénique :

— Usez, mais n'abusez pas.

III. — Importance des transitions.

Je vous l'ai dit dès notre première leçon, je vous l'ai répété à satiété, je vous le redirai jusqu'à la fin, notre délicate nature a horreur de la brusquerie et de la brutalité. Autant on parvient à lui faire supporter les fardeaux les plus lourds en la prenant doucement, avec diplomatie et politesse, autant on la révolte quand on l'attaque par des choses inattendues.

Des transitions! des transitions! quand vous n'auriez retiré de toutes nos leçons hygiéniques que la crainte des excès et l'habitude de sages transitions, mon cours vous serait suffisamment profitable.

J'ajoute que pour conserver sa santé le plus longtemps possible, pour éviter la pénible épreuve des maladies, il faut non-seulement de l'obéissance, mais un mâle et vigoureux courage.

IV. — Nécessité de l'obéissance.

Il est évident que si la science hygiénique, autrement dite l'art de conserver la santé, trace des règles, donne des ordres, c'est afin que l'on y obéisse.

L'hygiène prescrit une grande régularité dans le régime alimentaire, parce que, grâce à cette régularité, les digestions sont plus faciles, la réparation plus abondante. Ceux qui lui désobéissent ont le plus grand tort, et sont punis le plus souvent par de la faiblesse et de mauvaises digestions.

L'hygiène défend les boissons alcooliques prises entre les repas; elle explique que des boissons qui sont stimulantes, avalées intempestivement, stimulent fort mal à propos, et les désobéissants sont punis de gastrites, de pituites ou d'autres inconvénients analogues.

L'hygiène dénonce l'humidité comme une chose pernicieuse. A ce sujet, elle défend de coucher contre des murs nouvellement bâtis; elle défend de jeter de l'eau sur le sol des chambres que l'on habite; quiconque lui désobéit a grand tort, car il est puni de rhumatismes, d'étiolements ou de fraîcheurs.

Il me faudrait recommencer tout mon cours, si je voulais accumuler, amonceler les exemples.

V. — Courage!

Un homme, dont le nom est devenu synonyme de conquête, car il sut dépasser en vaillance les plus grands généraux de l'antiquité, — Napoléon! — était d'une sobriété désespérante pour les mangeurs qu'il admettait à sa table.

Un plat, deux tout au plus, une demi-bouteille de vin, et le repas était complet. — C'était l'affaire de quinze à vingt minutes. Aussi M. Carême, l'historien de la cuisine, — un drôle de nom pour une semblable profession, — M. Carême, qui a écrit cinq gros volumes in-octavo sur l'art de manger, ne pouvait-il entendre l'éloge de Napoléon sans se révolter, et c'était la bouche grimaçante, la figure dédaigneuse, qu'il répondait aux admirateurs du grand homme :

— Napoléon!... je l'ai vu déjeuner vingt fois avec des haricots blancs à l'huile!

Un jour, Napoléon avait mandé son conseil, et plusieurs des personnages qu'il attendait n'arrivaient pas.

L'un avait la fièvre, l'autre avait la goutte, un troisième, — c'est l'histoire du temps qui le rapporte, — soignait une indigestion qu'il avait gagnée en mangeant des croûtes de pâté.

Corvisard, le médecin de tous ces hauts dignitaires, arriva chez Napoléon avec son regard fin, sa démarche de bonhomme et son habit vert devenu proverbial ; il apportait les excuses de ses malades. Napoléon le laissa dire, et puis, croisant ses bras sur sa large poitrine, hochant cette tête carrée marquée au sceau du génie :

— Savez-vous bien ce que tout cela prouve, docteur ? lui dit-il ; c'est qu'il y a quelque chose de plus difficile que le courage militaire, quelque chose de plus difficile que le courage politique : c'est le courage hygiénique !

Et cependant, Messieurs, c'est ce courage que je viens vous demander à tous, c'est ce courage qui nous est indispensable. Effectivement, tout le monde n'a pas besoin du courage militaire, bien peu ont besoin du courage politique ; mais chacun de nous a besoin du courage nécessaire pour conserver sa santé : la santé, bien si précieux qu'elle vaut mieux que toutes les fortunes ; la santé, le patrimoine de vos enfants ; la santé, source de prospérité et de bonheur, splendide récompense de l'homme sage et tempérant !

Notre santé est environnée d'ennemis contre lesquels nous devons la défendre avec énergie. Soyons hommes, de grâce ! nous, les fils de cette grande nation dont le courage est reconnu par l'univers entier, soyons dignes du sang qui coule dans nos veines, et fuyons comme un opprobre tout ce qui, de près ou de loin, ressemblerait à une lâcheté.

Or, réfléchissez-y, quand vous reculez devant certaines précautions à prendre : — l'air dans vos logements, la flanelle sur la peau pour ceux qui transpirent, les chaussons de laine pour certains tempéraments ! — vous reculez, vous fuyez devant l'ennemi !

Quand vous riez de la nécessité d'un régime alimentaire régulier, du besoin réel d'un sommeil suffisant, de l'obligation de lavages réitérés, — vous rendez les armes à l'ennemi.

Enfin, quand, malgré les avertissements de votre expérience, malgré les conseils de gens instruits sur ce sujet, — vous vous exposez aux courants d'air, vous mangez un fruit vert qui vous fait mal, des aliments salés qui vous blessent l'estomac; quand, tentés par l'offre d'un camarade, vous ne savez pas triompher d'un petit verre ou d'une bouteille de vin, au moment où tout cela doit vous être nuisible, — oh! alors, vous passez à l'ennemi et vous êtes ses victimes! car il vous jette sans pitié dans le dangereux précipice des maladies!

VI. — Soins des indispositions.

Je vous ai dit que dans les causes de maladies, un bon nombre étaient inconnues, inattendues, involontaires; mais, chose remarquable, Messieurs! la plupart de nos grandes souffrances sont précédées d'avant-coureurs, de petites indispositions qui semblent nous crier : Prenez garde! et qui doivent être regardés comme de providentiels avertissements.

Or, il est indispensable d'écouter ces sortes de courriers, d'obéir à la nécessité de soigner bien vite ses moindres indispositions.

Hélas! il est un principe terrible et qui a trop souvent des conséquences funestes. — Il ne faut pas s'écouter, dit-on, il faut se secouer, — comme si nous avions la puissance de mettre la maladie en déroute.

Voilà un vaisseau lancé sur l'Océan, et qui le sillonne à pleines voiles; tout à coup, un choc terrible se fait sentir, et un craquement annonce aux matelots que le navire a touché ; que diraient ces braves enfants de la mer, si le capitaine, insouciant et se promenant sur le pont, le porte-voix à la main et le cigare à la bouche, défendait tout examen, proscrivait toute précaution, en s'écriant : Ce n'est rien, le bâtiment marche toujours ; ce n'est rien, ne nous en occupons pas.

— Mais, malheureux, ce choc a peut-être produit une avarie, l'eau va s'infiltrer et remplir la cale !

— Ce n'est rien, vous dis-je, ce n'est rien.

Ce n'est rien ! et voilà les accidents qui surviennent ; ce n'est rien ! et bientôt l'avarie n'est plus réparable ! Ce n'est rien, et le bâtiment coule à fond, quand, avec quelques réparations, on aurait pu boucher les trous et continuer tranquillement la route.

VII. — Présomption déplorable.

Il est un fait incontestable, c'est que, renseigné ou non, instruit ou pas, chacun à la prétention d'être un peu médecin. La Faculté de médecine aura beau réclamer, les écrivains spéciaux auront beau fulminer les menaces, les récriminations, les anathèmes, ils n'y gagneront absolument rien. Il est dans la nature, je crois, de vouloir se médicamenter et de chercher à médicamenter ceux qui souffrent. Interrogez, observez toutes les classes, depuis la loge obscure du portier qui raccommode la chaussure, et fait dans le neuf et le vieux, jusqu'à la mansarde du sixième étage, où logent la misère et le petit travailleur ; depuis le salon doré de l'opulence, jusqu'à la cahute crottée que le berger traîne avec son troupeau ; depuis le savant à tête chauve, à boutonnière décorée, à figure excentrique, jusqu'au lourdeau valet de charrue, qui porte sabots et bonnet de coton; depuis la dame à cachemire, à dentelles, à falbalas, jusqu'à la vieille fille qui prise, porte toujours cabas et cause sans cesse avec son chien, — vous trouverez bien peu de monde qui ne se croie meilleur médecin que le médecin véritable, et qui ne se dise pas en se redressant avec outrecuidance : — C'est que je m'y connais, moi !

Or, la plupart de ces gens qui disent s'y connaître, n'y entendent absolument rien ; ils croient le cœur dans le ventre et l'estomac dans la poitrine ; ils se font une petite pharmacie personnelle, et se servent de médicaments absurdes. C'est un malheur.

Vous voulez savoir la médecine, Messieurs ; étudiez-la, examinez-en les bases, le plan et l'architecture, et alors, j'en suis bien certain, au lieu de croire que c'est la science la plus simple du monde, au lieu de penser que c'est le résultat d'un savoir instinctif, vous en comprendrez les difficultés, les doutes, les périls.

Vous vous êtes fait votre petite théorie. Un jour de rhume, vous avez bu force tisane; vous avez guéri promptement, et vous en avez tiré cette conclusion que tous les maux de gorge devaient se guérir avec de l'eau d'orge ou du sirop de gomme. Vous vous êtes trompés.

Le mal de gorge, à vos yeux, est toujours un mal de gorge. Eh bien ! cette maladie peut être de bien des natures différentes :

Le mal de gorge peut venir, au contraire, d'un état de faiblesse locale ;

Le mal de gorge peut être nerveux ;

Le mal de gorge peut être produit par des ulcères intérieurs;

Le mal de gorge peut être gangréneux ;

Le mal de gorge peut être rhumatismal;

Le mal de gorge peut être goutteux;

Le mal de gorge peut être dartreux;

Le mal de gorge peut être tout bonnement le symptôme d'une maladie d'estomac.

Commencez-vous à comprendre que vous feriez de la bien mauvaise médecine en opposant le même remède à tous ces maux de gorge? Croyez-vous que votre tisane gommée serait bien efficace contre la gangrène ou contre une dartre intérieure? Voyons.

Mais voici bien un autre sujet de méditations. Maintes fois des maladies qui vous paraissaient différentes sont produites par une même cause, et par conséquent réclament le même traitement.

Ce monsieur a mal à la tête.

Celui-là a mal à la jambe.

Son voisin souffre de l'estomac.

Un quatrième se plaint de la poitrine.

Un autre a mal au foie.

Un autre a mal aux entrailles.

Un autre a mal dans les doigts.

Un autre sent toutes ses articulations soudées.

Un autre devient sourd.

Un autre a des gonflements.

Un autre a des abcès.

Un autre a des plaies épouvantables.

Eh bien! toutes ces formes de maladies peuvent être le résultat, soit d'un vice rhumatismal, soit d'un vice dartreux, soit de toute autre cause générale. En pareil cas, ne médicamenter que la partie locale, c'est vouloir tarir un ruisseau sans arrêter la fontaine ou la source qui l'alimente.

Opposer à toutes ces maladies des remèdes différents, c'est imiter cet architecte qui, voyant une maison menacer ruine, parce que les fondations en sont trop faibles, se contenterait de parer en détail à chacun des accidents de cette misérable construction. Un jour il bouche une lézarde qui reparaît et s'agrandit le lendemain ; le soir il pose un étai, et bientôt deux ou trois bosses dans la même maison réclament la même mesure : le toit penche et se disloque, il en refait la partie mauvaise : tout cela, peines perdues et inutiles, travaux insuffisants, la maison finit par crouler tout entière.

Ah! ah! vous ouvrez la bouche toute grande, et je vous vois d'ici écarquiller les yeux. De loin, sans connaissance aucune, la médecine vous paraissait bien facile, mais de près c'est tout différent, avouez-le.

VIII. — Recours au médecin.

Quand un incendie menace de dévorer toute une maison, on ne demande pas simplement le secours de ses voisins, les avis de sa portière, on envoie chercher les pompiers : quand un homme est malade, il doit s'adresser au médecin.

Oh! je prévois les récriminations ordinaires. On dira que je plaide pour la médecine, que je viens faire ici l'article pour la Faculté. Messieurs, on dira ce que l'on voudra, je puis vous certifier que je ne plaide que pour vous seuls ; du dire de certains critiques, d'ailleurs je me soucie comme des pailles crottées qui s'attachent à ma botte !

Au milieu de ce grand Paris, sillonné de ruisseaux et de voitures, jamais, jamais ni la boue et les éclaboussures ne m'ont empêché de continuer mon chemin.

On dit et répète chaque jour :

— Mais l'art de guérir est fort problématique, et descend tout droit des nuages.

— La médecine est un métier tout comme un autre, un métier de saigner et de purger.

Mettons métier! vous avez un métier, vous tous, jeunes

et vieux ; le savez-vous mieux qu'un autre qui ne l'a pas appris ? — Et puis, voyons, savez-vous bien ce que c'est qu'un médecin ?

Voilà un homme qui a passé cinq ou six ans de sa vie dans des études spéciales, et il y a conquis le titre qui lui sert de consécration. A partir de cette consécration, cet homme ne s'appartient plus.

Riches, pauvres, influents, ignorés, peu lui importe, il court à tous ceux qui l'appellent ; — la nuit, le jour, — aux heures qu'il voulait consacrer à l'étude, juste aux moments qu'il comptait donner au repos, on l'appelle, — il faut marcher !

Soldat toujours en guerre contre la souffrance et la destruction, il ferme les yeux sur les dangers des épidémies et sur les déboires de l'ingratitude.

— Mais il pleut, il neige, il fait froid !

Peu lui importe, vous dis-je ; on l'appelle, il doit marcher.

— Mais la nuit est sombre, et puis le pauvre médecin, fatigué de sa journée, aurait dormi de bien bon cœur !

On l'appelle, il doit marcher.

— Mais la maladie est terrible, souvent au-dessus de son art !

Mon Dieu, ne peut-il pas soulager un peu, consoler beaucoup ! Encore une fois, on l'appelle, il doit marcher.

Il marche, et le voilà près du malade qu'il interroge et qu'il examine. Là il faut qu'il se tienne calme et qu'il paraisse toujours rassuré. Souvent, son œil a sondé la profondeur d'un abîme entr'ouvert, — point d'effroi, point d'inquiétude.

Le pauvre médecin doit sourire, pour remonter le moral de son malade.

Souvent, il a lui-même ses chagrins personnels, ses préoccupations intimes. — Silence à tous les soucis quand il entre auprès de celui qui souffre ; — autrement, sur la figure préoccupée de son médecin, le patient croirait lire sa sentence.

Et puis, quand le médecin a fait sa visite, quand il vous a bien examiné, bien consolé, quand il a écrit son ordonnance, il sort, et vous croyez qu'il a fini sa besogne ? Vous, quand vous avez taillé une pierre, ou raboté une planche, — tout est terminé pour cet article, et vous n'avez plus à y penser, plus à y réfléchir. Le médecin qui a quitté son malade n'en a pas fini à son sujet ; il faut qu'il y pense mûrement, qu'il étudie, qu'il pèse les modifications vitales constatées.

Le médecin, Messieurs, est véritablement l'ami du peuple. Il le connaît, d'abord ; il ne l'a point étudié sur quelques échantillons de barrière ou de cabaret ; il ne l'a point appris dans les déclamations utopiques des tripoteurs de phrases et des rhéteurs à tant la ligne.

Il l'a vu chez lui, en confident, en ami véritable. Il a monté quatre, cinq et six étages pour arriver à la chambre modeste de l'ouvrier. Vite on lui a offert la chaise la plus propre ou le simple escabeau de bois ; et tout de suite, il a semblé que cet étranger était de la famille : on lui a tout dit, tout confié. Il a répondu avec son expérience et avec son cœur.

IX. — Dangers du scepticisme.

A côté des dévouements de l'homme de l'art, on voit toujours surgir les récriminations, les sottes plaisanteries, les plus ridicules reproches !

Qu'un général, à la tête d'une armée trop restreinte, perdu dans un pays ignoré, accablé par le nombre des ennemis, trahi par des accidents de terrain, vienne à essuyer une défaite, on lui tient compte de son courage, on applaudit quand même à ses vaillants efforts. Il est des batailles perdues, vantées mille fois plus que certaines victoires.

Qu'un marin, assailli par l'orage, au milieu de l'Océan, engage une lutte inutile avec la tempête, personne ne songera à lui reprocher le naufrage.

Que des pompiers appelés pour éteindre un incendie, n'y parviennent qu'après la destruction complète de la maison incendiée, on rend justice à leur courage, on applaudit à leur zèle, on les remercie de leur dévouement.

Mais qu'un médecin accoure pour lutter contre un mal incurable, qu'il se débatte de son mieux contre un incendie, c'est-à-dire contre certaines inflammations; que, l'âme navrée, le cœur saignant et la tête en feu, il assiste à l'un de ces naufrages contre lesquels tous les efforts sont inutiles, le médecin est un ignorant! le médecin est un sot! le médecin est un bourreau!

Une maladie prend une marche lente, désolante, tombe dans la chronicité; c'est la faute du médecin.

La convalescence est arrêtée par une indigestion, par un caprice, par une désobéissance, — le médecin, toujours le médecin! Et puis quand la maladie guérit, quand le succès récompense, quand la victoire réjouit, on entend derrière soi des sceptiques en goguette, des railleurs esprits forts, des incrédules par forfanterie, qui murmurent tout gentiment:

— Sottise vraiment que la médecine! — La médecine ne sert à rien!

L'on vous dit cela avec un ton roquet, un air gamin, avec ce hochement de tête et cette grimace prétentieuse qui signifient:

— Eh! eh! je ne suis pas plus bête qu'un autre, voyez-vous!

Dire que la médecine ne guérit rien, est une sottise quand ce n'est pas une méchanceté.

Un homme tombe d'apoplexie; laissez-le une heure sans secours avec cette congestion cérébrale, et il sera irrévocablement perdu. Heureusement on a couru chercher un médecin; l'homme de l'art est occupé chez lui, mais qu'importe! il laisse tout pour porter secours. Il arrive avec sa lancette. Il ouvre la veine. Le malade reprend connaissance, et le voilà littéralement revenu des portes du tombeau.

Un pauvre diable est atteint d'une fièvre pernicieuse; la première attaque le terrasse, la seconde le tuera tout à fait.

Par bonheur, un médecin intelligent lui prête son assistance; dès que la première attaque est terminée, il administre une bonne dose de quinine; soudain la maladie est en déroute, la fièvre est coupée et le malade se reprend à la vie.

A quoi bon accumuler les exemples? Il me semble, en effet, que vouloir prouver les guérisons obtenues par la médecine, c'est chercher à démontrer la lumière en plein midi.

Quand je dis *guérir*, j'ai besoin de m'expliquer. L'agriculteur qui sème son champ, prépare sa récolte, mais il n'a jamais eu la prétention de la faire germer et réussir; le jardinier qui vient de greffer sur un arbre sauvage un fruit délicieux, attend des efforts de la nature, ou plutôt de celui qui fait croître et mûrir, la réussite de son opération; le médecin examine, réfléchit, ordonne, mais vous connaissez sa devise :

C'est moi qui panse et c'est Dieu qui guérit.

VINGT-CINQUIÈME LEÇON.

(RÉSUMÉ.)

— ◦◇◦ —

I. — Le prix proposé.

C'est notre dernière leçon, nous arrivons au bout de la carrière, et portant nos regards en arrière, il me paraît indispensable d'examiner le chemin que nous avons fait, de contempler un instant la longue route que nous avons parcourue. — Tout homme logique, après avoir discuté, commenté, expliqué, discouru, doit résumer ce qu'il a dit, et condenser en quelques paroles le plaidoyer le plus étendu.

Nous nous résumerons donc.

Sans doute, Messieurs, vous n'avez point oublié le motif qui m'a fait entreprendre les leçons d'hygiène que nous terminons aujourd'hui. Depuis quatre ou cinq ans déjà, par des leçons détachées, faites dans les réunions ouvrières de Paris, je me préparais au cours complet que je viens de tenter. Mon intention, je vous l'avoue, était d'attendre et d'étudier encore. Je ne me croyais pas assez de forces, pas assez de munitions pour soutenir glorieusement une semblable bataille, et pour rendre aussi

profitable que possible un travail de cette importance.
Notre pauvre monde est encombré de tant de préjugés, de
tant d'erreurs, et l'ignorance en fait d'hygiène est corro-
borée par tant de passions, tant de coutumes, tant de
sottises, que, pour oser combattre tout cela, pour apporter
la lumière dans un pareil chaos, pour balayer tant de
fautes et tant d'imprudences, il ne faudrait rien moins
que le courage, la persévérance et la force d'un Hercule!

Mais enfin les circonstances l'ont voulu. L'Académie
de médecine m'y a contraint en proposant un prix au
médecin qui *ferait* le meilleur cours d'hygiène, je vous
ai dit en commençant pourquoi je me croyais obligé de
répondre à cet appel, et c'est en vous prenant pour part-
ners que je suis descendu en champ clos.

II. — Les trois programmes.

Avant de résumer tout ce que je vous ai dit, et d'examiner, le programme de M. Nadau, à la main, si j'y ai
complétement répondu, il n'est point inutile, ce me
semble, de vous faire en peu de mots l'historique des
programmes successifs insérés dans les journaux de médecine, et de vous en faire apprécier les transformations.

Hélas! Messieurs, tout change dans le monde : notre
globe ne tourne-t-il pas sans cesse, et la vie humaine,
physiquement parlant, n'est-elle pas une suite de muta-
tions, une série de transformations successives? C'est
peut-être un moyen d'expliquer scientifiquement les chan-
gements que nous allons remarquer dans les décisions
académiques!

Ce fut vers le mois de septembre 1852, que les journaux
spéciaux et les bien renseignés, annoncèrent pour la première fois la philanthropique proposition de M. Nadau.

« M. Nadau de Tonneins, disaient-ils, vient d'envoyer

la somme de trois mille francs à l'Académie de médecine de Paris, pour être donnée en prix au médecin qui aura fait le meilleur cours d'hygiène populaire. »

Aux termes du donataire, le cours devait être public et gratuit.

Il devait être fait en vingt-cinq leçons.

Enfin, Messieurs, remarquez-bien cette dernière clause : — « Il devait commencer en octobre 1852, et être terminé en mai 1853. »

A cette annonce, je n'avais point à tergiverser, mon parti fut pris, je me mis en mesure de concourir.

Il me fallait une salle, il me fallait une autorisation, j'avais besoin de quelques auditeurs.

La salle n'était pas difficile à trouver, et cependant je la voulais voisine de l'Académie ; car, dans ma naïveté, je me disais intérieurement : si l'Académie de médecine veut bien se charger de juger du mérite d'un cours public et gratuit, probablement elle chargera un ou deux délégués d'assister à chaque cours, et de lui faire un petit rapport sur chacune des leçons entendues. Quand des gens bien posés sont choisis comme experts, et qu'ils en acceptent les fonctions, ils ne doivent pas reculer devant les travaux et les démarches nécessaires à leur expertise ! — En conséquence, j'arrêtai une salle, rue Taranne, je fis mettre au milieu des chaises et des bancs, quelques fauteuils d'honneur, me disant toujours : si par hasard quelques-uns de nos académiciens voulaient assister à ces cours, ils auraient peu de chemin à faire pour s'y rendre, et s'y trouveraient placés fort commodément. — Je vous le répète, c'était une naïveté, et si je vous en fais la confidence, c'est que je vous ai promis confiance et franchise.

En second lieu, j'étais bien sûr d'avoir des auditeurs ; depuis cinq ans que j'enseigne l'hygiène, les auditeurs ne m'ont jamais fait défaut, et il était certain qu'annonçant un

cours d'hygiène complet, public et gratuit, j'y verrais arriver un nombre respectable d'assistants.

Mais il fallait, avant d'annoncer, obtenir l'autorisation
de la police. Pour obtenir cette autorisation, il fallait me
rendre près des autorités, leur exposer mon plan et déterminer ce que je voulais professer. Pour cela, vous le comprenez, Messieurs, il me fallut méditer, travailler, réfléchir, arrêter une méthode et tracer tout un programme ! —
Je le fis.

Toutes ces conditions remplies, j'obtins l'autorisation
sollicitée ; — j'écrivis à M. le secrétaire perpétuel de l'Académie, pour lui faire part et du cours que j'allais ouvrir et
du local où je le ferais.

Enfin, le samedi 16 octobre, s'il vous en souvient, je
commençai !

Dans ma première leçon, j'exposai mon plan, j'annonçai
ma classification, j'adoptai définitivement une méthode.

C'était une méthode toute nouvelle, un peu bizarre peut-
être ; je la choisis de préférence à toutes les autres, parce
qu'un cours populaire, à mon avis, doit être assaisonné
d'un peu de pittoresque et d'un semblant de nouveauté.

Je fis mes deux premières leçons sans difficulté, sans
réclamation aucune.

Mais voilà que vers la fin d'octobre, l'Académie de médecine donna un programme détaillé, programme que nous
examinerons tout à l'heure, programme qu'un journal de
médecine jugea en ces termes : « On remarquera qu'il entre
« dans ce plan des matières qui ne sont pas du ressort de
« l'hygiène, et que, d'un autre côté, plusieurs points très-
« importants de cette dernière y sont omis.

« Ce plan a le tort grave d'être impossible à suivre, si on
« veut faire un cours d'hygiène complet et méthodique.»

J'avoue bien sincèrement qu'en recevant communication du programme en question, je me trouvai dans un

grand embarras ; fallait-il tourner bride tout à coup, m'arrêter dans le chemin que j'avais déjà commencé, quitter le programme que j'avais tracé moi-même pour suivre littéralement le plan si tardivement imposé?

Fallait-il, continuant mon œuvre, décliner toute candidature et me retirer de la lutte?

Après y avoir bien réfléchi, je trouvai moyen de tout arranger ; puisque mon intention était de faire un cours d'hygiène complet, j'y devais traiter forcément toutes les questions posées dans le programme académique. Je crois l'avoir fait, et je prétends vous le démontrer dans quelques instants.

J'étais donc une seconde fois en règle, je poursuivis mes leçons avec ardeur, encouragé par votre attention et votre bienveillance, et fier du compacte auditoire qui me récompensait par son affluence.

Hélas! devait arriver un troisième programme, un programme qui ne fut donné qu'en décembre, c'est-à-dire après dix de mes leçons publiques. Quand je dis programme, je me sers d'une mauvaise expression, c'était une complète transformation de toutes les conditions d'abord imposées. Ouvrons les bulletins académiques. Écoutez et jugez vous-mêmes.

« PRIX FONDÉ PAR M. NADAU. Ce prix, qui est de la valeur de trois mille francs, sera décerné au médecin ou au professeur qui aura *fait* ou *publié* un cours d'hygiène populaire, divisé en vingt-cinq leçons. »

Suit le programme auquel je faisais allusion tout à l'heure.

Ainsi, on ne demande plus seulement un cours public et gratuit. On admet au concours une simple publication, un petit ou un grand livre.

En vérité, Messieurs, il y avait de quoi se décourager et suspendre toute tentative, un livre à côté d'un cours public : mais autre chose est d'écrire bien tranquillement aù coin de son feu, autre chose est d'expliquer verbalement, de démontrer personnellement, d'attirer et de garder un nombreux auditoire, de subir enfin la difficile épreuve de la publicité.

Vous vous le rappelez sans doute, j'arrivai au milieu de vous avec le journal qui contenait les nouvelles conditions posées. Je vous fis remarquer que mon intention étant de faire un livre, je pouvais parfaitement bien suspendre mes leçons publiques : mais qu'enchaîné d'une part par mes promesses, déterminé de l'autre par *l'utilité* qui me paraissait manifeste, fier et glorieux de votre concours, je le continuerais jusqu'à la fin.

Je n'ai point failli à mes engagements. Aussi consciencieusement qu'il m'a été possible, j'ai fait les vingt-cinq leçons que je vous avais annoncées. Permettez-moi de résumer ce que j'ai dit, d'examiner ce que le programme de M. Nadau m'obligeait à dire, et de chercher à démontrer que j'ai rempli ma tâche exactement.

Toutefois, je suis bien aise de vous l'apprendre, non content d'avoir fait un cours, je déposerai à l'Académie un manuscrit contenant la reproduction littérale de toutes les leçons que je vous ai faites (1).

III. — Résumé.

Dès notre première entrevue, après avoir défini l'hygiène, après avoir répondu aux objections faites par quelques sophistes à l'étude de cette hygiène, je vous ai dit comment je comprenais un cours d'hygiène populaire. Je

(1) Nous avons dit. dans notre avertissement, qu'après avoir déposé le manuscrit de cet ouvrage dans les bureaux de l'Académie, après l'y avoir laissé plusieurs mois, nous avons cru nécessaire de le retirer !

vous ai exposé mon plan, donné mon programme, et, ne
voulant pas laisser ma première leçon inutile, je vous ai
expliqué les tempéraments et ces caprices que l'on appelle
idiosyncrasies; je vous ai parlé de nos appétits, de nos
besoins, de la douleur et des habitudes.

A ma seconde leçon, prenant l'homme en quelque sorte
par les cheveux, je vous ai démontré l'utilité des cheveux;
je vous en ai fait admirer la structure et je vous ai détaillé
tous les soins qu'ils demandaient, toutes les précautions
hygiéniques qu'ils exigeaient dans la santé, dans la maladie et dans la convalescence.

Abordant le premier organe de nos sens, celui de la vision,
je vous ai décrit l'œil, et fait comprendre toutes les parties
de cet instrument compliqué. Je vous ai montré la lumière
qui lui était indispensable, mais en vous faisant remarquer
les inconvénients de tous les chocs qui déterminent l'é-
blouissement; je vous ai dit les soins de propreté qui lui
étaient nécessaires, les ménagements qu'il exigeait, et après
nous être arrêtés quelques instants sur ces moyens préservateurs que l'on appelle lunettes et conserves, je vous ai dit
le soin que réclamaient les yeux dans les maladies et les
convalescences.

De l'œil, nous sommes passés aux oreilles; je vous ai
montré l'oreille externe, l'oreille moyenne, l'oreille interne; j'ai énuméré toutes les conditions nécessaires à la
bonne santé de cet organe important; et fidèle à mon programme, je vous ai encore indiqué les soins à donner à
l'organe de l'audition, soit pendant les maladies, soit pendant les convalescences.

Alors, nous avons entrepris l'étude de notre enveloppe;
je vous ai dit la structure, le rôle et les fonctions importantes de la peau. Entreprenant une excursion dans la physique, excursion que je savais profitable, je vous ai
fait comprendre les effets du froid et de la chaleur, les ef-

fets de la lumière et de l'électricité. Je vous ai fait comprendre combien les soins de propreté étaient indispensables, et là encore, je vous ai fait apprécier les précautions nécessaires à la surface cutanée, pendant les convalescences comme pendant les longues maladies.

L'hygiène de la peau était bien loin d'être complète, nous lui avons consacré trois autres leçons, que nous avons tâché de remplir des préceptes et des enseignements les plus utiles.

Dans l'une, je vous ai parlé des bains, je vous ai expliqué leur action physiologique; nous avons étudié les lotions, les douches, les bains généraux, chauds ou froids, et, dans un appendice, j'ai rappelé votre attention sur toutes les manœuvres gymnastiques employées comme moyens adjuvants des bains.

Dans l'autre, nous avons examiné les vêtements; j'ai crié contre la sottise et la tyrannie de la mode; je vous ai dit quels étaient les vêtements qui me paraissaient les plus hygiéniques pour les petits enfants, pour les enfants, pour les jeunes gens, pour les hommes faits et les vieillards.

Dans l'autre enfin, considérant un lit comme le vêtement du sommeil et de la maladie, je vous ai montré le lit qui me semblait convenable à chacun des âges de la vie, et je vous ai détaillé toutes les manœuvres à employer pour que les pauvres malades soient bien couchés.

Il nous restait une question bâtarde, que nous ne savions guère où classer, celle du logement, des habitations; nous l'avons rattachée à l'hygiène de la peau, parce que l'habitation nous a paru le vêtement de la famille.

Je vous ai appris à choisir un logement, en vous conseillant une habitation bien aérée, suffisamment éclairée; aussi je vous ai indiqué les dangers de l'humidité, je vous ai montré la malpropreté insalubre. Nous avons examiné le chauffage, l'éclairage et leurs différents modes.

J'ai fait une leçon particulière sur nos extrémités ; nous avions, dans la peau, examiné l'organe du tact, il était important d'étudier minutieusement et notre base de sustentation, et le délicat organe du toucher.

Là, surtout, nous avons considéré les inconvénients et la sagesse de certains moyens préservateurs ; je vous ai parlé des gants mieux que ne l'aurait fait une mercière, et je vous ai parlé des chaussures un peu plus raisonnablement que ne le font les cordonniers.

Après en avoir fini avec l'homme extérieur, après avoir minutieusement admiré tous les dehors de ce splendide édifice que l'on appelle corps humain, nous avons entrepris l'étude des trois grands appareils, et des importantes fonctions qui forment en quelque sorte le trépied vital. D'une part le tube digestif, d'autre part l'appareil respiratoire et circulatoire. En troisième lieu, le système nerveux, le centre cérébral, l'organe des mouvements de la sensibilité et de l'intelligence.

L'appareil digestif, à lui seul, a nécessité tant d'explications que nous lui avons consacré cinq séances. La première a été destinée à l'hygiène du goût, la deuxième à l'hygiène dentaire, la troisième à la digestion en général, la quatrième à l'étude minutieuse de nos aliments les plus ordinaires, la cinquième enfin aux boissons simples, mais surtout alcooliques, boissons dont je vous ai fait comprendre le rôle, les inconvénients et les dangers.

Deux leçons nous ont suffi pour examiner succinctement les pièces de ce double appareil qui sert à la respiration, et pour compléter ce que nous avions à dire sur cet important sujet ; mais avant d'entreprendre ces deux leçons, j'ai cru devoir en consacrer deux autres à deux organes délicats et curieux, l'organe de l'odorat et l'organe de la voix. J'ai énuméré les soins spéciaux qu'ils réclamaient l'un et l'autre.

Oh ! qu'il m'en a coûté, Messieurs, de ne consacrer qu'une seule leçon à l'organe de notre système nerveux ! Je vous ai montré, que nous avions deux sortes de système nerveux, et j'ai tâché de vous faire comprendre que la condition suprême d'une bonne santé était le parfait équilibre des nerfs et du sang.

J'ai crié contre les parents imprudents qui veulent avoir des enfants phénomènes ; j'ai réclamé contre l'abus de ces travailleurs forcenés qui tuent le corps par l'esprit, et qui d'une lame imprudente usent et percent le fourreau.

Je ne pouvais me dispenser de vous parler des passions humaines ; j'ai laissé de côté les classifications émérites et les examens inutiles, admettant des passions bonnes et des passions mauvaises ; je vous ai dit que ces dernières représentaient le mal, et que les premières représentaient le remède. J'ai donc cru devoir accorder deux leçons à l'hygiène des passions.

Parmi les passions méchantes, capables de bouleverser les constitutions individuelles, et toute l'économie de l'ordre social, j'en ai choisi trois : l'envie, qui s'attaque à la société, l'intempérance qui ruine les familles, et la colère qui ruine les individus.

Parmi les vertus capables de porter remède à de si grands maux, j'en ai choisi trois aussi : le dévouement, la résignation, la religion, ou la foi, si vous aimez mieux cette expression.

Enfin, Messieurs, j'ai consacré une leçon à la gymnastique, et une leçon à l'étude succincte des causes qui produisent toutes nos maladies : voilà ce que j'ai fait, voilà ce que j'ai dit, voyons maintenant ce que demandait le programme.

On lit dans les comptes-rendus de l'Académie de médecine :

IV. — Programme d'un cours d'hygiène populaire.

— M. Nadau, de Tonneins (Lot-et-Garonne), transmet à l'Académie le programme suivant d'un cours populaire d'hygiène publique et privée, pour lequel il a fondé un prix de trois mille francs :

1° Faire connaître succinctement la constitution physique et morale de l'homme, les véritables conditions de sa santé; montrer l'heureuse influence d'une éducation forte et religieuse sur le caractère et le bien-être des hommes;

2° Exposer d'une manière générale les influences des climats, des vicissitudes atmosphériques, des habitations et des vêtements;

3° Traiter du régime en général, du choix et de l'emploi des aliments et des boissons, et des habitudes qui s'y rapportent;

4° Insister sur les avantages de la sobriété, et plus particulièrement sur les dangers qui résultent de l'abus des boissons alcooliques, sur l'abrutissement qui en est la conséquence inévitable, les désordres, les crimes, etc.;

5° Préconiser les avantages de la sobriété et de la tempérance parmi les hommes, dire quels ont été les heureux résultats obtenus par les sociétés de tempérance en Angleterre et aux États-Unis;

6° Traiter de l'exercice et du travail, en montrer les bons effets sur la santé dans les diverses professions, mais surtout dans la marine et l'agriculture;

7° Indiquer les principales causes des maladies, et montrer quels moyens de les prévenir peut fournir une sage application des lois de l'hygiène.

V. — Discussion.

Reprenons toutes ces questions une à une, et examinons si j'y ai répondu.

« 1° Faire connaître succinctement la constitution physique et morale de l'homme... »

— Les détails anatomiques que je vous ai donnés, mes digressions sur les tempéraments, ma discussion sur les passions ont dû vous faire comprendre non-seulement la constitution physique, mais la nature morale de l'espèce humaine.

Je dis nature morale, car je n'admets pas qu'il y ait une *constitution morale ;* du reste, ce n'est là qu'une simple affaire de mots.

« . . . . Les véritables conditions de la santé. . . . . . . »

— Je les ai minutieusement exposées dans chacune des leçons que je vous ai faites. « . . . . Montrer l'influence d'une éducation forte et religieuse sur le caractère et le bien-être des hommes. . . . . »

— Si j'avais un reproche à craindre, ce serait celui de m'être trop arrêté à la démonstration de cette vérité. Au risque de paraître sermonneur, au risque d'être traité de jésuite et de sacristain, non-seulement j'ai terminé la plupart de mes leçons par une pensée religieuse, mais à l'article des passions, je vous ai représenté la religion comme le meilleur de tous les remèdes, comme l'ancre de la miséricorde et du salut. Je l'ai fait non pas pour obéir à un programme, mais parce que j'ai cru que c'était mon devoir, parce que c'est bien là ma manière de voir, mes idées, ma conviction.

« 2° . . . . . . Exposer d'une manière générale les influences des climats, les vicissitudes atmosphériques, des habitations et des vêtements. . . . . . . »

— Mes 5ᵉ, 6ᵉ, 7ᵉ, 8ᵉ, 9ᵉ et 10ᵉ leçons répondent péremptoirement à cette seconde demande.

« 3° . . . . Traiter du régime en général, du choix et de l'emploi des aliments et des boissons, et des habitudes qui s'y rapportent. . . . »

— Je l'ai fait dans les 10ᵉ, 11ᵉ, 12ᵉ et 14ᵉ séances.

« 4° . . . . Insister sur les avantages de la sobriété, et, plus particulièrement, sur les dangers qui résultent de l'abus des boissons alcooliques ; sur l'abrutissement qui en est la conséquence inévitable, les désordres, les crimes, etc., etc. . . . . . »

— J'ai strictement obéi à cette injonction, non-seulement dans ma leçon sur les boissons, mais en vous parlant au sujet des passions de l'ivrognerie et de l'intempérance.

Même réponse pour le numéro cinq.

« 5° . . . . . . Préconiser les avantages de la sobriété et de la tempérance, etc., etc. »

Et quant aux deux derniers articles :

« 6° . . . . Traiter de l'exercice et du travail, en montrer les bons effets sur la santé dans les diverses professions, mais surtout dans la marine et dans l'agriculture. . . . . »

« 7° . . . . Indiquer les principales causes des maladies, et montrer quels moyens de les prévenir peut fournir une sage application des lois de l'hygiène. »

— J'y ai d'autant mieux répondu que je les ai pris pour texte de deux leçons spéciales, la 23ᵉ et la 24ᵉ.

VI. — Récapitulation.

Vous le voyez, Messieurs, j'ai catégoriquement rempli le programme, j'ai dit plus qu'on ne demandait, mais j'ai répondu, il me semble, à tout ce qu'on avait demandé.

On me reprochera peut-être, je vous ai en déjà prévenus, d'avoir introduit dans un cours d'hygiène des descriptions anatomiques; permettez-moi de vous répéter que, dans un cours d'hygiène populaire, j'ai cru ces descriptions nécessaires, indispensables. Il est toujours politique, pour captiver l'attention de ses auditeurs, pour aiguiser et stimuler leur curiosité, de parler aux yeux autant qu'aux oreilles. Il ne s'agit pas seulement, dans un cours ou dans un livre populaire, de mettre ses enseignements à la portée de toutes les classes, au niveau de toutes les intelligences, il faut prendre tous les moyens possibles pour attirer et captiver en quelque sorte ses lecteurs ou son auditoire.

On me reprochera peut-être encore d'avoir parsemé mes préceptes de récits, de comparaisons, de narrations et d'historiettes. Messieurs, j'en ai l'expérience, les enseignements populaires ne sont prisés ou écoutés qu'avec cet enfantin assaisonnement; et d'ailleurs vous avez pu vous en convaincre, tous mes récits avaient un but instructif, une conclusion démonstrative. Ils servaient d'apologue, ou, réveillant les gens prêts à dormir, leur criaient énergiquement : attention!...

Quant au reproche d'avoir dépassé le programme, qui dit plus dit moins, ce me semble, et je ne sache pas avoir dépassé les bornes de la convenance, le seul et grand motif de ce genre d'enseignement... l'utilité!...

VII. — Conclusion.

Laissons-là M. Nadau et son programme, le prix proposé et les variables conditions imposées aux concurrents

Nous allons nous séparer! En vous disant adieu je suis bien aise de vous avertir d'une chose : Le plan du cours que je viens de faire avait été discuté et arrêté d'après le conseil d'un praticien célèbre dont je vous ai parlé bien souvent, qui m'a guidé dans toutes mes études, qui a bien voulu diriger tous mes travaux.

Je n'ai été qu'un traducteur, qu'un truchement.

Messieurs, je vous ai, tant bien que mal, expliqué les bons avis et les conseils d'un grand maître ; et si ces conseils vous sont quelquefois profitables, oubliez l'intermédiaire, laissez à sa place l'incomplet paraphraseur, et reportez-en toute votre reconnaissance à l'illustre professeur Récamier.

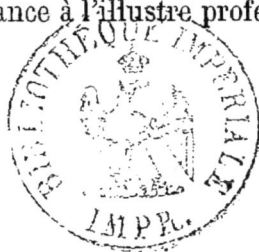

FIN DU DEUXIÈME VOLUME.

TABLE DES MATIÈRES

TOME I.

TOME II.

FIN DE LA TABLE DES MATIÈRES.

LAGNY. — Typographie de VIALAT et Cie.

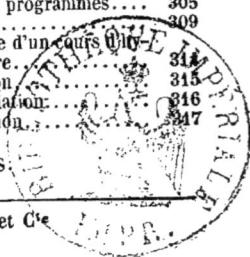

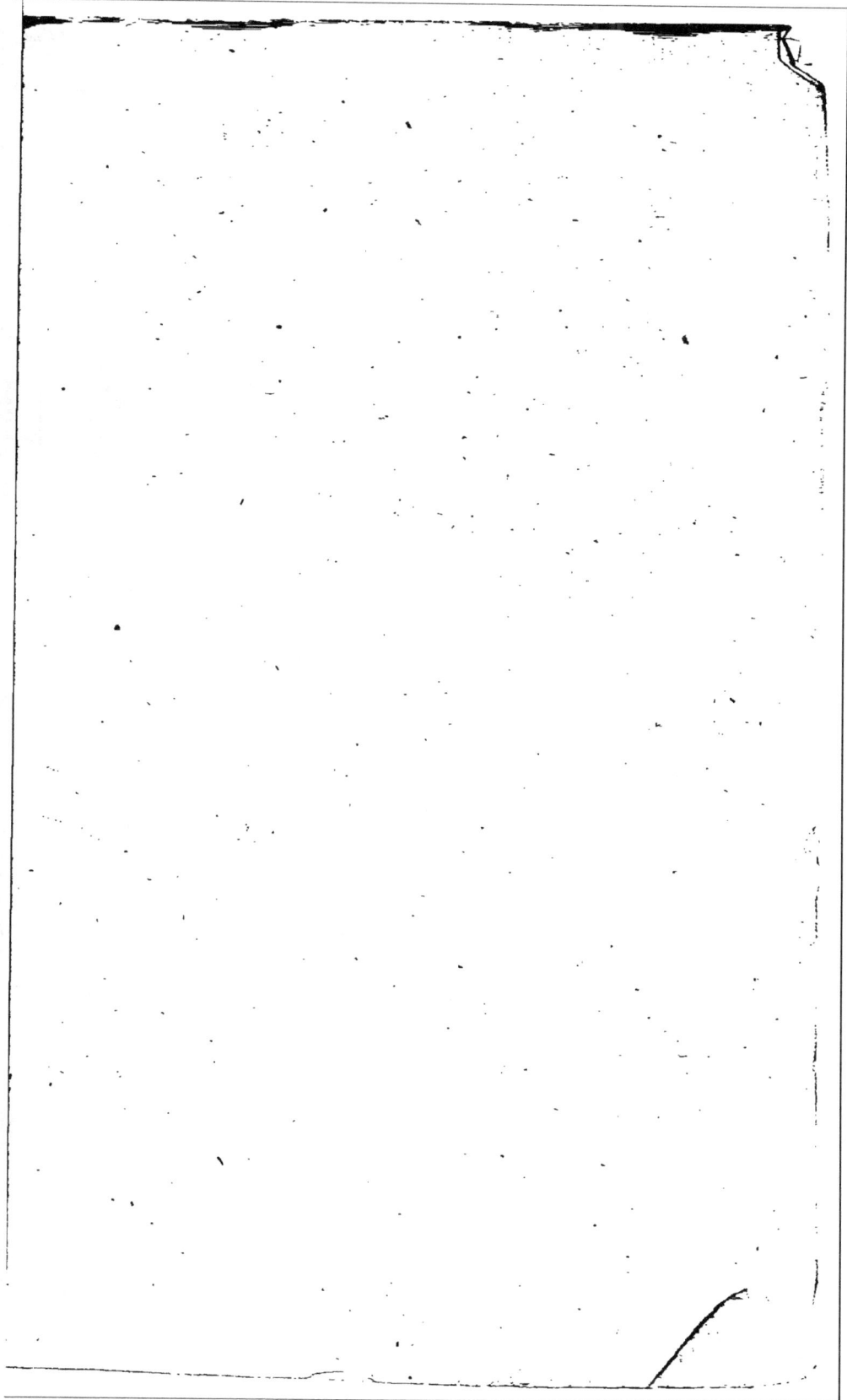

DOCTEUR JULES MASSÉ. — ŒUVRES COMPLÈTES.

PREMIÈRE SÉRIE

ENCYCLOPÉDIE DE LA SANTÉ

DOUZE VOLUMES

D'UN FORMAT PORTATIF, NE DONNANT QUE DES TRAITÉS TERMINÉS ET DES
ARTICLES COMPLETS.

Prévenir les maladies en enseignant sous une forme attrayante les préceptes si importants de l'hygiène; instruire chacun sur l'art si difficile de soigner les malades; indiquer les secours nécessaires dans les maladies épidémiques, dans les maladies de l'enfance et dans toute espèce d'accidents; renseigner sur la conduite à tenir dans les affections chroniques, dans certaines maladies spéciales, dans des indispositions fort délicates à traiter; rassembler et publier en les discutant les remèdes populaires et les recettes de famille; en deux mots, éclairer le dévouement et la bonne volonté, calmer bien des inquiétudes, conjurer bien des catastrophes : tel est notre but, telles sont nos limites. Nous n'avons pas la folie de croire les médecins inutiles, et nous n'avons jamais eu la prétention de renseigner sur toutes les maladies et de pouvoir indiquer les meilleurs remèdes à appliquer dans tous les cas possibles.

Cours d'hygiène populaire.
— Hygiène de la chevelure — de la vue — de l'ouïe — de la peau — du goût — des dents — de la digestion — de la circulation du sang — de l'odorat — de la voix — de la respiration — du système nerveux — de l'appareil musculaire — bains — habitations — vêtements — aliments — boissons — causes des maladies, etc. 2 volumes.

L'art de soigner les malades. — Soins nécessaires suivant les différentes périodes de chaque maladie — tisane — bains de pieds — cataplasmes — potions — pilules — purgations — sangsues — ventouses — saignées — vésicatoires — cautères — sétons — manœuvres diverses — rubriques importantes — pansements — soins moraux. 1 volume.

Petites et grandes misères — Rage — choléra — suette — fièvre typhoïde — obésité — constipation — migraine. 1 volume.

La santé des femmes (*ouvrage confidentiel*). — Anatomie — physiologie — hygiène spéciale — maladies de l'enfance — de la jeunesse — de l'âge mûr — de l'âge critique — moyen d'éviter souvent de douloureuses opérations. 1 v.

Avis au clergé. — Contenant trois parties distinctes, intitulées : 1° l'Hygiène du prêtre ; — 2° le prêtre et la médecine ; — 3° le prêtre devant l'agonie. 1 vol.

La médecine des accidents.
Secours aux noyés, asphyxies de toute nature, syncope, empoisonnements et antidotes — brûlures, entorses, membres démis, membres cassés, plaies de tout genre et simples contusions. 1 vol.

La santé des mères et des enfants. — Soins des femmes devenues mères — allaitement — nourrices et nourrissons — cris, dentition, convulsions, croup, rougeole, petite vérole, fièvre cérébrale, déviations, etc. 1 vol.

Maladies viriles (*ouvrage confidentiel*). — Vices de conformation, maladies héréditaires, lésions de toute sorte. 1 volume.

Formules et recettes. — Remèdes populaires, remèdes à bon marché, remèdes dangereux, pharmacie traditionnelle, secrets de l'ancienne médecine. 1 volume.

La médecine naturelle, — ou traitement des maladies chroniques affranchi des drogues chimiques — médecine spécialement extérieure — bains de mer, hydrothérapie — eaux minérales — électricité — massage et gymnastique — Examen critique de tous les systèmes médicaux. 1 volume.

Trois maladies réputées incurables. — Dartres, scrofules, épilepsie — moyen de les guérir — exemples de guérison. 1 volume.

Le prix de chaque volume, acheté séparément, est de 3 fr. 50 c.
Pour ce prix, le volume est envoyé franco dans toute la France. — Il est fait une remise de 50 c. par volume à quiconque déclare souscrire à la collection complète de l'**Encyclopédie de la santé.**

Envoyer un mandat de poste au nom du docteur JULES MASSÉ, à Paris, rue du Regard, n° 1, faubourg Saint-Germain, hôtel Recamier.

LAGNY. — Typographie de VIALAT et Cie.